C. Zalpour

Für die Physiotherapie

Prüfungsfragen mit Antworten: Anatomie Physiologie

Für Evalesbeth

Christoff Zalpour

Für die Physiotherapie

Prüfungsfragen mit Antworten: Anatomie Physiologie

Effektive Lernhilfe und Lernkontrolle

Unter Mitarbeit von:
Johannes Laukamp, MA, Bsc PT, Osnabrück und Alessandro Waitzhofer, Bobingen

2. Auflage

ELSEVIER

Elsevier GmbH, Bernhard-Wicki-Str. 5, 80636 München, Deutschland
Wir freuen uns über Ihr Feedback und Ihre Anregungen an kundendienst@elsevier.com

ISBN 978-3-437-45282-6
eISBN 978-3-437-09737-9

2. Auflage 2022

Wichtiger Hinweis für den Benutzer
Die medizinischen Wissenschaften unterliegen einem sehr schnellen Wissenszuwachs. Der stetige Wandel von Methoden, Wirkstoffen und Erkenntnissen ist allen an diesem Werk Beteiligten bewusst. Sowohl der Verlag als auch die Autorinnen und Autoren und alle, die an der Entstehung dieses Werkes beteiligt waren, haben große Sorgfalt darauf verwandt, dass die Angaben zu Methoden, Anweisungen, Produkten, Anwendungen oder Konzepten dem aktuellen Wissensstand zum Zeitpunkt der Fertigstellung des Werkes entsprechen.
Der Verlag kann jedoch keine Gewähr für Angaben zu Dosierung und Applikationsformen übernehmen. Es sollte stets eine unabhängige und sorgfältige Überprüfung von Diagnosen und Arzneimitteldosierungen sowie möglicher Kontraindikationen erfolgen. Jede Dosierung oder Applikation liegt in der Verantwortung der Anwenderin oder des Anwenders. Die Elsevier GmbH, die Autorinnen und Autoren und alle, die an der Entstehung des Werkes mitgewirkt haben, können keinerlei Haftung in Bezug auf jegliche Verletzung und/oder Schäden an Personen oder Eigentum, im Rahmen von Produkthaftung, Fahrlässigkeit oder anderweitig übernehmen.

Für die Vollständigkeit und Auswahl der aufgeführten Medikamente übernimmt der Verlag keine Gewähr.
Geschützte Warennamen (Warenzeichen) werden in der Regel besonders kenntlich gemacht (®). Aus dem Fehlen eines solchen Hinweises kann jedoch nicht automatisch geschlossen werden, dass es sich um einen freien Warennamen handelt.

Bibliografische Information der Deutschen Nationalbibliothek
Die Deutsche Nationalbibliothek verzeichnet diese Publikation in der Deutschen Nationalbibliografie; detaillierte bibliografische Daten sind im Internet über https://www.dnb.de abrufbar.

22 23 24 25 26 5 4 3 2 1

In ihren Veröffentlichungen verfolgt die Elsevier GmbH das Ziel, genderneutrale Formulierungen für Personengruppen zu verwenden. Um jedoch den Textfluss nicht zu stören sowie die gestalterische Freiheit nicht einzuschränken, wurden bisweilen Kompromisse eingegangen. Selbstverständlich sind **immer alle Geschlechter** gemeint.

Planung: Elisa Imbery, München
Projektmanagement: Martha Kürzl-Harrison, München
Redaktion: Dr. Nikola Schmidt, Berlin
Satz: abavo GmbH, Buchloe/Deutschland; TnQ, Chennai/Indien
Druck und Bindung: Drukarnia Dimograf Sp. z o. o., Bielsko-Biała/Polen
Umschlaggestaltung: SpieszDesign, Neu-Ulm
Titelbildgestaltung: Shutterstock – diverse

Aktuelle Informationen finden Sie im Internet unter **www.elsevier.de**

Vorwort

Liebe Leserin, lieber Leser,

Anatomie und Physiologie sind für die physiotherapeutische Ausbildung ausgesprochen wichtige medizinische Grundlagenfächer, deren vertiefte Kenntnis für das Verständnis physiotherapeutischer Methoden und Konzepte wie auch für die tägliche klinische Arbeit am Patienten unabdingbar ist.

Das vorliegende Buch dient als Prüfungsvorbereitung bzw. zur Selbstlernkontrolle des umfangreichen Stoffes und bezieht sich in seinem Aufbau auf die Struktur des Anatomie-/Physiologie-Lehrbuches desselben Autors (Für die Physiotherapie. Anatomie Physiologie, 5. Auflage, München 2022, ISBN 3-437-45305-2). Es beinhaltet jeweils spezifische Fragen und detaillierte Antworten. Zur Vertiefung des Inhalts sind im Anhang dieses Buches Verweise auf die jeweilige Textstelle im Lehrbuch genannt.

Zur Prüfungsvorbereitung kann man dieses Buch sowohl alleine als auch in der Lerngruppe benutzen. Gerade für das Lernen komplexer Stoffinhalte empfiehlt sich die Organisation in einer solchen Lerngruppe, in der z. B. die in diesem Buch formulierten Fragen wechselseitig gestellt und beantwortet werden. Dies gilt für die Rekapitulation einzelner Kapitel genauso wie für die Vorbereitung zur mündlichen Abschlussprüfung in Physiologie bzw. in Anatomie.

Ich danke allen, die bei der Erstellung dieses Buches mitgewirkt haben, insbesondere Johannes Behnen, MA, Bsc PT von der Hochschule Osnabrück sowie den Mitarbeiterinnen und Mitarbeitern vom Elsevier, Urban & Fischer Verlag, für die hervorragende Zusammenarbeit.

Viel Glück und Erfolg wünsche ich allen, die sich auf die Prüfungen in Anatomie und Physiologie vorbereiten, und hoffe, auch mit diesem Buch die Begeisterung für diese Fächer zu entfachen.

Münster, im Sommer 2022
Prof. Dr. med. Christoff Zalpour
Professor für Physiotherapie

Das Prüfungsbuch wurde auf Grundlage der von Christoff Zalpour, Erika Schröder und Erwin van Beek für das Lehrbuch Anatomie und Physiologie für die Physiotherapie (ISBN 9783437453052) verfassten Inhalte erstellt.

Zugang zum Podcast via QR code

oder Eingabe des Kurzlinks http://else4.de/hjg in einen Browser

Allgemeine Hinweise und Tipps

Prüfungsvorbereitung

Zur optimalen Prüfungsvorbereitung empfiehlt es sich, neben dem Einzelstudium Lerngruppen zu bilden. Zwei bis drei Monate sollten sich die Teilnehmer der Lerngruppen etwa 2–3-mal pro Woche treffen. Vor jedem Treffen sollte ein Thema vereinbart werden, das für das nächste Mal vorbereitet wird. Dies erhöht die Motivation zum regelmäßigen Lernen und ermöglicht gleichberechtigte und ergänzende Diskussionen. Punkte, die dem Einzelnen während des Einzelstudiums unklar geblieben sind, sollten notiert und in der Gruppe vorgestellt und beraten werden. Auf diesem Weg kann man das eigene Wissen kontrollieren und Sicherheit gewinnen.

Das Lernen in Lerngruppen hilft, Ängste vor der freien Rede abzubauen und trainiert das freie und strukturierte Antworten. Durch regelmäßiges Treffen wird der Kontakt zu den anderen Studierenden aufrechterhalten. Meist stellt man zudem fest, dass das Lernen in der Gruppe mehr Spaß macht, als zu Hause oder in der Bibliothek allein vor seinen Büchern zu hocken. Und wenn man dann doch einmal in ein „Tief" fällt, schaffen es andere meist wesentlich besser, die Stimmung und das Selbstbewusstsein wieder zu heben.

Verhalten während der Prüfung

Natürlich kann man für eine Prüfung nicht den Typ abstreifen, der man ist. Trotzdem sollte man sich bewusst machen, dass manche Verhaltensweisen eher verärgern und nicht zu einer angenehmen Prüfungssituation beitragen. Sicherlich ist es gut, eine Prüfung selbstbewusst zu bestreiten. Arroganz und Überheblichkeit jedoch sind, selbst wenn man exzellent vorbereitet und die Kompetenz des Prüfers zweifelhaft ist, fehl am Platz. Jeder Prüfer kann einen, so er möchte, vorführen und jämmerlich zappeln lassen. Also: besser keinen vermeidbaren Anlass dazu liefern. Genauso unsinnig und peinlich ist es, sich devot und unterwürfig zu geben.

Auch wenn man vor der Prüfung gemeinsam gelitten, während der Vorbereitungszeit von der Gruppe profitiert hat, geht es in der Prüfung um das eigene Bestehen, die eigene Note. Man braucht sich darüber nichts vorzumachen. Trotzdem sollte man in der Prüfung fair bleiben und z. B. nicht aus freien Stücken gerade die Fragen und Themen aufgreifen, an denen sich der Mitprüfling die Zähne ausgebissen hat.

Häufige Frageformen

Offene Fragen Dies ist die häufigste Frageform. Die Antwort sollte strukturiert und flüssig erfolgen. Ziel ist es, möglichst lange zu reden, sich gleichzeitig aber nicht in unwichtigen Dingen zu verlieren. Viele Prüfer unterbrechen dann den Redefluss und dies kann enorm verwirren. Schon in den Vorbereitungsmeetings sollte man sich zur Beantwortung der Fragen eine gute Struktur angewöhnen. Es empfiehlt sich, im Schlusssatz eine neue Problematik, in der man sich gut auskennt, anzuschneiden, die der Prüfer aufgreifen kann.

Nachfragen Im Anschluss an eine offene Frage kommt es oft zu einigen Nachfragen, die das angeschnittene Thema vertiefen. Dabei wird der Schwierigkeitsgrad der Fragen meist höher. Die Prüfer tasten sich an die Grenzen der Prüflinge heran.

Fallbeispiele Fallbeispiele eignen sich immer gut, um praktische Bezüge abzufragen. Es besteht die Chance, dass sich zwischen Prüfer und Prüfling ein kollegiales Gespräch entwickelt. Eindeutige Beschreibungen und charakteristische Krankheitsbilder machen die Beantwortung der Frage meist einfach. Vorsicht ist bei Krankheitsbildern geboten, über die man nicht viel weiß. Der Prüfer könnte sie bei einer weiteren Frage aufnehmen und man gerät arg ins Schwitzen. Also: sich selbst keine Grube graben.

Probleme während der mündlichen Prüfung

Während einer mündlichen Prüfung können vielfältige Probleme auftreten, die man im Gegensatz zur schriftlichen Prüfung sofort und möglichst souverän managen muss.

- Kann man eine Frage nicht beantworten, braucht man nicht sofort zu verzweifeln. Auf Nachfragen oder Bitten um weitere Informationen formuliert der Prüfer seine Frage oft anders. Dies kann auch sinnvoll sein, wenn man merkt, dass man am Prüfer vorbeiredet.
- Was ist jedoch, wenn es nicht zum „Aha-Effekt" kommt? Ein Problem, das nur schwer zu lösen ist. Die meisten Prüfer helfen weiter oder wechseln das Thema. Selbst wenn eine Frage nicht beantwortet wird, ist dies noch lange kein Grund durchzufallen.
- In Prüfungssituationen beginnen viele Prüflinge vor Aufregung zu stottern oder sich zu verhaspeln. Dies ist normal. Vor und während einer Prüfung darf man aufgeregt sein, dafür hat jeder Prüfer Verständnis. Übertriebene Selbstsicherheit löst sogar bei manchen Prüfern Widerwillen und Antipathie aus.
- Sehr unangenehm wird die Situation, wenn Mitstreiter „abstürzen". Die Prüfung spitzt sich zu, und der Prüfer reagiert verärgert. Hier hilft nur: ruhig bleiben. Der Gedanke, dass sich der Prüfer ebenfalls unwohl fühlt und kein persönliches Interesse hat, die Situation weiter zu verschärfen, erleichtert ungemein.
- Gelassen den Fragen der anderen zuhören. Das Gefühl „alle guten Fragen sind schon weg, ehe ich an die Reihe komme" ist nicht ungewöhnlich.
- Häufig ist ein Prüfer bekannt dafür, dass er besonders „gemein" und schwer prüft. Bemerkenswert ist jedoch, dass die Kritik oft von früheren Prüflingen stammt, die entweder durchgefallen sind oder die Prüfung mit einer schlechten Note bestanden haben. Weiß man jedoch, dass dies nicht der Fall sein kann, weil man die Informationsquelle kennt, hilft nur eins: Lernen, Lernen, Lernen.
- Manche Prüfer fragen, ob zur Notenverbesserung eine weitere Fragenrunde gewünscht wird. Eine solche Chance sollte man sich nicht entgehen lassen, da man nur gewinnen kann.

Hinweise für die Benutzung dieses Buches

Alle, die dieses Buch nutzen, können sich anhand der zahlreichen Fragen und Antworten optimal auf ihre Prüfungen in Anatomie und Physiologie vorbereiten. Durch die ausführlichen Antworten, so wie sie in einer mündlichen Prüfung nur ein sehr guter Schüler/Student geben würde, sollte man sich dabei nicht entmutigen lassen. **Ziel dieses Buches** ist es, sich durch häufiges Wiederholen ein strukturiertes und inhaltlich vollständiges Wissen anzutrainieren.

Ein **„Lernen mit allen Sinnen"** bzw. ein „Lernen zu jeder Zeit" ist **über einen kostenlosen Podcast** möglich: Alle Fragen und Antworten sind professionell gesprochen – und können so nicht nur über das Auge, sondern auch über das Ohr aufgenommen werden.

In jeder Antwort sind die **Schlüsselbegriffe fett ausgezeichnet**. Diese Begriffe würden in einer Prüfung erwartet und sollten erklärt werden können. Wer also beim schnellen Überfliegen der gefetteten Schlüsselbegriffe die entsprechenden Inhalte „im Kopf" hat, kann diese Frage „abhaken".
Es wurden zwei „Systeme" mit **Kontrollkästen zur Selbstkontrolle** integriert:

- In einer Fragenübersicht zu Beginn jedes Kapitels sind alle Fragen ohne Antwort aufgelistet. Im nebenstehenden „Kontrollkasten" kann man ankreuzen, ob man die Frage gut, mäßig oder gar nicht beantworten konnte. Dieses Kontrollsystem bietet sich eher zeitnah vor der Prüfung an.
- Im Hauptteil jedes Kapitels sind neben den Fragen ebenfalls „Kontrollkästen" zum Ankreuzen platziert. Hier sind jedoch die Antworten noch „im Blickfeld" und ein Ankreuzen mag sich in der generellen Prüfungsvorbereitung anbieten, um Lernschwerpunkte setzen zu können.

Wer **vertiefende Informationen** zu einzelnen Fragen oder Themen sucht, findet im Anhang dieses Buches Verweise auf die jeweilige Textstelle im Lehrbuch C. Zalpour, Für die Physiotherapie. Anatomie Physiologie, 5. Aufl., München, Urban & Fischer 2010, ISBN 978-3-437-43305-2.

Die Kontrollkästen:

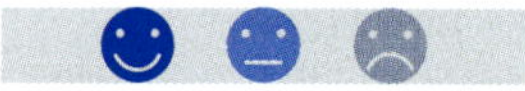

FRAGE

Zur Erleichterung für eine Wiederholung bzw. zur Lernkontrolle kann in der Randspalte neben den Fragen angekreuzt werden,
- ob die Frage richtig beantwortet wurde (Smiley, lachendes Gesicht)
- ob die Frage wiederholt werden sollte (neutrales Gesicht)
- ob die Frage falsch beantwortet wurde (Frowny, trauriges Gesicht)

Fehler gefunden?

An unsere Inhalte haben wir sehr hohe Ansprüche. Trotz aller Sorgfalt kann es jedoch passieren, dass sich ein Fehler einschleicht oder fachlich-inhaltliche Aktualisierungen notwendig geworden sind. Sobald ein relevanter Fehler entdeckt wird, stellen wir eine Korrektur zur Verfügung.
Mit diesem QR-Code gelingt der schnelle Zugriff:

https://else4.de/978-3-437-45282-6

Wir sind dankbar für jeden Hinweis, der uns hilft, dieses Werk zu verbessern.
Bitte richten Sie Ihre Anregungen, Lob und Kritik an folgende E-Mail-Adresse:
kundendienst@elsevier.com

Inhaltsverzeichnis

KAPITEL

1 Organisation des menschlichen Körpers

1.1 Fragenübersicht

Frage 1.1

Was versteht man unter funktioneller und was unter deskriptiver Anatomie?

Frage 1.2

Was sind Organsysteme

Frage 1.3

Welche Aufgabe hat der Bewegungs- und Stützapparat?

Frage 1.4

Was versteht man unter psychosomatischen Erkrankungen?

Frage 1.5

Was sind die sieben Merkmale des Lebens?

Frage 1.6

Wie sind die anatomischen Standardpositionen definiert?

Frage 1.7

Welche Bewegungsrichtungen werden voneinander unterschieden und wie heißen sie mit dem Fachbegriff?

Frage 1.8

Welche anatomischen Strukturen liegen intraperitoneal?

Frage 1.9

Was versteht man unter Homöostase?

1.2 Fragen und Antworten

FRAGE 1.1
Was versteht man unter funktioneller und was unter deskriptiver Anatomie?

Antwort Anatomie ist die Lehre vom Bau des menschlichen Körpers. Während die **deskriptive,** also beschreibende Anatomie einzelne Strukturen des menschlichen Körpers **ihrer äußeren Erscheinung nach** abbildet, erklärt die **funktionelle** Anatomie das, was die Strukturen des menschlichen Körpers **bewirken** können und warum. Dementsprechend liegt es auf der Hand, dass die deskriptive Anatomie als die Basis für die funktionelle Anatomie gesehen werden kann.

FRAGE 1.2
Was sind Organsysteme?

Antwort Ein Organsystem ist die systematische, also planvolle Anordnung derjenigen **Organe, die in ihrer Funktion eng miteinander in Beziehung stehen.** Diese anatomisch-funktionelle Einteilung berücksichtigt in der Systematik allerdings nicht, dass es zahlreiche Überschneidungen und Wechselwirkungen zwischen verschiedenen Organsystemen gibt. Keines der elf wichtigsten Organsysteme des menschlichen Körpers agiert vollständig unabhängig von den anderen.

FRAGE 1.3
Welche Aufgabe hat der Bewegungs- und Stützapparat?

Antwort Der Bewegungs- und Stützapparat ist ein Organsystem des menschlichen Körpers. Der Begriff **„Apparat"** wird hierbei als Synonym für **„System"** verwendet. Die wichtigsten Aufgaben des Bewegungs- und Stützapparates im Gesamtorganismus ergeben sich aus seinen wesentlichen Bestandteilen: In der Gesamtheit halten das Knochenskelett, die Muskeln, die Sehnen, die Faszien und die Bänder die grundsätzliche **Gestalt des menschlichen Körpers** aufrecht. Diese Strukturen geben dem Körper auf der einen Seite **Stütze und Halt,** auf der anderen Seite ermöglichen sie im abgestimmten Zusammenwirken **aktive Körperbewegungen.** Vereinfacht gesagt kann die Muskulatur dafür unter Energieverbrauch aktiv Zugkräfte über sehnige Verbindungen auf Skelettknochen wirken lassen. Als Nebenprodukt entsteht dabei Wärme. Insbesondere die Knochen haben darüber hinaus **Mineralspeicherfunktion** und stellen mit den omnipotenten Stammzellen im Knochenmark einen wichtigen **Bildungsort für Blutzellen** dar.

FRAGE 1.4
Was versteht man unter psychosomatischen Erkrankungen?

Antwort Die **Psyche** oder auch **Seele** des Menschen steht in wechselseitiger Beziehung zu den Organsystemen. Einerseits ist sie die übergeordnete

Instanz, andererseits ist sie aber auch vom Funktionieren der Organsysteme abhängig. Der Wortanteil „somatisch“ leitet sich vom griechischem **„soma“** ab und bezeichnet den **Körper** oder den Leib.

Insgesamt können Erkrankungen in Anbetracht der Wechselwirkungen zu unterschiedlichen Anteilen körperlichen und psychischen Ursprungs sein. **Krankheiten, die vornehmlich aus der Psyche stammen, sich aber eher körperlich zeigen,** nennt man **psychosomatisch.**

FRAGE 1.5

Was sind die sieben Merkmale des Lebens?

Antwort Im Gegensatz zu nicht lebenden Strukturen sind speziell für das Lebewesen Mensch die sieben Merkmale Stoffwechsel, Erregbarkeit, interne Kommunikation, Kontraktilität, Wachstum, Reproduktion und Differenzierung charakteristisch:

Im menschlichen Organismus laufen ständig chemische Reaktionen ab, die dem Auf- und Abbau von Stoffen dienen. Dieser **Stoffwechsel** wird auch als Metabolismus bezeichnet und kann in katabole, also energiebereitstellende und anabole, also energieverwendende Reaktionen unterteilt werden.

Erregbarkeit ist die Fähigkeit, Reize außerhalb und innerhalb des Organismus wahrzunehmen und darauf zu reagieren.

Zur **Informationsweitergabe von einer Körperregion zur anderen** stehen beim Menschen unterschiedliche Kommunikationssysteme zu Verfügung. Diese sind das Nervengewebe, das Hormonsystem, das Immunsystem sowie hormonähnliche Botenstoffe, die sog. Mediatoren.

Kontraktiles Gewebe ermöglicht Bewegungen, um auf äußere Reize reagieren zu können. Muskelfasern besitzen einen hohen Grad an Kontraktilität. Nicht kontraktil sind hingegen das Bindegewebe und die Nervenfasern.

Das **Wachstum** von Zellen bzw. von Gewebe findet lebenslang statt und kann sich in Form von Hypertrophie und Hyperplasie vollziehen. Bei der Hypertrophie werden die Zellen größer, bei der Hyperplasie erhöht sich hingegen die Anzahl der Zellen. Darüber hinaus kann Wachstum auch durch eine Zunahme nichtzellulärer Substanz begründet sein, beispielsweise bei Mineralzunahme eines Knochens.

Durch Zellteilung sind die Zellen als Grundeinheiten des menschlichen Körpers in der Lage sich zu **reproduzieren,** also sich selbst zu kopieren und zu ersetzen. Zellen spezialisieren sich je nach Funktion. Erst durch diese **Differenzierung** sind spezielle Leistungen, z. B. Sinnesleistungen wie Sehen und Hören, möglich.

FRAGE 1.6

Wie sind die anatomischen Standardpositionen definiert?

Antwort Der Mensch **steht aufrecht,** seine **Handflächen und sein Gesicht sind dem Betrachter zugewandt.** Ausgehend von dieser Position ist es möglich, Bewegungen in einer einheitlichen Weise zu beschreiben.

FRAGE 1.7

Welche Bewegungsrichtungen werden voneinander unterschieden und wie heißen sie mit dem Fachbegriff?

Antwort Eine **Beugung,** beispielsweise des Ellenbogens, wird **Flexion** genannt. Die Gegenbewegung dazu ist die **Streckung** – der Fachbegriff dafür heißt **Extension.**

Eine Bewegung nach vorne, beispielsweise des gestreckten Armes, wird **als Anteversion** bezeichnet. Wird der Arm über die Horizontale hinaus angehoben, ist es eine **Elevation.** Die Bewegung in die Gegenrichtung, also die Rückführung des gestreckten Armes nach hinten, heißt **Retroversion.**

Für alle Bewegungen, die vom Körper wegführen, wird der Fachbegriff **Abduktion** verwendet. Die Gegenrichtung, also Bewegungen zum Körper hin, wird **Adduktion** genannt.

Bei Rotationsbewegungen wird zwischen **Außen- und Innenrotation** unterschieden. Dreht man beispielsweise das Bein im Hüftgelenk nach innen, ist das eine **Endorotation.** Der Fachbegriff für die Rotation nach außen ist **Exorotation.**

Kreisförmige Bewegungen, zum Beispiel beim Kreisen des gestreckten Beines, werden **Zirkumduktion** genannt.

Eine Besonderheit gibt es in der Bezeichnung der Rotationen für die Hände und Füße. Dabei entspricht die **Pronation** der Drehung nach innen, während bei der **Supination** die Hand bzw. der Fuß nach außen dreht.

FRAGE 1.8

Welche anatomischen Strukturen liegen intraperitoneal?

Antwort Intraperitoneal, also in der Peritonealhöhle des Bauch-Beckenraums, liegen **Magen, Milz, Leber, Gallenblase, Dünndarm, Eierstöcke und ein großer Teil des Dickdarms.** Nicht zu verwechseln sind diese mit den Strukturen, die retroperitoneal liegen, also hinter der Peritonealhöhle.

FRAGE 1.9

Was versteht man unter Homöostase?

Antwort Homöostase ist ein griechischer Begriff und bedeutet so viel wie Gleichstand oder **Gleichgewicht.** In medizinischer Hinsicht meint Homöostase **stabile Umgebungsbedingungen** für die Grundeinheiten des menschlichen Körpers, die Zellen.

Die Gesamtheit der für das effektive Funktionieren der Zellen erforderlichen Umgebungsbedingungen wird **inneres Milieu** genannt. Entscheidende Einflussfaktoren für den Zustand der Homöostase sind die Zusammensetzung der Extrazellularflüssigkeit, die Körperkerntemperatur, der pH-Wert und eine ausreichende Konzentration der gelösten Gase Sauerstoff und Kohlendioxid.

KAPITEL

2 Chemie

2.1 Fragenübersicht

Frage 2.1

Was ist Materie?

Frage 2.2

Was versteht man unter dem Begriff „Ordnungszahl"?

Frage 2.3

Welche vier Elemente bezeichnet man als Schlüsselelemente des menschlichen Organismus?

Frage 2.4

Was bedeutet der Begriff „Edelgaskonfiguration"?

Frage 2.5

Was versteht man unter Ionenbindung, was unter kovalenter Bindung?

Frage 2.6

Wie unterscheiden sich anabole von katabolen Reaktionen?

Frage 2.7

Wodurch unterscheiden sich organische von anorganischen Verbindungen?

Frage 2.8

Wie sind Säuren und Basen definiert? Was versteht man unter einem chemischen Puffer?

Frage 2.9

Was ist Glykogen?

Frage 2.10

Was sind mehrfach ungesättigte Fettsäuren?

Frage 2.11

Was ist Cholesterin?

Frage 2.12

Was ist eine Amino-, was eine Carboxylgruppe?

Frage 2.13

Wie heißen die Bausteine der Proteine?

Frage 2.14

Was ist eine Nukleinsäure, was ein Nukleotid?

Frage 2.15

Welche Funktion hat das ATP?

Frage 2.16

Welche Faktoren können enzymatische Reaktionen beeinflussen?

Frage 2.17

Was versteht man unter Oxidation und was unter Reduktion?

Frage 2.18

Was ist eine anaerobe Glykolyse?

Frage 2.19

Wo findet der Zitratzyklus statt?

Frage 2.20

Was ist eine oxidative Phosphorylierung?

Frage 2.21

Was ist eine Ketoazidose?

2.2 Fragen und Antworten

FRAGE 2.1
Was ist Materie?

Antwort Der Begriff Materie leitet sich aus dem Lateinischen „materia“ ab und bedeutet in der Übersetzung so viel wie Stoff. Alle Gegenstände, ob tot oder lebendig, bestehen aus Materie, also aus etwas **Stofflichem, das Raum beansprucht und Masse besitzt**. Der Zustand, in der Materie vorliegt, kann dabei unterschiedliche **Aggregatzustände** umfassen – im Wesentlichen gasförmig, flüssig oder fest. Chemisch betrachtet besteht Materie aus den chemischen Elementen. Diese Elemente bestehen aus **Atomen** und diese wiederum aus den kleinsten bekannten Bausteinen der Materie – den Elementarteilchen.

FRAGE 2.2
Was versteht man unter dem Begriff „Ordnungszahl"?

Antwort Anhand der **Ordnungszahl** oder auch **Kernladungszahl** werden alle bekannten chemischen Elemente identifiziert und im Periodensystem der Elemente dargestellt. Die Ordnungszahl bildet die **Anzahl der Protonen,** also der positiv geladenen Ionen im Atomkern, ab. Im Periodensystem befindet sich die Ordnungszahl links unten neben dem Symbol des jeweiligen Elements.

Von der Ordnungszahl zu unterscheiden ist die **Massenzahl,** die im Periodensystem der Elemente links oben neben dem Symbol des jeweiligen Elements abgebildet ist. Bei der Massenzahl handelt es sich um die **Summe der Protonen und Neutronen.**

FRAGE 2.3
Welche vier Elemente bezeichnet man als Schlüsselelemente des menschlichen Organismus?

Antwort Im menschlichen Körper sind 26 unterschiedliche Elemente nachweisbar. Davon bilden allein die vier wichtigsten Elemente **Sauerstoff** (O), **Kohlenstoff** (C), **Wasserstoff** (H) und **Stickstoff** (N) ca. 96 % der Körpermasse. Diese werden deshalb als Schlüsselelemente des menschlichen Organismus bezeichnet.

Zu unterscheiden sind die Schlüsselelemente von den **Mineralstoffen,** die ca. drei Prozent der Körpermasse ausmachen, sowie von den **Spurenelementen** mit dem verbleibenden einen Prozent.

FRAGE 2.4
Was bedeutet der Begriff „Edelgaskonfiguration"?

Antwort Nach dem Bohr-Atommodell bewegen sich Elektronen, also negativ geladene Teilchen, kreisförmig um den positiv geladenen Atomkern. Da sich die den Atomkern umkreisenden Elektronen nicht auf einer einfachen Bahn bewegen, sondern je nach Energieniveau einen anderen Raum einnehmen, stellt man sich diese Elektronenhülle modellhaft als Elektronenschale vor. Mit Ausnahme der ersten Schale, die lediglich mit zwei Elektronen besetzt werden muss, haben die Schalen mit acht Elektronen das Maximum erreicht.

Elemente bzw. **Atome, deren Schalen maximal mit Elektronen besetzt sind,** haben einen stabilen Zustand, der als Edelgaszustand oder auch Edelgaskonfiguration bezeichnet wird. Die damit einhergehende **Reaktionsträgheit** erklärt, dass Edelgase nahezu keine Verbindungen eingehen und somit eher atomar als molekular vorkommen.

FRAGE 2.5

Was versteht man unter Ionenbindung, was unter kovalenter Bindung?

Antwort Sowohl die Ionenbindung als auch die kovalente Bindung sind Zusammenschlüsse einzelner Atome zu Molekülen. Dabei haben die Bindungspartner das Ziel, eine Edelgaskonfiguration zu erreichen. Bei der Ionenbindung werden dafür **mit Hilfe elektrostatischer Kräfte Elektronen aufgenommen oder komplett abgegeben.** Bei der Verbindung von Natrium und Chlor z. B. ist Natrium der Elektronenspender und Chlor der Elektronenempfänger, sodass beide Partner die Edelgaskonfiguration erreichen. Es entsteht das Molekül Natriumchlorid mit dem durch den Elektronenübergang positiv geladenen Natriumion und dem negativ geladenen Chlorion.

Im Gegensatz dazu wird bei der **kovalenten Bindung** oder auch **Elektronenpaarbindung** die Edelgasanordnung bei den Bindungspartnern durch die Verwendung eines gemeinsamen Elektronenpaares erzielt. Verbinden sich Atome des gleichen Elements, z. B. zwei Chloratome, reichen die elektrostatischen Kräfte zwischen ihnen nicht für eine Ionenbindung aus. Bei der Chlorverbindung **rücken die Atome dann so eng aneinander, dass sie jeweils ein Elektron gemeinsam nutzen** und durch das entstandene Elektronenpaar einen chemisch stabilen Zustand erreichen.

FRAGE 2.6

Wie unterscheiden sich anabole von katabolen Reaktionen?

Antwort Bei **anabolen** Reaktionen handelt es sich um **chemische Aufbaureaktionen.** Unter Verwendung von Energie werden dabei neue chemische Verbindungen geknüpft – Moleküle werden neu gebildet. Im Gegensatz dazu sind **katabole** Reaktionen chemische **Abbaureaktionen,** bei denen bereits bestehende chemische Verbindungen gelöst werden. Auf diese Weise kann **Energie** für andere Prozesse bereitgestellt werden. Pathophysiologisch findet im Rahmen einer **Atrophie** ein gesteigerter **Katabolismus** statt.

FRAGE 2.7

Wodurch unterscheiden sich organische von anorganischen Verbindungen?

Antwort Das wesentliche Unterscheidungsmerkmal zwischen organischen und anorganischen Verbindungen ist das **Vorhandensein von Kohlenstoff** (C). Sobald Kohlenstoff in einer Verbindung vorkommt, handelt es sich um eine organische Verbindung. Allerdings existieren auch **Ausnahmen** von dieser Regel, denn einfache Kohlenstoffverbindungen wie **Kohlendioxid** (CO_2) und **Kohlenmonoxid** (CO) zählen zu den anorganischen Verbindungen.

FRAGE 2.8

Wie sind Säuren und Basen definiert? Was versteht man unter einem chemischen Puffer?

Antwort Unter **Säuren** versteht man chemische Verbindungen, die in der Lage sind, **Protonen,** also Wasserstoffionen (H^+-Ionen), in einer wässrigen Lösung **abzugeben.** Durch die Protonenübergabe bildet die Säure in der wässrigen Lösung Oxoniumionen (H_3O^+), sodass der pH-Wert der Lösung sinkt. Wird nun der sauren Lösung eine Base hinzugefügt, reagieren die Säure und die Base unter Bildung von Wasser und Salzen miteinander. Unter **Basen** versteht man chemische Verbindungen, die in der Lage sind, **Protonen aufzunehmen,** sodass der pH-Wert der Lösung steigt.

Chemische **Puffer** sind Substanzen, die **im sauren Milieu überschüssige Wasserstoffionen abfangen bzw. im basischen Milieu Wasserstoffionen abgeben** können. Die Zugabe einer Säure oder einer Base hat dann keine oder nur marginale Auswirkung auf den pH-Wert der Lösung. Die Schwankungen werden chemisch abgepuffert.

FRAGE 2.9

Was ist Glykogen?

Antwort Glykogen ist ein **Mehrfachzucker,** der im chemischen Aufbau der pflanzlichen Stärke ähnelt.

Es handelt sich dabei um die **Speicherform der Glukose.** Glykogen kann bei Bedarf durch Glykogenolyse wieder in Glukosemoleküle zerlegt und dann als **Energieträger** verwendet werden. Mögliche Speicherorte von Glykogen sind Leber- und Skelettmuskelzellen.

FRAGE 2.10

Was sind mehrfach ungesättigte Fettsäuren?

Antwort Die größte Gruppe der natürlich vorkommenden Fette sind die sogenannten **Triglyzeride.** Wie der Name schon vermuten lässt, bestehen Triglyzeride aus einem Molekül Glyzerin und drei Fettsäuremolekülen. Die **Fettsäuren** bestehen wiederum aus der Verbindung einer **Carboxylgruppe**

(–COOH) mit einer unterschiedlich langen **Kohlenwasserstoffkette.** In der Kohlenwasserstoffkette beinhalten ungesättigte Fettsäuren im Gegensatz zu gesättigten Fettsäuren mindestens eine Kohlenstoff-Doppelbindung und haben somit einen geringeren Wasserstoffanteil. **Mehrfach ungesättigte Fettsäuren besitzen mehr als eine dieser Doppelbindungen.**

Obwohl einige mehrfach ungesättigte Fettsäuren für den Menschen lebenswichtig sind, können vom Körper selbst nur ungesättigte und einfach gesättigte Fettsäuren hergestellt werden.

FRAGE 2.11
Was ist Cholesterin?

Antwort Cholesterin ist einer der wichtigsten Vertreter der sogenannten **Lipoide.** Lipoide sind fettähnliche Substanzen, die – genau wie Lipide (Fette) – die Eigenschaften „Wasserunlöslichkeit" sowie „gute Löslichkeit in organischen Lösungsmitteln" besitzen.

Der menschliche Körper benötigt Cholesterin – vor allem für den **Aufbau der Zellmembran,** für die **Bildung von Gallensäure** und für die **Bildung von Steroidhormonen.** Dafür synthetisiert der Körper das Cholesterin zum Teil selbst, er ist allerdings darüber hinaus auch auf die Zufuhr aus tierischer Nahrung angewiesen. Idealerweise sollte zwischen dem aufgenommenen und dem selbst produzierten Cholesterinanteil ein Gleichgewicht bestehen.

FRAGE 2.12
Was ist eine Amino-, was eine Carboxylgruppe?

Antwort Neben einem zentralen Wasserstoffatom und einem variablen Rest sind sowohl eine Aminogruppe als auch eine Carboxylgruppe grundlegende **Bestandteile von Aminosäuren.** Eine Aminogruppe besteht dabei aus Stickstoff und Sauerstoff (**NH_2**) in Verbindung mit Kohlenstoff, eine Carboxylgruppe aus Kohlenstoff, Sauerstoff und Wasserstoff (**COOH**). Die bekannten Aminosäuren, die in menschlichen Proteinen vorkommen, unterscheiden sich allein durch den variablen Rest.

FRAGE 2.13
Wie heißen die Bausteine der Proteine?

Antwort Die Bausteine der Proteine sind bestimmte **Aminosäuren,** die durch **Peptidbindungen** zu Ketten verbunden sind. Allerdings werden erst Polypeptide mit mehr als 100 Aminosäuren als Proteine bezeichnet, während man bei „kleineren" Ketten noch von Peptiden spricht.

Bei der Verbindung zweier proteinogener Aminosäuren reagiert die **Carboxylgruppe der einen Aminosäure mit der Aminogruppe der anderen Aminosäure.** Dabei entsteht ein **Dipeptid** unter Abspaltung von Wasser. Wird eine weitere Aminosäure an das Dipeptid angelagert, entsteht ein

Tripeptid. Erst mit der Anlagerung weiterer Aminosäuren spricht man von **Polypeptiden.**

FRAGE 2.14

Was ist eine Nukleinsäure, was ein Nukleotid?

Antwort In den Begriffen „Nukleinsäure" und „Nukleotid" verbirgt sich der lateinische Begriff „nucleus", der übersetzt „Kern" bedeutet und den Zellkern meint. **Nukleinsäure** wird daher auch als **Kernsäure** bezeichnet. In ihr sind diejenigen Informationen verschlüsselt, die zum Aufbau von körpereigenen Proteinen benötigt werden. Da die menschliche Gestalt im Wesentlichen von körpereigenen Eiweißen bestimmt wird, ist die Nukleinsäure die Schlüsselsubstanz des Organismus. Sie existiert in den Formen der Desoxyribonukleinsäure, kurz **DNA,** und der Ribonukleinsäure, kurz **RNA.** In der DNA sind Zuckermoleküle mit Phosphatgruppen strickleiterartig verbunden. Die Sprossen der Strickleiter gehen dabei von den Zuckermolekülen aus und werden von je zwei stickstoffhaltigen Basen gebildet. Die **Kombination einer dieser Basen mit einem Zuckermolekül sowie einer Phosphatgruppe** wird als **Nukleotid** zusammengefasst. Da hier lediglich vier unterschiedliche Basen vorkommen, existieren auch nur vier unterschiedliche Nukleotide. Die beiden Stränge der DNA sind allerdings aus vielen Millionen Nukleotiden zusammengesetzt.

Eine Erbeinheit, also ein **Gen,** ist ein DNA-Abschnitt mit ca. 1.000 Nukleotiden – modellhaft eine Strickleiter mit 1.000 Sprossen.

FRAGE 2.15

Welche Funktion hat das ATP?

Antwort Eine Zelle kann nur leben, wenn ausreichend ATP in der Zelle vorhanden ist. Die Abkürzung „ATP" steht für **Adenosintriphosphat,** das eine essenzielle Rolle im Energiehaushalt aller Organismen der Erde darstellt. Vergleichbar mit einem Akkumulator (Akku) dient ATP als **Energiezwischenspeicher,** der die Energie bei Bedarf abgeben kann. Wird Energie abgegeben, entsteht Adenosindiphosphat, kurz ADP, das unter Energieverbrauch in der Zelle wieder zu ATP „aufgeladen" werden kann.

FRAGE 2.16

Welche Faktoren können enzymatische Reaktionen beeinflussen?

Antwort **Enzyme sind Proteine, die chemische Reaktionen beschleunigen, ohne dabei selbst verbraucht oder verändert zu werden.** Damit Enzyme ihrer Funktion nachkommen können, sind sie allerdings auf Helfer angewiesen. Dabei handelt es sich unter anderem um **Koenzyme,** die im Gegensatz zu den Enzymen direkt an der chemischen Reaktion teilnehmen. Koenzyme sind trotz der Namensähnlichkeit mit Enzymen keine Proteine, sondern leiten sich im chemischen Aufbau eher von Vitaminen ab. Des Weiteren wird die enzymatische Reaktion von dem Vorhandensein bestimmter **Ionen, wie Magnesium, Eisen und Zink** beeinflusst, da Enzyme während einer enzymatischen Reaktion mit diesen Ionen zusammenarbeiten. Ein weiterer Faktor ist die **Körpertemperatur.** Sie spielt für die Enzymfunktion eine wichtige Rolle, da mit steigender Temperatur auch die Aktivität der Enzyme zunimmt. Bei 41 °C ist allerdings eine Grenze erreicht, da hier das Enzym in seiner Eiweißstruktur geschädigt werden kann. Zudem kann der **pH-Wert** einen Faktor darstellen, der die Funktion von Enzymen beeinflusst. Allerdings ist das pH-Wert-Optimum für intrazellulär und extrazellulär arbeitende Enzyme unterschiedlich.

FRAGE 2.17

Was versteht man unter Oxidation und was unter Reduktion?

Antwort Chemisch betrachtet **gibt ein Molekül bei der Oxidation Elektronen ab, bei der Reduktion nimmt es hingegen Elektronen auf.** Wird beispielsweise Laktat in Pyruvat umgewandelt, werden zwei Elektronen in Form von Wasserstoffatomen abgegeben. Die Milchsäure wird also zu Pyruvat oxidiert. Gleichzeitig müssen die beiden Elektronen von einem anderen Stoff aufgenommen werden, damit die Reaktion überhaupt stattfinden kann. Dafür nimmt bei diesem Beispiel das **Koenzym NAD^+** die beiden Elektronen auf. Es wird zu $NADH + H^+$ reduziert.

Oxidations- und Reduktionsreaktion sind chemische Reaktionsformen, die untrennbar miteinander verbunden sind. Das bedeutet, dass immer, wenn eine Substanz oxidiert wird, eine andere auch reduziert werden muss. Man spricht dann auch von einer **Redox-Reaktion.**

FRAGE 2.18

Was ist eine anaerobe Glykolyse?

Antwort Die Glykolyse ist die **erste Phase der Oxidation von Glukose zum Zweck der Energiegewinnung.** Sie findet im Zytoplasma statt und ist nicht auf die Anwesenheit von Sauerstoff angewiesen. Sie ist also ein anaerober Vorgang. Als Resultat der enzymatischen Reaktionen der anaeroben Glykolyse entstehen aus einem Molekül Glukose zwei Moleküle **Pyruvat** (Brenztraubensäure) – dabei werden lediglich zwei Moleküle ATP regeneriert.

Zu unterscheiden ist die Glykolyse von der **Glykogenolyse.** Glykogenolyse ist die **Aufspaltung der Glukose-Speicherform** „Glykogen" durch das Pankreashormon Glukagon in Glukose.

FRAGE 2.19

Wo findet der Zitratzyklus statt?

Antwort Der Zitratzyklus ist eine Phase der **Verwertung von Glukose zur Energiegewinnung,** die im **Matrixraum der Mitochondrien** stattfindet.

Mitochondrien werden daher auch als **Kraftwerke der Zelle** bezeichnet. Hier wird die Energie für Stoffwechsel- und Transportprozesse erzeugt.

FRAGE 2.20
Was ist eine oxidative Phosphorylierung?

Antwort Die Energieerzeugung unter Verwendung von Glukose endet mit der sogenannten **Atmungskette,** einer Phase, in der in den Mitochondrien Sauerstoff reduziert wird. Dafür werden Elektronen von den Koenzymen nach und nach auf den Sauerstoff übertragen. Als Resultat entstehen Wasser und große Mengen an Energie, die wiederum zur **Regeneration von Adenosintriphosphat (ATP)** verwendet wird. Diese Regeneration von ATP besteht darin, dass **Adenosindiphosphat (ADP)** während der Atmungskette mit einem Phosphat verbunden, also **phosphoryliert** wird. Da die Phosphorylierung während der Atmungskette stattfindet und **an die Anwesenheit von Sauerstoff gebunden** ist, spricht man von oxidativer Phosphorylierung.

FRAGE 2.21
Was ist eine Ketoazidose?

Antwort Bei **Glukosemangel,** beispielsweise bei einem Diabetes mellitus oder einer Nulldiät, besteht die Gefahr, dass Fettdepots überstürzt eingeschmolzen werden. Der resultierende **Überschuss an „sauren" Ketonkörpern** führt zu einem Abfall des Blut-pH-Wertes – einer Azidose durch Ketonkörper, kurz Ketoazidose. Typisches Symptom von Personen im Zustand der Übersäuerung durch zu viele Ketonkörper ist der **Acetongeruch** der Atemluft.

Wird Fett in Form von Triglyzeriden zur Energiegewinnung verstoffwechselt, bedarf es zunächst der Aufspaltung in seine Bestandteile Glyzerin und Fettsäuren. Aus den Fettsäuren gehen in der Leber zahlreiche Moleküle **Acetyl-Koenzym A** durch Oxidations- und Reduktionsreaktionen hervor. Diese können zum Teil im Zitratsäurezyklus zur Energiegewinnung verwendet werden, aus dem anderen Teil werden sogenannte Ketonkörper aufgebaut, die dann über den Blutkreislauf zu den Körperzellen gelangen und dort, ähnlich wie Glukose, zur Energiegewinnung verwendet werden.

KAPITEL

3 Von der Zelle zum Organismus

3.1 Fragenübersicht

Frage 3.1

Wie ist die Zellmembran aufgebaut?

Frage 3.2

Wovon hängt die selektive Durchlässigkeit der Zellmembran ab?

Frage 3.3

Wie heißen die wichtigsten Zellorganellen?

Frage 3.4

Welche Funktion hat der Zellkern?

Frage 3.5

Wie ist der Chromosomensatz des Menschen aufgebaut?

Frage 3.6

Welche Funktion haben die Mitochondrien für den Organismus?

Frage 3.7

Auf welche Flüssigkeitsräume ist das Körperwasser verteilt?

Frage 3.8

Worin unterscheiden sich aktiver und passiver Transport?

Frage 3.9

Welche passiven Transportmechanismen sind für den Organismus von Bedeutung?

Frage 3.10

Wie unterscheiden sich Diffusion und Osmose?

Frage 3.11

Wie kann man den osmotischen Druck veranschaulichen?

Frage 3.12

Was versteht man unter kolloidosmotischem Druck?

Frage 3.13

Warum sind Eiweiße die Schlüsselmoleküle für die Zelle?

Frage 3.14

Warum ist die Zelle bei der Herstellung von Eiweißen gleich auf zwei Vorgänge, nämlich Transkription und Translation, angewiesen?

Frage 3.15

Was ist ein Gen?

Frage 3.16

Durch welche Vorgänge teilt sich eine Zelle in zwei völlig identische, also erbgleiche Tochterzellen?

Frage 3.17

Was geschieht während der Interphase im Zellzyklus zwischen zwei Mitosen?

Frage 3.18

Warum sind bei der Meiose zwei Reifeteilungen erforderlich?

Frage 3.19

Wie unterscheiden sich Phänotyp und Genotyp eines Organismus?

Frage 3.20

Was versteht man unter einem homozygoten, was unter einem heterozygoten Merkmalsträger?

Frage 3.21

Was versteht man unter der rezessiven Wirkung eines Gens?

Frage 3.22

Was versteht man unter Kodominanz der Gene?

Frage 3.23

Wie sehen nach der ersten Mendel-Regel die beiden folgenden Generationen bei einem intermediären Erbgang aus, wenn eine reinerbig rotblühende mit einer reinerbig weißblühenden Pflanze gekreuzt wird?

Frage 3.24

Warum erkranken bei autosomal rezessivem Erbgang einer Erbkrankheit und diesbezüglich mischerbigen Eltern rund 25 % der Nachkommen?

Frage 3.25

Was ist die Besonderheit bei geschlechtsgebundenen Erbgängen?

Frage 3.26

Welche Chromosomenstörung liegt beim Down-Syndrom vor?

3.2 Fragen und Antworten

FRAGE 3.1
Wie ist die Zellmembran aufgebaut?

Antwort **Optisch** besteht die Zellmembran aus **drei Schichten:** Neben einer hellen und breiten Mittelschicht besitzt sie jeweils eine dunklere und schmalere Schicht auf der Innen- bzw. Außenseite. In der **chemischen** Betrachtung besteht die Zellmembran aus einem fluiden **Doppelfilm** fettähnlicher Substanzen, deren Bausteine überwiegend Phospholipidmoleküle sind. Diese **Phospholipidmoleküle** besitzen jeweils einen **hydrophilen,** also wasseranziehenden Kopf und einen **hydrophoben,** also wasserabweisenden Schwanz. Als Membranbestandteile stehen sich die Phospholipidmoleküle jeweils mit der Schwanzseite gegenüber. Diese Ausrichtung lässt die optisch wahrgenommene, breite und helle Mittelschicht entstehen. Die hydrophilen Köpfe der Phospholipidmoleküle bilden die dunkleren und schmaleren Schichten auf der Membraninnen- bzw. -außenseite.

Zusätzlich stellen eingelagerte Proteine eine weitere wichtige Komponente der Zellmembran dar. Sofern die Proteine die gesamte Membran durchdringen, können sie als sogenannte **Tunnelproteine** einen Stoffaustausch mit dem Interstitium und auch mit benachbarten Zellen ermöglichen.

Die Zellmembran enthält darüber hinaus noch geringe Anteile von **Cholesterin.** Auf ihrer Außenseite ragen antennenförmige Strukturen aus ihr heraus. Die Antennen bilden auf der einen Seite eine Art Hülle, die dem Schutz vor mechanischen und chemischen Einflüssen dient, auf der anderen Seite haben sie aber auch Signalrezeptorfunktion.

FRAGE 3.2
Wovon hängt die selektive Durchlässigkeit der Zellmembran ab?

Antwort Die Faktoren, die sich auf die Durchlässigkeit der Zellmembran auswirken, sind: die **Größe der Moleküle,** die **Fettlöslichkeit** der Substanz, die **elektrische Ladung** der Substanz und die sog. **Carriermoleküle.** Kleine Moleküle, wie Wasser, und gute Fettlöslichkeit einer Substanz sind gute Voraussetzungen, eine semipermeable Membran zu überwinden. Elektrisch geladene Teilchen (Ionen) können die Membran hingegen kaum durchdringen. Sie sind vielmehr auf Tunnelproteine angewiesen. **Carriermoleküle** sind Trägermoleküle, die Substanzen fettlöslich machen, sodass die Phospholipidschicht überwunden werden kann.

Die Faktoren regulieren den Durchtritt von Stoffen durch die Zellmembran und sind damit Voraussetzung für **Konzentrationsunterschiede** zwischen Interstitium und Zellinnenraum.

FRAGE 3.3
Wie heißen die wichtigsten Zellorganellen?

Antwort Zellorganellen sind sozusagen die „Organe" einer Zelle. Sie bilden einen abgetrennten Raum innerhalb der Zelle, in dem chemische Reaktionen stattfinden. In der üblichen Darstellungsweise zählen folgende Strukturen zu den wichtigsten Zellorganellen:

Der **Zellkern** ist die größte Struktur innerhalb der Zelle und enthält in seinem Innenraum das Karyoplasma mit der DNA, einen oder mehrere Kernkörperchen und den Kernsaft. Er ist die Steuereinheit des Stoffwechsels und beherbergt die genetische Information. Die **Ribosomen** finden sich in großer Zahl in der Zelle und spielen eine wichtige Rolle bei der Proteinsynthese. Das **Endoplasmatische Retikulum** (ER) ist ein verzweigtes Hohlraumsystem, das im Wesentlichen für den Flüssigkeits- und Stofftransport in der Zelle zuständig ist. Sofern es mit Ribosomen besetzt ist, spricht man von rauem ER, andernfalls wird es als glattes ER bezeichnet. Bei dem **Golgi-Apparat** handelt es sich um ein System aus napfförmigen Membransäckchen, die stapelartig aufeinander liegen. Der Golgi-Apparat ist an der Bildung von Lysosomen beteiligt, er hat aber hauptsächlich sekretorische Funktion. Die **Lysosomen** sind kleine, mit einer Membran umschlossene Bläschen, die vom Golgi-Apparat gebildet werden. In ihnen sind Enzyme zur Verdauung von Fremdstoffen gespeichert. **Peroxysomen** unterscheiden sich von Lysosomen durch die in ihnen enthaltenen Enzyme. Die charakteristisch eiförmigen **Mitochondrien** besitzen eine Innen- und eine Außenmembran, wobei die Innenmembran zur Oberflächenvergrößerung Auffaltungen bildet. Mitochondrien sind die Kraftwerke der Zelle, hier wird die Energie für Stoffwechsel- und Transportprozesse erzeugt. Beim **Zytoskelett** handelt es sich um stabilisierende Strukturen, die im Wesentlichen durch Mikrofilamente, Mikrotubuli und Zellkörperchen (Zentriolen) ausgemacht werden. Bei den **Zelleinschlüssen** handelt es sich um Substanzansammlungen, die in der Regel von der Zelle selbst produziert wurden. Dazu zählt unter anderem die Speicherform der Glukose. Sie wird in Form von Glykogentröpfchen eingeschlossen.

FRAGE 3.4
Welche Funktion hat der Zellkern?

Antwort Die Funktionen des Zellkerns, der die größte Struktur innerhalb der Zelle darstellt, werden im Wesentlichen durch seine Innenraumbestandteile bestimmt. Im sogenannten **Karyoplasma** befinden sich die **Erbsubstanz,** auch als DNA bezeichnet, ein oder mehrere **Kernkörperchen,** die für die Bildung der RNA zuständig sind, und die **Karyolymphe,** auch Kernsaft genannt. Zusammen mit dem Zytoplasma ist der Zellkern sozusagen die **Steuereinheit des Stoffwechsels** und **beherbergt die genetische Information.**

FRAGE 3.5
Wie ist der Chromosomensatz des Menschen aufgebaut?

Antwort Auf einem **Karyogramm,** einem mikroskopischen Bild aller Chromosomen einer menschlichen Körperzelle, erkennt man 46 Chromosomen. Genau genommen handelt es sich dabei um zwei Sätze von jeweils **23 Chromosomenpaaren.** Die Chromosomen liegen in doppelter Ausführung vor; ein Set stammt von der Mutter, eins vom Vater. Deshalb spricht man hier von einem **diploiden Chromosomensatz.**

Was Mann und Frau auf Chromosomen-Ebene unterscheidet, ist, dass zwei der 46 Chromosomen, die sogenannten **Geschlechtschromosomen** (Gonosomen), die Gene beherbergen, die bestimmen, ob ein Organismus männlich oder weiblich wird. Dieses Chromosomenpaar besteht in der weiblichen Form aus zwei gleichen X-Chromosomen und in der männlichen Form aus einem X- und einem Y-Chromosom. Die verbleibenden 22 Chromosomenpaare sind in Form, Größe und Bandenmuster identisch. Sie werden als **Autosomen** bezeichnet.

FRAGE 3.6

Welche Funktion haben die Mitochondrien für den Organismus?

Antwort Mitochondrien werden auch als **Kraftwerke der Zelle** bezeichnet. Je höher ihr Vorkommen in einer Zelle ist, desto höher ist auch der Energiebedarf dieser Zelle. Die besondere Innenmembran der Mitochondrien bildet zahlreiche Auffaltungen zur Oberflächenvergrößerung. Auf diese Weise entstehen im Innenraum großflächige Reaktionsräume, in denen **Energie für Stoffwechsel- und Transportprozesse erzeugt** und für energieverwendende Prozesse zur Verfügung gestellt wird.

FRAGE 3.7

Auf welche Flüssigkeitsräume ist das Körperwasser verteilt?

Antwort Der Mensch besteht zu großen Anteilen aus Wasser. Dieses Wasser befindet sich hauptsächlich im **Intrazellularraum,** also in der Zelle, als Hauptbestandteil des Zytosols. Die Flüssigkeit außerhalb der Zellen, also die **extrazelluläre Flüssigkeit,** verteilt sich auf den **Plasmaraum,** das **Interstitium** und auf die **transzellulären Flüssigkeiten.** Der Plasmaraum beherbergt die flüssige Komponente des Blutes, das Blutplasma. Das Interstitium umfasst alle Flüssigkeiten, die zur Zelle gelangen oder von ihr abtransportiert werden. Transzelluläre Flüssigkeiten sind beispielsweise der Liquor oder das Kammerwasser des Auges.

Mit zunehmendem Alter sinkt der Wasseranteil des Menschen. Während bei einem Säugling noch bis zu 75 % des Körpergewichts auf das Wasser entfallen, sind es beim Erwachsenen nur etwas mehr als 60 %.

FRAGE 3.8

Worin unterscheiden sich aktiver und passiver Transport?

Antwort Bei **aktiven Transportprozessen** wird **Energie benötigt,** die aus dem Zellstoffwechsel in Form von Adenosintriphosphat, kurz ATP, zur Verfügung gestellt wird. Im Gegensatz zum passiven Transport kann eine Substanz so **auch gegen ein Konzentrationsgefälle** durch eine Membran hindurch befördert werden. **Passive Transportprozesse** sind **nicht auf die Zufuhr von Energie angewiesen.** Zu den passiven Transportvorgängen zählen beispielsweise die Diffusion, die Osmose und die Filtration.

FRAGE 3.9
Welche passiven Transportmechanismen sind für den Organismus von Bedeutung?

Antwort Die für den Organismus bedeutsamen passiven Transportvorgänge sind Diffusion, Osmose und Filtration.

Bei der **Diffusion** handelt es sich um eine gerichtete Bewegung von in einer Flüssigkeit gelösten Teilchen entlang eines Konzentrationsgradienten mit dem Ziel eines Ausgleichs der Teilchenkonzentration. Ursächlich für die dabei nötige Bewegung der Teilchen ist die sogenannte **Brown-Molekularbewegung.** Die **Osmose** ist ein Sonderfall der Diffusion. Hier sind es nicht die gelösten Teilchen, die den Konzentrationsausgleich anstreben, sondern das Lösungsmittel, das zusätzlich noch eine halbdurchlässige Membran durchdringen muss. Man spricht auch von einer sogenannten **semipermeablen Membran, die zwar das Lösungsmittel, nicht aber die gelösten Teilchen passieren lässt.** Bei der **Filtration** ist es im Gegensatz zur Diffusion und Osmose ein **Druckunterschied,** der einen Transport von Flüssigkeiten durch eine semipermeable Membran verursacht. Das zugrunde liegende Prinzip ist, dass große Teilchen zurückgehalten werden.

FRAGE 3.10
Wie unterscheiden sich Diffusion und Osmose?

Antwort Bei der **Diffusion** handelt es sich um eine gerichtete Bewegung von in einer Flüssigkeit **gelösten Teilchen entlang eines Konzentrationsgradienten** mit dem Ziel eines Ausgleichs der Teilchenkonzentration. Die **Osmose** ist ein Sonderfall der Diffusion. Hier sind es nicht die gelösten Teilchen, die den Konzentrationsausgleich anstreben, sondern das **Lösungsmittel,** das zusätzlich noch eine halb durchlässige Membran durchdringen muss. Man spricht auch von einer sogenannten **semipermeablen Membran,** die zwar das Lösungsmittel, nicht aber die gelösten Teilchen passieren lässt.

FRAGE 3.11
Wie kann man den osmotischen Druck veranschaulichen?

Antwort Der osmotische Druck lässt sich am besten anhand eines Modellversuchs veranschaulichen:

In der Ausgangslage trennt eine semipermeable Membran in einem Gefäß zwei Lösungen mit jeweils unterschiedlicher Konzentration an gelösten Teilchen. Die **Semipermeabilität** der Membran besteht darin, dass sie **nicht für**

die gelösten Teilchen durchlässig ist, wohl aber für das Lösungsmittel. Das hat zur Folge, dass das Lösungsmittel mit der Zeit in Richtung höherer Teilchenkonzentration durch die Membran hindurchdiffundiert. Die Wassersäule auf der Seite mit der höheren Teilchenkonzentration steigt, auf der anderen Seite der Membran fällt sie. Diese Kraft durch die Osmose wirkt so lange, bis die **entgegenwirkende Kraft durch den Druck der Wassersäule** den Vorgang zum Stehen bringt. Dieser Druck der Wassersäule, der auch als hydrostatischer Druck bezeichnet wird, entspricht dann dem Druck, der durch die Osmose erzeugt wird, also dem osmotischen Druck.

FRAGE 3.12

Was versteht man unter kolloidosmotischem Druck?

Antwort **Kolloide** sind große Proteine, die im Gegensatz zu kleinmolekularen Stoffen wie Glukose oder gelösten Salzen die Basalmembran von Kapillarwänden nicht überwinden können. Diese Semipermeabilität der Basalmembran bedeutet nach dem Prinzip der Osmose, dass das **Verhältnis der Kolloidkonzentrationen zwischen Interstitium und Blutplasma einen osmotischen Druck erzeugen** kann. Dieser Druck wird als kolloidosmotischer Druck bezeichnet. Ist beispielsweise die Konzentration an Kolloiden im Blutplasma zu gering, tritt nur wenig Flüssigkeit aus dem Interstitium in die Kapillare ein und es entsteht ein Ödem.

FRAGE 3.13

Warum sind Eiweiße die Schlüsselmoleküle für die Zelle?

Antwort Eiweiße sind essenzielle Grundbausteine des Körpers. Sie bestimmen maßgeblich den Aufbau bzw. die Struktur der Zelle. Beispielsweise sind Eiweiße **Hauptbestandteil der Zellmembran wie auch einiger Zellorganellen.** Darüber hinaus sind sie auch in funktioneller Hinsicht unverzichtbar, da sie in Form von **Enzymen** für die Regulation von chemischen Prozessen zuständig sind. Von den Enzymen zu unterscheiden sind jedoch die Koenzyme, die trotz der Namensähnlichkeit grundsätzlich keine Eiweiße sind, sondern sich meistens von Vitaminen ableiten.

FRAGE 3.14

Warum ist die Zelle bei der Herstellung von Eiweißen gleich auf zwei Vorgänge, nämlich Transkription und Translation, angewiesen?

Antwort Beim Menschen findet die Proteinbiosynthese nicht im Zellkern, sondern im Zytoplasma an den **Ribosomen** statt. Jedoch lagert die notwendige Erbinformation, die den Bauplan der Proteine beinhaltet, als DNA im Zellkern. Damit die Proteinherstellung stattfinden kann, muss also zunächst die **genetische Information vom Zellkern in das Zytoplasma übertragen** werden. Dafür wird während der **Transkription** im Zellkern eine Zwischenkopie der DNA erstellt. Diese **als Messenger-RNA (mRNA) bezeichnete Zwischenkopie** wandert dann zu den Ribosomen, wo der mRNA-Code **während der Translation in die Aminosäurensequenz der Proteine übersetzt** wird.

FRAGE 3.15
Was ist ein Gen?

Antwort Ein Gen ist eine **Erbeinheit.** Es handelt sich um einen Abschnitt der DNA, der den **Code für die Bildung eines bestimmten Proteins** enthält. Chemisch gesehen besteht dieser Abschnitt aus vielen sogenannten **Basentripletts,** im Durchschnitt etwa 1.000, deren Abfolge definiert ist. Ein Basentriplett ist eine Dreiergruppe aufeinanderfolgender Basen des DNA-Stranges.

FRAGE 3.16
Durch welche Vorgänge teilt sich eine Zelle in zwei völlig identische, also erbgleiche Tochterzellen?

Antwort Die Zellteilungsart, bei der zwei erbgleiche Tochterzellen entstehen, wird als **mitotische Teilung** oder einfach „Mitose" bezeichnet. Um die Erbgleichheit zu ermöglichen, wird vor der eigentlichen Mitose die DNA zunächst verdoppelt. Da dieser Vorgang, der **Replikation** genannt wird, zwischen zwei Zellteilungen erfolgt, heißt die dazugehörige Phase **Interphase.**

Die mitotische Zellteilung gliedert sich in insgesamt vier Phasen:

Zu Beginn lösen sich in der sogenannten **Prophase** die Kernkörperchen und die Kernhülle auf, die Chromosomen spiralisieren sich und es wird durch das Auseinanderrücken der Zentriolenpaare eine **Mitosespindel** gebildet. Die Chromosomen liegen aufgrund der vorher abgelaufenen Replikation in verdoppelter Form, den am **Zentromer** zusammenhängenden **Chromatiden,** vor. In der **Metaphase** ordnen sich die Chromosomen in Äquatorialebene an, bevor mit dem Auseinanderweichen der Zentromere aller Chromosomen der Zelle die **Anaphase** beginnt. Mithilfe der Spindelfasern werden die so entstandenen Chromatiden zu den Zellpolen bewegt. Die identischen, „doppelten" Chromatiden werden also auf die Pole verteilt, um dort wieder als „einfaches" Chromosom bezeichnet zu werden. In der sich anschließenden **Telophase** werden die sich an den Polen befindlichen Chromosomen von einer Membranhülle umgeben. Es erfolgt eine Entspiralisierung der Chromosomen, die Mitosespindel verschwindet und die Nukleoli sowie die Kernhüllen erscheinen wieder.

FRAGE 3.17
Was geschieht während der Interphase im Zellzyklus zwischen zwei Mitosen?

Antwort Das Resultat einer Mitose sind zwei erbgleiche Tochterzellen. Um die Erbgleichheit der Zellen zu ermöglichen, muss vor der eigentlichen Mitose die **DNA der Mutterzelle zunächst verdoppelt** werden. Dieser Vorgang wird als **Replikation** bezeichnet. Da er zwischen zwei Zellteilungen erfolgt, heißt die dazugehörige Phase **Interphase.** Während der Replikation wird die DNA wie ein Reißverschluss aufgetrennt, bevor sich neue Nukleotide an den frei gewordenen Basen der beiden Stränge anlagern können. Nach der Replikation liegt die DNA der Mutterzelle in Form von zwei identischen Chromatiden vor.

FRAGE 3.18

Warum sind bei der Meiose zwei Reifeteilungen erforderlich?

Antwort **Meiose** bezeichnet die **Teilung der Geschlechtszellen** während der Keimzellenbildung. Sie wird auch **Reduktionsteilung** genannt, da im ersten Teilungsschritt der diploide, also doppelte Chromosomensatz der Geschlechtszelle **auf einen haploiden, also einfachen Chromosomensatz reduziert** wird. Würde der Chromosomensatz der Geschlechtszellen nicht reduziert, würde durch Vereinigungen von Eizelle und Spermium die Zahl der Chromosomen pro Zelle ins Unendliche wachsen. Die Zusammenführung von zwei haploiden Chromosomensätzen erlaubt darüber hinaus die **zufallsartige neue Mischung** väterlicher und mütterlicher Chromosomen in der Tochterzelle.

Während die Reduktion des diploiden zu einem haploiden Chromosomensatz als **erste Reifeteilung** bezeichnet wird, entspricht die **zweite Reifeteilung** der mitotischen Teilung, allerdings mit der Einschränkung, dass dabei ein haploider Chromosomensatz vorliegt.

FRAGE 3.19

Wie unterscheiden sich Phänotyp und Genotyp eines Organismus?

Antwort Als **Phänotyp** wird das **äußere Erscheinungsbild** eines Organismus bezeichnet. Dieses setzt sich aus einer großen Anzahl an unterschiedlichen **Merkmalen** zusammen, für deren Ausbildung mehrere Proteine und damit Gene nötig sein können. Die **Ausprägung** des Phänotyps wird also im Wesentlichen durch die **genetischen Informationen** bestimmt, die in ihrer Gesamtheit **Genotyp** genannt werden.

FRAGE 3.20

Was versteht man unter einem homozygoten, was unter einem heterozygoten Merkmalsträger?

Antwort Zwei Gene, die sowohl auf dem mütterlichen als auch auf dem väterlichen Chromosom an der gleichen Stelle lokalisiert sind, werden als **Allele** bezeichnet. Sind Allele völlig **identisch,** ist der entsprechende Träger in diesem Merkmal **homozygot,** also **reinerbig.** Unterscheiden sich demgegenüber die Allele, ist der Träger in dem Merkmal **heterozygot,** also **mischerbig.**

Im Unterschied zu homozygoten Merkmalsträgern existiert bei heterozygoten Merkmalsträgern also ein Allelpaar, das unterschiedliche Erbinformationen für ein und dasselbe Merkmal besitzt.

FRAGE 3.21

Was versteht man unter der rezessiven Wirkung eines Gens?

Antwort Zwei Gene, die sowohl auf dem mütterlichen als auch auf dem väterlichen Chromosom an der gleichen Stelle lokalisiert sind, aber unterschiedliche Informationen für das entsprechende Merkmal beherbergen, werden als **heterozygotes Allelpaar** bezeichnet. Bei diesem Allelpaar kommt es häufig vor, dass sich **das eine Allel in der Wirkung stärker durchsetzt als das andere.** Man sagt, das eine Allel ist **dominant** und überdeckt die Wirkung des **rezessiven** Allels.

Die rezessive Wirkung des Gens spiegelt sich darin wider, dass es bei zwei mischerbigen Eltern nach der zweiten Mendel-Regel nur bei 25 % der Kinder in Erscheinung tritt.

FRAGE 3.22

Was versteht man unter Kodominanz der Gene?

Antwort Sind zwei Gene kodominant, handelt es sich um ein **Allelpaar, dessen Wirkung gleichwertig ist.** Als Folge können beide Merkmale nebeneinander in Erscheinung treten oder kommen als Mischform zur Ausprägung.

Erbt beispielsweise ein Kind vom Vater das kodominante Blutgruppen-A-Allel und von der Mutter das kodominante B-Allel, so hat es die Blutgruppe AB. Die elterlichen Blütenfarben rot und weiß der Japanischen Wunderblume führen hingegen bei den Nachkommen zu rosafarbenen Blüten.

FRAGE 3.23

Wie sehen nach der ersten Mendel-Regel die beiden folgenden Generationen bei einem intermediären Erbgang aus, wenn eine reinerbig rotblühende mit einer reinerbig weißblühenden Pflanze gekreuzt wird?

Antwort Bei der ersten Mendel-Regel handelt es sich um die **Uniformitätsregel.** Nach ihr ist davon auszugehen, dass die Kreuzung der homozygoten Pflanzen, die sich nur in dem Merkmal Blütenfarbe unterscheiden, in der **ersten Tochtergeneration** uniforme Pflanzen hervorbringt. Da die Blütenfarben der Elterngeneration rot und weiß sind, haben alle Pflanzen der Tochtergeneration bei einem intermediären Erbgang **rosafarbene** Blüten und sind dementsprechend **heterozygot.**

In der **zweiten Tochtergeneration** spaltet sich diese in ein bestimmtes Zahlenverhältnis auf, wobei die Merkmale der Elterngeneration wieder in Erscheinung treten. Man spricht von der sogenannten **Aufspaltungsregel** oder zweiten Mendel-Regel. 50 % der Pflanzen in dieser Generation sind mischerbig und haben aufgrund des intermediären Erbgangs rosafarbene Blüten; jeweils 25 % der Pflanzen sind wieder reinerbig rot- bzw. weißblühend.

FRAGE 3.24

Warum erkranken bei autosomal rezessivem Erbgang einer Erbkrankheit und diesbezüglich mischerbigen Eltern rund 25 % der Nachkommen?

Antwort Das Prinzip der Dominanz und Rezessivität von Allelen eines Allelpaars gilt auch bei pathologischen Merkmalen für den Menschen.

Im Falle eines autosomal rezessiven Erbgangs einer Krankheit bei mischerbigen Eltern befindet sich das Allel, das für die Krankheit zuständig ist, bei beiden Elternteilen auf den **Autosomen, auch als Körperchromosomen bezeichnet.** Da dieses Allel rezessiv ist, wird es von dem dominanten und gesunden Allel in der Wirkung überlagert. Das bedeutet, dass im Gegensatz zu allen heterozygoten Merkmalsträgern **die Erkrankung nur bei denen zutage tritt, die homozygot für das krankmachende Allel sind.** Das sind nach der zweiten Mendel-Regel rund 25 % der Nachkommen.

Autosomen sind in der Gesamtheit 22 in Größe, Form und Bandenmuster identische Chromosomenpaare, die im Gegensatz zu den Gonosomen nicht an der Bestimmung des Geschlechts beteiligt sind.

FRAGE 3.25

Was ist die Besonderheit bei geschlechtsgebundenen Erbgängen?

Antwort Bei geschlechtsgebundenen Erbgängen ist das Gen **für das zu vererbende Merkmal auf den Geschlechtschromosomen lokalisiert.** Im Unterschied zu den 22 Körperchromosomenpaaren der menschlichen Körperzelle existiert nur ein einziges Geschlechtschromosomenpaar, das bei Mann und Frau unterschiedlich ist. Männer haben ein X- und ein wesentlich kleineres Y-Chromosom, Frauen haben dagegen zwei gleich große X-Chromosomen. Als Geschlechtschromosomen existieren also sowohl X- als auch Y-Chromosomen und dementsprechend gibt es bei geschlechtsbezogenen Erbgängen die Unterscheidung in einen X-chromosomalen und einen Y-chromosomalen Erbgang. Die Besonderheit liegt nun darin, dass nur das X-Chromosom zahlreiche Gene besitzt, die sowohl rezessiv als auch dominant vererbt werden können, wohingegen Y-chromosomale Erbgänge nicht bewiesen sind. Als Folge davon **spielt die Rezessivität eines krankmachenden Gens nur beim weiblichen Geschlecht eine Rolle, da es in der Lage ist, diesem krankmachenden Gen ein gesundes dominantes Gen entgegenzusetzen.** Beim Mann ist hingegen auf dem Y-Chromosom kein entsprechendes Gen lokalisiert. Erhält er das krankmachende Gen mit dem X-Chromosom, führt es in jedem Fall zu einer Erkrankung.

FRAGE 3.26
Welche Chromosomenstörung liegt beim Down-Syndrom vor?

Antwort Das Down-Syndrom ist ein Krankheitsbild, bei dem das Chromosom 21 in dreifacher, anstatt in zweifacher Ausfertigung vorliegt. Diese Abweichung von der normalen Chromosomenanzahl in Form eines überzähligen Chromosoms wird auch als Trisomie bezeichnet. Da es in diesem Fall das Chromosom 21 betrifft, nennt man das Krankheitsbild **Trisomie 21.** Es handelt sich in der Einteilung der Chromosomenabweichungen um eine Fehlverteilung, eine sogenannte **nummerische Chromosomenaberration.** Im Gegensatz zu einem Verlust eines Autosoms ist diese Art der Fehlverteilung mit dem Leben vereinbar, wenn auch mit begrenzter Lebenserwartung.

KAPITEL

4 Die Gewebe des Körpers

4.1 Fragenübersicht

Frage 4.1

Was ist der Unterschied zwischen Parenchym und Stroma?

Frage 4.2

Welche Gewebe gehen aus dem Ektoderm hervor?

Frage 4.3

Welche Gewebe leiten sich aus dem Mesoderm ab?

Frage 4.4

Welche Gewebe gehen aus dem Entoderm hervor?

Frage 4.5

Worin unterscheidet sich die Funktion von einschichtigem und mehrschichtigem Plattenepithel?

Frage 4.6

Nennen Sie mehrere Stellen am Körper, an denen man Epithelgewebe findet, und beschreiben Sie die Unterschiede.

Frage 4.7

Charakterisieren Sie die Grundform einer Epithelzelle und eines Neurons.

Frage 4.8

Die Fortsätze der Neuronen kann man in zwei Gruppen einteilen. Wie heißen sie und welche unterschiedlichen Funktionen haben sie?

Frage 4.9

Neurone können in drei Gruppen eingeteilt werden. Nach welcher Funktion werden sie eingeteilt?

Frage 4.10

Warum sind quer gestreifte Muskeln quer gestreift?

Frage 4.11

Was ist bei Muskeln der Unterschied zwischen Agonist, Antagonist und Synergist?

Frage 4.12

Erläutern Sie den Unterschied zwischen einer Muskelzelle, einer Myofibrille und einem Myofilament.

Frage 4.13

Sowohl der kontraktile Teil der Muskulatur als auch das Bindegewebe im Allgemeinen besitzen Fasern. Was kann man über das Verhältnis zwischen diesen Fasern und den Gewebszellen in Muskelfasern und Bindegewebe sagen?

Frage 4.14

Wann ist die Beugemuskulatur und wann die Streckmuskulatur aktiv bei (a) dem Hochziehen und Herunterlassen (Klimmzug) am Reckstock und (b) beim Hochdrücken und Herunterlassen im Liegestütz? Beschreiben Sie die unterschiedlichen Kontraktionsformen.

Frage 4.15

Definieren Sie den Begriff motorische Einheit und erörtern Sie in Bezug auf solche motorischen Einheiten die Unterschiede bei tonischen und phasischen Muskeln und die Unterschiede bei leichter und schwerer Anspannung.

Frage 4.16

Was passiert bei Muskeldehnung im kontraktilen und nicht kontraktilen Teil des Gewebes?

Frage 4.17

Beschreiben Sie, was Funktionsgewebe und Binde- oder Stützgewebe unterscheidet.

Frage 4.18

Wo befindet sich am Knochen die Diaphyse, Epiphyse, Metaphyse und Apophyse?

Frage 4.19

Was ist beim Knochenwachstum der Unterschied zwischen enchondraler Ossifikation und perichondraler Ossifikation?

Frage 4.20

Beschreiben Sie die Phasen der Bindegewebsheilung nach einer Verletzung und nennen Sie die Phase, in der die Mobilisation optimalerweise beginnt.

Frage 4.21

Beschreiben Sie, wie die Versorgung einer Sehne mit Nährstoffen und Sauerstoff funktioniert und warum diese schlecht oder gut ist.

Frage 4.22

Beschreiben Sie den Ablauf und die Funktionsweise der Szintigrafie-Untersuchung. Welche möglichen Indikationen gibt es?

Frage 4.23

Wie ist die Funktionsweise von Röntgenuntersuchungen und wie lässt sich damit das röntgenologische Skelettalalter bestimmen?

Frage 4.24

Die Endoskopie, eine Untersuchung von Körperhöhlen mittels eingebrachter Kamera und Lichtquelle, kann an verschiedenen Stellen im Körper durchgeführt werden. Wie werden endoskopische Untersuchungen genannt an: Gelenken, Bronchien, Bauchraum, Magen, Kolon (mittlerer Abschnitt), Dickdarm (unterer Abschnitt) und Rektum, unterem Abschnitt des Rektums und Analkanal?

4.2 Fragen und Antworten

FRAGE 4.1
Was ist der Unterschied zwischen Parenchym und Stroma?

Antwort Parenchym und Stroma repräsentieren unterschiedliche Gewebe, die zusammen ein Organ bilden. Während das **Parenchym** aus den Zellen gebildet wird, die die **eigentliche Funktion des Organs** ausmachen, wird das **Gerüst des Organs** durch **Bindegewebsstrukturen,** dem **Stroma,** gebildet.

Beim Parenchym und Stroma handelt es sich um verschiedenartig differenzierte Zellverbände, deren Zellen jeweils gemeinsam eine Aufgabe erfüllen.

FRAGE 4.2
Welche Gewebe gehen aus dem Ektoderm hervor?

Antwort Das Ektoderm ist das **obere Keimblatt des Embryoblasten,** aus dem die Organe hervorgehen, die den **Kontakt zur Außenwelt** aufrecht halten. Prägnante Beispiele dafür sind die **Epidermis,** das **zentrale und periphere Nervensystem** sowie **sensorische Epithelien von Sinnesorganen.**

Das Ektoderm bringt beim Menschen darüber hinaus das dritte von insgesamt drei Keimblättern hervor, welches sich dann zwischen dem oberen Ektoderm und dem unteren Entoderm befindet. Aufgrund dieser Position als mittleres Keimblatt trägt es die Bezeichnung **Mesoderm.**

FRAGE 4.3
Welche Gewebe leiten sich aus dem Mesoderm ab?

Antwort Das Mesoderm ist das **mittlere Keimblatt des Embryoblasten,** welches sich in einzelne Abschnitte gliedert, die im Wesentlichen die äußere Gestalt des Körpers formen. Beispiele dafür sind die **quer gestreifte Muskulatur,** der **Knorpel** und die **Knochen** des Skeletts, das subkutane **Bindegewebe** sowie das **Blut-, Lymph- und Urogenitalsystem.**

FRAGE 4.4
Welche Gewebe gehen aus dem Entoderm hervor?

Antwort Das Entoderm ist das **untere Keimblatt des Embryoblasten,** aus dem die **epitheliale Auskleidung bestimmter Organe sowie deren Parenchym** hervorgehen. Beispiele dafür sind die Epithele des **Gastrointestinaltrakts** oder des **Respirationstrakts** sowie das Parenchym für die **Leber,** die **Schilddrüse** oder die **Tonsillen.**

Das Entoderm ist nicht zu verwechseln mit der Endodermis, einem Merkmal von Wurzeln bei Pflanzen.

FRAGE 4.5

Worin unterscheidet sich die Funktion von einschichtigem und mehrschichtigem Plattenepithel?

Antwort Als Plattenepithel bezeichnet man allgemein das an vielen äußeren und inneren Körperoberflächen vorkommende Deckgewebe, dessen Zellschicht oder Zellschichten insgesamt aus flachen, miteinander verbundenen Zellen besteht bzw. bestehen. Sofern es sich nur um eine einzige Zellschicht handelt, bei der jede Zelle direkten Kontakt zur Basalmembran hat, spricht man **von einschichtigem Plattenepithel.** Es dient im Wesentlichen der **Glättung von Oberflächen,** beispielsweise in Form von Endothel bei Blutgefäßen. Beim **mehrschichtigen Plattenepithel** existieren mehrere, übereinander angeordnete Zellschichten, von denen nur die unterste Schicht Kontakt zur Basalmembran hat. Funktionell **schützt mehrschichtiges Plattenepithel vor allem gegen chemische, thermische und mechanische Einflüsse.** Zum Beispiel besteht die Haut aus mehrschichtigem Plattenepithel, wobei die oberste Hautschicht zusätzlich verhornt ist.

FRAGE 4.6

Nennen Sie mehrere Stellen am Körper, an denen man Epithelgewebe findet, und beschreiben Sie die Unterschiede.

Antwort Beim menschlichen Körper existieren je nach Lokalisation unterschiedliche Epithelien, die sich anhand ihrer charakteristischen Eigenschaften in Form und Funktion unterscheiden lassen. Auf diese Weise kann zwischen Oberflächenepithel, Sinnesepithel, Drüsenepithel, Resorptionsepithel und Transportepithel differenziert werden.

Sowohl die innere, als auch die äußere Oberfläche des Körpers wird beispielsweise von **Oberflächenepithelien** bedeckt. Aufgrund der Lokalisation liegt es nahe, dass hier **Schutz- und Abgrenzungsfunktionen** gewährleistet werden müssen, sodass das Oberflächenepithel vornehmlich aus **mehrschichtigem Plattenepithel** besteht. Für besonders starke Beanspruchbarkeit kann dabei die oberste Zellschicht verhornt sein.

Sofern ein Oberflächenepithel **Sinnesrezeptoren für gewisse Reize** besitzt, wird es als **Sinnesepithel** bezeichnet. Es kommt entsprechend in den Sinnesorganen vor, existiert aber auch bei der Haut in Form von Druck-, Tast-, Temperatur- und Schmerzrezeptoren und auch bei inneren Oberflächenepithelien, zum Beispiel in Form von Schmerzrezeptoren bei der Pleura.

Sogenannte **Resorptionsepithelien** befinden sich vor allem im Darm und sorgen für die **Aufnahme von Nährstoffen** aus dem Nahrungsbrei. Zur Erfüllung dieser Funktion bestehen Resorptionsepithelien aus einem **einschichtigen, zylindrischen Plattenepithel,** das einem engmaschigen Netz von Blutkapillaren dicht aufgelagert ist. Nährstoffe können so relativ leicht durch das einschichtige Epithel gelangen und werden dann von den Blutkapillaren aufgenommen und abtransportiert. In der Darmschleimhaut befindet sich neben dem Oberflächenepithel auch noch das sogenannte **Drüsenepithel.** Zur Sekretabsonderung besteht dieses aus einem **einschichtigen, kubischen Epithel, den Becherzellen.**

Beispielsweise bei der Nasenschleimhaut erfüllt Drüsengewebe seine Funktion eher in Form von **mehrschichtigem, zylindrischen Plattenepithel.** Dabei handelt es sich um komplexe Gebilde aus sekretorisch aktiven Zellen, deren Ausführungsgänge mit Deckzellen ausgekleidet sind.

FRAGE 4.7

Charakterisieren Sie die Grundform einer Epithelzelle und eines Neurons.

Antwort Eine Epithelzelle kann je nach Determination eine **platte, kubische oder zylindrische Grundform** annehmen. Die unterschiedlichen Zellformen sind auf die unterschiedlichen Funktionen der Zellen ausgerichtet. Als Zellverbände bilden sie ein **flächenhaftes Gewebe.**

Die von einem hohen Spezialisierungsgrad bestimmte Grundform eines **Neurons** besteht entsprechend ihrer Funktion aus einer **baumkronenähnlichen Signaleingangsseite** und einem oder mehreren sehr langen, **kabelartigen Fortsätzen** auf der Signalausgangsseite. Da jede Nervenzelle sowohl auf der Signaleingangs- als auch auf der Signalausgangsseite mehrere Verbindungsstellen zu anderen Nervenzellen besitzen kann, entsteht bei der Verbindung mehrerer Nervenzellen **ein netzartiges Gewebe.**

FRAGE 4.8

Die Fortsätze der Neuronen kann man in zwei Gruppen einteilen. Wie heißen sie und welche unterschiedlichen Funktionen haben sie?

Antwort Bei den Fortsätzen einer Nervenzelle unterscheidet man Dendriten auf der Signaleingangsseite und ein Axon auf der Signalausgangsseite. **Dendriten** sind in Bezug auf die Nervenzelle **afferente Fortsätze.** Sie nehmen also Erregungsimpulse einer Nachbarzelle auf und leiten sie zum Zellkörper. **Axone** sind in Bezug auf die Nervenzelle **efferente Fortsätze.** Sie leiten elektrische Impulse zu anderen Nervenzellen oder zu einem Muskel weiter.

FRAGE 4.9

Neurone können in drei Gruppen eingeteilt werden. Nach welcher Funktion werden sie eingeteilt?

Antwort Neurone können anhand der **Richtung** unterschieden werden, **in der sie Signale übermitteln.** Der maßgebliche Bezugspunkt ist dabei das zentrale Nervensystem (ZNS), also das Gehirn und das Rückenmark. Die Neurone, die Impulse zum ZNS hinleiten, werden als **afferente Neurone** bezeichnet. Dagegen werden diejenigen, die Impulse vom Gehirn und Rückenmark wegleiten, als **efferente Neurone** bezeichnet. Sofern Neurone innerhalb des ZNS verschiedene Abschnitte miteinander verbinden oder eng beieinanderliegende Verflechtungen bilden, werden sie als **Interneurone** bezeichnet.

FRAGE 4.10
Warum sind quer gestreifte Muskeln quer gestreift?

Antwort Die Ursache für die Bezeichnung von quer gestreifter Muskulatur liegt in der **mikroskopischen Wahrnehmung ihres histologischen Aufbaus.** Jede Muskelfaser der quer gestreiften Muskulatur besteht aus Myofibrillen. Diese **Myofibrillen** verlaufen in der Faser in Längsrichtung und bestehen wiederum aus einer langen Kette von abwechselnd dünnen und dicken Proteinmolekülen, den **Myofilamenten.** Unter dem Mikroskop werden diese Myofilamente lediglich als helle und dunkle Elemente sichtbar, die jeweils auf gleicher Höhe angeordnet sind und so als dunkle Streifen interpretiert werden können.

FRAGE 4.11
Was ist bei Muskeln der Unterschied zwischen Agonist, Antagonist und Synergist?

Antwort Bei einer Bewegung in einem Gelenk kann ein Muskel je nach beabsichtigter Bewegungsrichtung als Agonist, also Spieler, oder als Antagonist, also Gegenspieler, wirken. Der **Agonis**t führt dabei eine **bestimmte Bewegung** aus, während der **Antagonist** für die **Gegenbewegung** zuständig ist. Kontrahieren Agonist und Antagonist gleichzeitig mit der gleichen Kraft, so entsteht keine Bewegung im Gelenk, sondern eine sogenannte **isometrische Kontraktion.**

Im Unterschied zur Gegensätzlichkeit von Agonist und Antagonist sind **Synergisten** Muskeln, welche nicht die Hauptbeweger sind, aber den Agonisten (z. B. durch stabilisierende Arbeit) **in seiner Wirkung unterstützen.**

FRAGE 4.12
Erläutern Sie den Unterschied zwischen einer Muskelzelle, einer Myofibrille und einem Myofilament.

Antwort Muskelzelle, Myofibrille und Myofilament sind unterschiedliche Ebenen des histologischen Aufbaus der Skelettmuskulatur.

Eine **Muskelzelle** ist eine quer gestreifte **Muskelfaser.** Sie enthält als Hauptbestandteil Myofibrillen, die sie parallel in Längsrichtung durchziehen. **Myofibrillen** sind zur Kontraktion befähigt, da sie wiederum aus langen **Ketten von zwei abwechselnd vorkommenden Strukturen, den Myofilamenten,** bestehen. Diese **Myofilamente** sind **Proteinmoleküle,** die bei der Kontraktion teleskopartig ineinandergreifen.

FRAGE 4.13
Sowohl der kontraktile Teil der Muskulatur als auch das Bindegewebe im Allgemeinen besitzen Fasern. Was kann man über das Verhältnis zwischen diesen Fasern und den Gewebszellen in Muskelfasern und Bindegewebe sagen?

Antwort **Fasern,** beispielsweise in der Muskulatur, sind **Zellen, die im Vergleich zu anderen Zellen relativ groß und vor allem sehr lang sind.** Sie können bei Muskeln eine Länge bis zu 15 cm erreichen und sich auf ca. die Hälfte ihrer Faserlänge verkürzen. **Bindegewebsfasern repräsentieren geformte Interzellularsubstanz,** wobei ihr Mischungsanteil zusammen mit der Grundsubstanz charakteristisch für jedes Bindegewebe ist.

Sowohl Muskel- als auch Bindegewebsfasern haben aufgrund dieser Fasern besondere, wenn auch unterschiedliche, physikalische und chemische Eigenschaften.

FRAGE 4.14

Wann ist die Beugemuskulatur und wann die Streckmuskulatur aktiv: (a) beim Hochziehen und Herunterlassen (Klimmzug) am Reckstock und (b) beim Hochdrücken und Herunterlassen im Liegestütz? Beschreiben Sie die unterschiedlichen Kontraktionsformen.

Antwort (a) Für einen **Klimmzug** am Reckstock ist sowohl beim Hochziehen als auch beim Herunterlassen die Beugemuskulatur dafür zuständig, die notwendige Kraft zu entwickeln. Beim Hochziehen muss die Last des Körpers entgegen der Schwerkraft der Erde überwunden werden. Dies geschieht durch aktiv bewegende Verkürzung, der sogenannten **„isotonisch konzentrischen Kontraktion der Beugemuskulatur".** Beim Herunterlassen ist nach wie vor die Beugemuskulatur zuständig, allerdings mit dem Unterschied, dass sie aktiv bremsend die Verlängerung der Muskulatur zulässt. Diese Kontraktionsform wird als **„isotonisch exzentrische Kontraktion der Beugemuskulatur"** bezeichnet.

(b) Sowohl beim Hochdrücken als auch beim Herunterlassen in den **Liegestütz** liegt die aktive Zuständigkeit für die Kraftentwicklung bei der Streckmuskulatur. Beim Hochdrücken wird, um eine Kraft zu entwickeln, die die Gewichtskraft übersteigt, die Streckmuskulatur aktiv verkürzt. Die entsprechende Kontraktionsform nennt man **„isotonisch konzentrische Kontraktion der Streckmuskulatur".** Im Gegensatz dazu ist die Kontraktionsform **beim Herunterlassen isotonisch exzentrisch,** da die Streckmuskulatur mit ihrer Kraftentwicklung die Wirkung der Gewichtskraft abbremst.

FRAGE 4.15

Definieren Sie den Begriff motorische Einheit und erörtern Sie in Bezug auf solche motorischen Einheiten die Unterschiede bei tonischen und phasischen Muskeln sowie die Unterschiede bei leichter und schwerer Anspannung.

Antwort **Ein Motoneuron und die von ihm innervierte Gruppe von Muskelfasern** bildet eine **motorische Einheit.** Dabei variiert die Anzahl der Muskelfasern pro Motoneuron entsprechend der erforderlichen Genauigkeit der Muskelsteuerung. Während beispielsweise bei Augenmuskeln weniger als zehn Fasern von einem Motoneuron innerviert werden, kommen bei anderen Muskeln mehr als 2.000 Muskelfasern pro Motoneuron vor.

Bei der Muskelanspannung gibt es in der Aktivierung von motorischen Einheiten eine festgelegte Reihenfolge, die auch als **Rekrutierung** bezeichnet wird. Bei **geringer Belastungsintensität** werden überwiegend **kleine moto-**

rische Einheiten mit niedriger Reizschwelle aktiviert. Diese kleinen motorischen Einheiten innervieren langsame **Typ-I-Muskelfasern,** die in **tonischer Muskulatur** den größeren Anteil ausmachen. Die tonische Muskulatur übernimmt überwiegend **Haltefunktion** und bildet damit die Voraussetzung für Bewegungsstabilität. Mit steigender Intensität kommt es zu zunehmender Aktivierung von größeren motorischen Einheiten, die **Typ-II-Muskelfasern** innervieren. Diese Muskelfasern machen den größeren Anteil in **phasischer Muskulatur** aus, die explosive **Kraft bei hoher Geschwindigkeit** entwickeln kann.

Insgesamt kommen in menschlicher Muskulatur Typ-I- und Typ-II-Muskelfasern vor, allerdings zu unterschiedlichen Anteilen. Die Einteilung in tonische und phasische Muskulatur erfolgt dabei je nach höherem Anteil eines Typs und ist somit als Pol eines Spektrums zu betrachten.

FRAGE 4.16

Was passiert bei Muskeldehnung im kontraktilen und nicht kontraktilen Teil des Gewebes?

Antwort Betrachtet man nur den kontraktilen Teil des Gewebes, also die **Myofilamente** in den Myofibrillen der Muskelfasern, so könnten diese **bei einer Muskeldehnung auseinandergezogen** werden, sofern die Dehnungsintensität die Eigenkonsistenz des Muskelgewebes und den Grundtonus der Muskulatur übersteigt. Der Skelettmuskel, seine Faserbündel und seine einzelnen Fasern sind allerdings von verschiedenen Bindegewebshüllen umschlossen, die den wesentlichen nicht kontraktilen Teil im Muskel bilden. Das Muskelbindegewebe wird nach dem **„Modell des Muskelverhaltens nach Hill"** eingeteilt. Danach werden bei passiver Muskeldehnung **die mit den Sarkomeren parallel geschalteten, zugfesten Kollagenfasern** im Sarkolemm oder in den Bindegewebshüllen **gedehnt.**

FRAGE 4.17

Beschreiben Sie, was Funktionsgewebe und Binde- oder Stützgewebe unterscheidet.

Antwort Binde- und Stützgewebe ist an der **Formgebung und -erhaltung des Körpers** beteiligt. Allerdings sind es weniger die Bindegewebszellen selbst, die dieser Aufgabe nachkommen, als vielmehr die von ihnen produzierten Fasern und die Grundsubstanz, die zusammengenommen auch **als Interzellularsubstanz** bezeichnet werden.

Im Gegensatz dazu sind es beim **Funktionsgewebe** die Zellen selbst, die der **Funktion unmittelbar nachkommen.** Beispielsweise erzeugen die Proteinmoleküle Aktin und Myosin einer Muskelzelle durch teleskopartiges Ineinandergreifen die Funktion der Muskelzellen.

Streng genommen bezeichnet der Begriff **Funktionsgewebe** das **Parenchym** von Organen, das analog zu diesem Kontext auch von Zellen gebildet wird, die die eigentliche Funktion des Organs ausmachen, während das Gerüst des Organs durch **Bindegewebsstrukturen,** dem **Stroma,** geformt wird.

FRAGE 4.18

Wo befindet sich am Knochen die Diaphyse, Epiphyse, Metaphyse und Apophyse?

Antwort Epi-, Meta- und Diaphyse sind charakteristische anatomische Strukturbereiche eines Röhrenknochens bei Erwachsenen. Die **Diaphyse** ist der **Knochenschaft,** der an den beiden Enden von einer körpernahen, also proximalen, und einer körperfernen, also distalen, **Epiphyse** begrenzt wird. Der schmale Abschnitt zwischen Dia- und Epiphyse wird **Metaphyse** genannt.

Apophysen existieren im Gegensatz dazu nur als **Knochenkerne bei der Ossifikation im Wachstumsalter** und befinden sich meist im Bereich des Ansatzes von Sehnen, Bändern oder Gelenkkapseln. **Apophysenfugen** verbinden während des Wachstums die Knochenkerne der Aphophysen mit dem übrigen Skelett und sind nicht mit Epiphysenfugen zu verwechseln. **Epiphysenfugen** sind knorpelige Strukturen, von denen nach Ausbildung der beiden sekundären Knochenkerne das weitere Längenwachstum des Knochens ausgeht. Epiphysenfugen verknöchern erst am Ende der Pubertät.

FRAGE 4.19

Was ist beim Knochenwachstum der Unterschied zwischen enchondraler Ossifikation und perichondraler Ossifikation?

Antwort Die enchondrale und auch die perichondrale Ossifikation verlaufen parallel zueinander und gehören zu der Knochenentwicklungsart der chondralen Ossifikation, also der **Verknöcherung über knorpelige Zwischenstufen.** Der Unterschied liegt dabei darin, dass die **enchondrale Ossifikation im Knorpelinneren** stattfindet, während die **perichondrale Ossifikation an der Knorpelaußenseite,** dem Perichondrium, verläuft.

FRAGE 4.20

Beschreiben Sie die Phasen der Bindegewebsheilung nach einer Verletzung und nennen Sie die Phase, in der die Mobilisation optimalerweise beginnt.

Antwort Bei jeder Bindegewebsheilung sind drei Phasen zu unterscheiden. Nach einer relativ kurzen **Entzündungsphase** folgt eine **Proliferationsphase** mit Kollagenproduktion, die wiederum nach einigen Wochen in die **Organisations-** oder auch **Regenerationsphase** übergeht.

Damit das neue Gewebe während der Proliferation richtig angelegt wird, sollte es hier auf die normale Funktion vorbereitet werden, bevor es sich nach einigen Wochen endgültig stabilisiert. Die **Mobilisation sollte also optimalerweise in der Proliferationsphase** beginnen, insbesondere, damit sich die Kollagenfasern optimal anordnen können. Zu berücksichtigen ist dabei eine adäquate Reizdosis.

FRAGE 4.21

Beschreiben Sie, wie die Versorgung einer Sehne mit Nährstoffen und Sauerstoff funktioniert und warum diese schlecht oder gut ist.

Antwort Zu ihrer Nähr- und Sauerstoffversorgung dringen **Blutgefäße** aus den Bindegewebshülsen am **Muskel-Sehnenübergang, am Sehnen-Knochenübergang** und aus den umgebenden Geweben in die Sehne ein. Innerhalb der Sehne werden Nährstoffe und Sauerstoff in **dünnen Bindegewebshäuten** transportiert, die sowohl die in Bündeln angelegten Kollagenfasern der Sehne umgeben, als auch die Bündel dieser Kollagenfaserbündel. Da insgesamt **relativ wenige und sehr kleine Blutgefäße die Sehne versorgen,** hängt die Güte der Nähr- und Sauerstoffversorgung unter anderem von der Qualität der Muskel-Sehnen- und der Sehnen-Knochenübergänge ab sowie von deren Belastungszustand. Die Sehnenübergänge atrophieren aus noch ungeklärter Ursache schneller als der mittlere Teil. Während der Heilungsphasen nach einer Sehnenverletzung besteht die Gefahr von Sehnenverklebungen, die die Durchblutung, und damit die Nähr- und Sauerstoffversorgung, ungemein beeinträchtigen können.

FRAGE 4.22

Beschreiben Sie den Ablauf und die Funktionsweise der Szintigrafie-Untersuchung. Welche möglichen Indikationen gibt es?

Antwort Die Szintigrafie ist ein nuklearmedizinisches Verfahren, bei der schwach radioaktive Stoffe, sog. **Radiopharmaka** zu Diagnosezwecken in den Körper des Patienten eingebracht werden. Mit der Gammakamera kann dann die vom Körper ausgehende **Gammastrahlung** gemessen und in elektrische Signale umgewandelt werden. Ein Computer berechnet daraus ein Bild (Szintigramm) und macht es (meist farbkodiert) sichtbar.
Es gibt zwei Arten der **Radiopharmaka:**

- Aus einem **Radionuklid** alleine bestehend (ohne Trägerstoff), z. B. radioaktives Jod für die Untersuchung der **Schilddrüse** oder phosphathaltige Substanzen zur **Untersuchung von Knochen**
- Radiopharmakum, welches an einen Trägerstoff gebunden wird (Markierung oder Tracer)

Gewebe und Organe mit **hohem Stoffwechsel** und guter Durchblutung oder beispielsweise **Entzündungsherde** nehmen viel davon auf und können somit entdeckt werden. Auch lassen sich **Tumoren und Metastasen** gut auf dem Bild abgrenzen, da dort zumeist erhöhte Stoffwechselaktivität stattfindet.

FRAGE 4.23

Wie ist die Funktionsweise von Röntgenuntersuchungen und wie lässt sich damit das röntgenologische Skelettalalter bestimmen?

Antwort Anders als bei Szintigrafien (auch PET- und SPECT-Untersuchungen) wird bei Röntgenuntersuchungen (auch CT) die ionisierende Strahlung nicht vom Körper ausgehend gemessen, sondern der Körper wird mit **Röntgenstrahlung** bestrahlt.

Die unterschiedlichen Gewebe, die durchstrahlt werden, verursachen eine Abschwächung der Strahlen und damit ein Intensitätsmuster, welches sich als dunkle und helle Strukturen darstellt. Da bestimmte Gewebe mehr Strahlung aufnehmen als andere, lassen sich z. B. Knochen und die Lunge besonders gut mit Röntgenuntersuchungen beurteilen.

FRAGE 4.24

Die Endoskopie, eine Untersuchung von Körperhöhlen mittels eingebrachter Kamera und Lichtquelle, kann an verschiedenen Stellen im Körper durchgeführt werden. Wie werden endoskopische Untersuchungen genannt an: Gelenken, Bronchien, Bauchraum, Magen, Kolon (mittlerer Abschnitt), Dickdarm (unterer Abschnitt) und Rektum, unterem Abschnitt des Rektums und Analkanal?

Antwort Je nach zu untersuchender Körperregion werden endoskopische Untersuchungen anders benannt:

- Gelenke – Arthroskopie
- Bronchien – Bronchoskopie
- Bauchraum – Laparoskopie
- Magen – Gastroskopie
- Dickdarm (Kolon) – Koloskopie
- Letzter Abschnitt Dickdarm (Kolon) – Rektoskopie
- Unterer Abschnitt des Rektums und Analkanal – Proktoskopie

KAPITEL

5 Gesundheit und Krankheit

5.1 Fragenübersicht

Frage 5.1

Was hat Gesundheit mit „Homöostase“ zu tun?

Frage 5.2

Erklären Sie das Konzept der Salutogenese.

Frage 5.3

Welche grundlegenden Formen von Krankheitsdispositionen unterscheidet man?

Frage 5.4

Nennen Sie Beispiele für Prävention und Gesundheitsförderung durch Physiotherapeuten.

Frage 5.5

In welche fünf Gruppen lassen sich die äußeren Krankheitsursachen gliedern?

Frage 5.6

Wie greifen die beiden grundlegenden inneren Krankheitsursachen, nämlich Abweichungen des Erbmaterials und Altersveränderungen, oftmals ineinander?

Frage 5.7

Wie unterscheidet sich ein chronisch-kontinuierlicher von einem chronisch-rezidivierenden Krankheitsverlauf? Nennen Sie Beispiele.

Frage 5.8

Wann bezeichnet man Defekte oder Erkrankungen als kompensiert, wann als dekompensiert?

Frage 5.9

Benennen Sie die Ziele der ICF und versuchen Sie deren Komponenten an einem Ihnen bekannten klinischen Beispiel zu illustrieren.

Frage 5.10

Nennen Sie die wichtigsten Ursachen für eine Entstehung von Nekrosen.

Frage 5.11

Welches sind die fünf Kardinalsymptome der Entzündung?

Frage 5.12

Worin bestehen die Hauptwirkungen des Entzündungsmediators Histamin?

Frage 5.13

Welche Mitreaktionen des Gesamtorganismus treten bei stärkeren Entzündungen auf?

Frage 5.14

Wie kommt es zu chronischen Entzündungen?

Frage 5.15

Wie sind die Begriffe „Abszess“, „Phlegmone“ und „Empyem“ definiert?

Frage 5.16

Was versteht man unter „Atrophie“, „Hypertrophie“ und „Hyperplasie“?

Frage 5.17

Welche wichtigen Ursachen der Tumorentstehung kennt man?

Frage 5.18

Welches sind die Hauptmetastasierungswege bösartiger Tumoren?

Frage 5.19

Welche Tumoren werden als Sarkome bezeichnet?

Frage 5.20

Welche Therapieverfahren kommen grundsätzlich zur Behandlung bösartiger Tumoren infrage?

Frage 5.21

Nennen Sie vier Kriterien, welche die Alterungsprozesse charakterisieren.

Frage 5.22

Welche Erkrankungen sind bei multimorbiden älteren Menschen besonders häufig anzutreffen?

Frage 5.23

Wodurch ist der klinische Tod gekennzeichnet?

Frage 5.24

Wie ist der Hirntod definiert?

Frage 5.25

Benennen Sie die fünf Sterbephasen nach Kübler-Ross.

5.2 Fragen und Antworten

FRAGE 5.1
Was hat Gesundheit mit „Homöostase" zu tun?

Antwort Homöostase kann als ein Modell aufgefasst werden, welches das Verständnis von Gesundheit veranschaulicht. Der Kerngedanke leitet sich dabei von dem griechischen Begriff Homöostase ab, der im Allgemeinen so viel wie Gleichstand oder Gleichgewicht bedeutet. Im Rahmen der modellhaften Veranschaulichung von Gesundheit meint Homöostase vor allem das **Gleichgewicht des inneren Milieus,** das als **Voraussetzung für einen gesunden Organismus** gilt. Dieses innere Gleichgewicht wird mithilfe vieler Regelsysteme, beispielsweise des **Kreislaufs,** des **Blutdrucks,** der **Körpertemperatur,** des **pH-Wertes,** des **Wasser- und Elektrolythaushalts** und des **Hormonhaushalts** erreicht. Das Gleichgewichtsprinzip lässt sich auch auf die Ebene der Gewebe beziehen. In allen Geweben findet ein ständiger Stoffaustausch statt, bei dem anabole und katabole Stoffwechselvorgänge im Gleichgewicht stehen.

Krankheit lässt sich im Rahmen des Modells als **Störung der Homöostase** beschreiben, die mit einer **herabgesetzten Anpassungsfähigkeit des Organismus** einhergeht.

FRAGE 5.2
Erklären Sie das Konzept der Salutogenese.

Antwort Das Konzept der Salutogenese fasst **Gesundheit als labiles, aktives und sich dynamisch regulierendes Geschehen** auf, das durch unterschiedliche psychosoziale, biochemische und physikalische Stressoren beeinflusst und aus dem Gleichgewicht gebracht werden kann. Die Fähigkeit des Menschen, den daraus entstehenden **Spannungen mit seinen eigenen Widerstandsquellen zu begegnen,** wird als **Kohärenzgefühl** bezeichnet. Beim Kohärenzgefühl handelt es sich um eine Persönlichkeitskonstante, die als subjektive Grundeinstellung in der Bewältigung von unvorhergesehenen oder belastenden Ereignissen wirkt.

Gesundheit und Krankheit schließen sich im Konzept der Salutogenese nicht gegenseitig aus, sondern können vielmehr gleichzeitig nebeneinander existieren. Modellhaft bilden sie die Pole eines Spektrums.

Als Kehrseite der Salutogenese kann die Pathogenese aufgefasst werden. Während die Sicht der Salutogenese die Gesundheitsförderung fokussiert, richtet sich die Sicht der **Pathogenese** eher auf **Krankheitsursachen.**

FRAGE 5.3
Welche grundlegenden Formen von Krankheitsdispositionen unterscheidet man?

Antwort Eine Krankheitsdisposition, also eine dauerhaft eingeschränkte oder unter Extrembelastungen **überforderte Anpassungsfähigkeit** des Körpers, kann beim Menschen in **vererbter oder in erworbener Form** vorliegen. Während bei einer vererbten Disposition die Krankheit sozusagen in der Familie liegt, kann beispielsweise eine genetisch nicht vorbelastete Person, die ihren Kreislauf nicht ausreichend trainiert, in kalten Jahreszeiten für Erkältungskrankheiten in erworbener Form disponiert sein.

FRAGE 5.4

Nennen Sie Beispiele für Prävention und Gesundheitsförderung durch Physiotherapeuten.

Antwort Obwohl der in der Berufsbezeichnung „Physiotherapeut“ enthaltene Begriff „Therapie“ eher mit einer kurativ-wiederherstellenden Tätigkeit assoziiert wird, sind auch Prävention und Gesundheitsförderung wichtige Bestandteile des physiotherapeutischen Tätigkeitsspektrums.

Dabei meint Prävention im Allgemeinen die Vermeidung von Krankheit bzw. ihrer Verschlimmerung oder gar von Komplikationen. Innerhalb der physiotherapeutischen Praxis beginnt Prävention beispielsweise schon mit der **Aufklärung von Patienten über Risikofaktoren** bzw. wie mit der Vermeidung von Risikofaktoren die Wahrscheinlichkeit eines Krankheitsauftretens vermindert werden kann. Insbesondere bei älteren Damen kann zum Beispiel die Aufklärung darüber, dass Bewegungsmangel ein Osteoporose begünstigender Faktor ist, ein wichtiger Bestandteil der physiotherapeutischen Behandlung sein.

Gesundheitsförderung setzt nicht nur auf die Reduktion negativer Faktoren, sondern sucht vor allem nach Wegen, die Gesundheit allgemein zu fördern – beispielsweise im Sinne der Salutogenese. Sie umfasst alle **Maßnahmen und Aktivitäten, mit denen eine Stärkung der Gesundheitsressourcen und -potenziale der Menschen erreicht werden soll.** Für die Physiotherapie gewinnt dabei vor allem die betriebliche Gesundheitsförderung zunehmend an Bedeutung, bei der beispielsweise durch die **Veränderung der Arbeitsumweltbedingungen zusammen mit dem individuellen Verhalten** bessere Vorkehrungen für ein gesundes Leben geschaffen werden können.

FRAGE 5.5

In welche fünf Gruppen lassen sich die äußeren Krankheitsursachen gliedern?

Antwort Die **äußeren Krankheitsursachen** können beim Menschen in die fünf Gruppen **Gesellschaft, Arbeitsplatz, Umwelt, Lebensstil und Mikroorganismen** gegliedert werden. Ihnen allen ist gemein, dass man die von ihnen ausgehende Bedrohung zumindest prinzipiell in einer zivilisierten Kultur verringern kann.

Die Gesundheit des Menschen ist allerdings neben den äußeren auch durch innere Einflüsse bedroht. Zu den wichtigen **inneren Krankheitsursachen** gehören die erbliche Disposition zu Krankheiten bzw. die Erbkrankheiten im engeren Sinne sowie der **natürliche Alterungsprozess.**

FRAGE 5.6

Wie greifen die beiden grundlegenden inneren Krankheitsursachen, nämlich Abweichungen des Erbmaterials und Altersveränderungen, oftmals ineinander?

Antwort Die beiden inneren Krankheitsursachen können insofern ineinandergreifen, als erblich bedingte Abnormitäten, etwa in Form von Entwicklungsstörungen, Erbkrankheiten oder genetischen Dispositionen, eine **Beschleunigung der Altersveränderungen** begünstigen können.

Eine Hüftdysplasie, also eine **mangelhafte Ausbildung** des Hüftgelenks, kann beispielsweise mit einer **Fehlbelastung** einhergehen, die in der Regel zu einer **vorzeitigen Abnutzung** des Gelenks, der sogenannten **Arthrose,** führt.

FRAGE 5.7

Wie unterscheidet sich ein chronisch-kontinuierlicher von einem chronisch-rezidivierenden Krankheitsverlauf? Nennen Sie Beispiele.

Antwort Bei einem **chronisch-kontinuierlichen** Krankheitsverlauf verharrt die Erkrankung auf einem gewissen Krankheitsniveau, bei dem der Betroffene die **Symptome der Krankheit stets bemerkt.** Im Gegensatz dazu schwankt das Krankheitsniveau bei einem **chronisch-rezidivierenden** Krankheitsverlauf deutlich und der Betroffene bemerkt **zeitweise keine, zeitweise aber auch sehr deutliche Krankheitssymptome.**

Beispiele für einen chronisch-kontinuierlichen Verlauf sind **Nagelmykosen,** die zumindest optisch stets wahrgenommen werden, allerdings nur in den seltensten Fällen ausheilen. **Asthma bronchiale** ist dagegen ein prägnantes Beispiel für eine Erkrankung mit chronisch-rezidivierendem Verlauf.

FRAGE 5.8

Wann bezeichnet man Defekte oder Erkrankungen als kompensiert, wann als dekompensiert?

Antwort Defekte bzw. Erkrankungen werden als **kompensiert** bezeichnet, wenn sie **funktionell ausgeglichen** werden können. **Entgleist** hingegen diese Fähigkeit, spricht man von **dekompensierten Defekten** bzw. Erkrankungen. Beispielsweise ist ein Mensch mit kompensierter Herzinsuffizienz hinsichtlich der Leistung seines Herzens den Anforderungen des Alltags noch gewachsen. Das ist nicht mehr der Fall, wenn die Herzinsuffizienz dekompensiert. Der Defekt des Herzens ist dann in der Regel so stark ausgeprägt, dass der betroffene Mensch pflegebedürftig oder sogar bettlägerig wird.

FRAGE 5.9

Benennen Sie die Ziele der ICF und versuchen Sie deren Komponenten an einem Ihnen bekannten klinischen Beispiel zu illustrieren.

Antwort Die **„Internationale Klassifikation der Funktionsfähigkeit, Behinderung und Gesundheit“,** kurz ICF, wurde von der Weltgesundheitsorganisation als Mehrzweckklassifikation für unterschiedliche Disziplinen und Anwendungsbereiche entwickelt. Mit einer gemeinsamen Sprache für die Beschreibung des Gesundheitszustandes und den mit Gesundheit zusammenhängenden Zuständen möchte die ICF die **Kommunikation zwischen verschiedenen Benutzern aus unterschiedlichen Fachbereichen** verbessern. Das schließt sowohl Forscher und Fachleute im Gesundheitswesen ein, als auch Politiker der Öffentlichkeit und die Menschen mit Behinderungen selbst. Ziel der Klassifikation ist es ebenfalls, eine **wissenschaftliche Basis für das Verständnis und Studium des Gesundheitszustandes und der mit Gesundheit zusammenhängenden Zustände** zu liefern. Die ICF möchte mit ihren Komponenten und dem Verschlüsselungssystem **Datenvergleiche zwischen Ländern, zwischen Disziplinen und Diensten im Gesundheitswesen, aber auch zwischen verschiedenen Zeitpunkten eines Zeitverlaufs** ermöglichen.

In der Systematik der ICF existieren sogenannte Komponenten zur Beschreibung des Gesundheitszustandes und den mit Gesundheit zusammenhängenden Zuständen, die untereinander in Beziehung stehen können. Um diese zu veranschaulichen, soll im Folgenden ein klinisches Beispiel dienen, bei dem ein Hobby-Fußballspieler über schmerzhafte Probleme in seinem linken Bein klagt. Er kann die Standbeinphase für einen Schuss nicht mehr in gewohnter Weise vollziehen und das linke Kniegelenk nicht mehr endgradig strecken. Der behandelnde Arzt ist skeptisch und verordnet ihm für acht Wochen Fußballverbot.

Im Verständnis bzw. in der Systematik der ICF bedeutet das, dass bei dem Hobby-Fußballer die **Strukturkomponenten** „linkes Bein“ und „linkes Knie“ sowie die **Körperfunktionskomponenten** „Standbeinphase links“ und „Streckung des linken Kniegelenkes“ durch eine Schädigung schmerzhaft beeinträchtigt sind. Gleichermaßen ist die **Aktivitäts- und Partizipationskomponente** „Ausführung des Hobbys“ bzw. „gesellschaftliche Teilnahme am Hobby“ beeinträchtigt. Dazu ist die **Komponente der Kontextfaktoren** zu berücksichtigen, die die materielle, soziale und einstellungsbezogene Umwelt des Menschen abbildet, in der er sein Dasein entfaltet. Bei dem Hobby-Fußballer könnte das zum Beispiel eine positive Einstellung gegenüber therapeutischen Maßnahmen sein und auch die Unterstützung, die er möglicherweise durch seine Familie erfährt.

FRAGE 5.10

Nennen Sie die wichtigsten Ursachen für eine Entstehung von Nekrosen.

Antwort Bei einer Nekrose sterben Zellen oder auch ganze Zellverbände in lebenden Organismen ab. Die Ursachen dafür sind unterschiedlich, ihnen allen ist jedoch gemein, dass ihr **zellschädigender Einfluss die Anpassungsfähigkeit der Zellen übersteigt.** Eine mögliche Ursache dafür ist ein über längere Zeit andauernder **Mangel an Sauerstoff.** Ebenso können aber auch **physikalische Schädigungen** eine Nekrose verursachen, wie es beispielsweise bei hochgradigen Verbrennungen oder Erfrierungen vorkommt. Gleichermaßen können **Verletzungen mechanischer Art** zu Zelluntergängen im Ausmaß einer Nekrose führen, genau wie **Giftstoffe, Infektionen** und auch Infektabwehr. Sogar **immunologische Reaktionen,** zum Beispiel allergische Hautreaktionen, können in einer Nekrose resultieren.

FRAGE 5.11
Welches sind die fünf Kardinalsymptome der Entzündung?

Antwort Eine Entzündung geht fast immer mit den für sie typischen körperlichen Beschwerden einher, die allerdings oftmals unterschiedlich ausgeprägt sind. Es handelt sich dabei um die sogenannten Kardinalsymptome **Schmerz, Rötung, Schwellung, Überwärmung** und **gestörte Funktion.**

Der Wortbestandteil „kardinal" leitet sich dabei aus dem Lateinischen „cardinalis" für „wichtig" oder „vorzüglich" ab und hat aus medizinischer Sicht nichts mit einem kirchlichen Würdenträger zu tun.

FRAGE 5.12
Worin bestehen die Hauptwirkungen des Entzündungsmediators Histamin?

Antwort Histamin wird bei Entzündungen und in großen Mengen bei allergischen Reaktionen freigesetzt. Es **verengt die Bronchialmuskulatur, erweitert jedoch die kleinen Blutgefäße** – es verursacht einerseits **Schmerzen,** löst aber andererseits auch **Juckreiz** aus. Jeder, der einmal mit bloßen Händen eine Brennnessel angefasst hat, kennt die Wirkung von Histamin.

FRAGE 5.13
Welche Mitreaktionen des Gesamtorganismus treten bei stärkeren Entzündungen auf?

Antwort Bei einer stärkeren Entzündung werden weiße Blutkörperchen nicht nur in das eigentliche Entzündungsgebiet, sondern auch in das gesamte Blut ausgeschwemmt. Ist der Blutanteil deutlich erhöht, bezeichnet man den Zustand als **Leukozytose.** Ebenso wird die Produktion bestimmter Bluteiweiße, etwa die des **C-reaktiven Proteins (CRP),** angekurbelt, die sich an Schadstoffe heften und zum Beispiel Leukozyten aktivieren.

Bei einer weiteren möglichen Mitreaktion des Gesamtorganismus veranlassen sogenannte Pyrogene im Temperaturzentrum des Gehirns, dass die **Körpertemperatur erhöht** wird. Der Betroffene bekommt Fieber. Im Extremfall kann es sogar aufgrund zahlreicher Entzündungsmediatoren zu einer **Gefäßweitstellung und Exsudation** kommen, die wiederum zu einem **allgemeinen Blutdruckabfall bis hin zum anaphylaktischen Schock** führen können.

FRAGE 5.14
Wie kommt es zu chronischen Entzündungen?

Antwort Eine chronische Entzündung hat im Gegensatz zur akuten Entzündung einen lang anhaltenden Verlauf. Sie kann sich aus einer ursprünglich akuten Entzündung entwickeln, wobei die **Chronifizierung** eintritt, wenn der Körper zwar nicht an der Entzündungsursache zugrunde geht, sie allerdings auch nicht beseitigen kann. Eine chronische Entzündung kann aber auch **primär chronisch** sein, wie beispielsweise chronisch entzündliche Darmerkrankungen. Diese beginnen typischerweise schleichend, verschlimmern sich in der Regel langsam und dauern oft ein gesamtes Leben lang.

FRAGE 5.15

Wie sind die Begriffe „Abszess", „Phlegmone" und „Empyem" definiert?

Antwort Ein **Empyem** ist eine **Eiteransammlung in einer Körperhöhle** oder in einem natürlich vorgebildeten Hohlraum. Ein **Abszess** ist eine Eiteransammlung in einem Hohlraum, der durch **Einschmelzung abgestorbenen Gewebes** entstanden ist. Abszesse werden am häufigsten durch Staphylokokken ausgelöst. Eine **Phlegmone** ist hingegen eine **flächenhafte, eitrige Entzündung ohne Abkapselung des Entzündungsherdes** und deshalb meist bedrohlicher als ein Abszess. Phlegmonen werden in der Regel durch Streptokokken ausgelöst.

FRAGE 5.16

Was versteht man unter „Atrophie", „Hypertrophie" und „Hyperplasie"?

Antwort Der menschliche Organismus hat die Möglichkeit, den Zell- und Gewebsbestand seiner Körperteile auf unterschiedliche Art und Weise an veränderte Bedingungen anzupassen. Im Fall der **Atrophie** handelt es sich um eine **Abnahme der Größe und/oder der Zahl der Gewebsbausteine.** Dabei waren die betroffenen Organe, das Funktionsgewebe oder die Zellen vorher normal entwickelt und haben sich dann meist an einen Mangelzustand angepasst. Sofern die Anpassungsreaktion mit einer Verkleinerung der Zellen einhergeht, spricht man von einer **einfachen Atrophie.** Nimmt im Gegensatz dazu die Zellzahl ab, handelt es sich um eine **nummerische Atrophie.**

Die **Hypertrophie** bildet sozusagen das Gegenstück zur Atrophie. Bei der einfachen Hypertrophie **erhöht sich das Zellvolumen bei gleichbleibender Zellzahl.** Im Gegensatz dazu nimmt bei der **nummerischen Hypertrophie,** die auch **Hyperplasie** genannt wird, die **Zahl der Zellen bei gleichbleibender Zellgröße zu.**

FRAGE 5.17

Welche wichtigen Ursachen der Tumorentstehung kennt man?

Antwort Die Ursachen, warum bei einem Menschen ein Tumor entstehen kann, sind vielfältig und im Einzelnen noch nicht genau geklärt. Einige wichtige, generelle Gründe der Tumorentstehung lassen sich jedoch ausmachen. Allem Anschein nach werden nur wenige Tumorerkrankungen vererbt, wohingegen es bei sehr vielen Tumoren eine **erbliche Krankheitsdisposition** gibt. Beispielsweise erkranken Frauen, bei deren Müttern Brustkrebs diagnostiziert wurde, ca. doppelt so häufig an Brustkrebs wie Töchter von gesunden Müttern.

Ferner kann **Röntgen- und Gammastrahlung** in einer hohen Dosis die DNA in den Chromosomen krebserzeugend verändern und so eine bösartige, also maligne, Gewebsveränderung verursachen. Zum Beispiel hat das Reaktorunglück von Tschernobyl 1986 zu einer 20fach erhöhten Häufigkeit von Schilddrüsenkrebs bei Kindern in Weißrussland geführt. Aber auch **chemische Karzinogene,** also bestimmte Chemikalien, wie auch Naturstoffe können die DNA so verändern, dass bösartige Tumoren entstehen. Außerdem können einige **Viren,** etwa das „humane Papilloma Virus Nr. 16" sowohl gutartige als auch bösartige Tumoren verursachen. Sogar **Hormone,** insbesondere Geschlechtshormone, können für die Entwicklung von Tumoren eine Rolle spielen.

Während der Begriff „Tumor" im Allgemeinen so viel wie „örtlich begrenzte Schwellung" bedeutet, meint er im engeren Sinne auch eine durch überschießendes Wachstum körpereigener Zellen bedingte pathologische Zellansammlung mit unterschiedlich stark atypischem Veränderungsgrad. Diese Tumoren werden in benigne, also gutartige, und maligne, also bösartige, eingeteilt. Allerdings existieren auch Mischformen aus gut- und bösartig, wie auch einige Sonderformen, beispielsweise die Präkanzerosen.

FRAGE 5.18

Welches sind die Hauptmetastasierungswege bösartiger Tumoren?

Antwort Die meisten bösartigen Tumoren bilden Metastasen. Bei der Metastasierung lösen sich einzelne Tumorzellen aus dem bösartigen Zellverband, durchbrechen die Basalmembran und werden entweder auf dem Lymph- oder auf dem Blutweg in andere Körperregionen transportiert. Man sagt auch, dass die Metastasierung bösartiger Tumoren hauptsächlich **lymphogen** oder **hämatogen** erfolgen kann.

Zu unterscheiden sind die beiden Hauptmetastasierungswege bösartiger Tumoren von der sogenannten Metastasierung **per continuitatem.** Danach kann eine Tumorausbreitung auch innerhalb seröser Höhlen, in Ausführungsgängen oder durch direktes Einwachsen in Nachbarorgane erfolgen.

FRAGE 5.19

Welche Tumoren werden als Sarkome bezeichnet?

Antwort Die Einteilung von Tumoren richtet sich nach der betroffenen Gewebeart und ihrer Abstammung aus den drei Keimblättern, dem Ursprungsgewebe des Embryos.

Sarkome sind **bösartige, mesenchymale Tumoren.** Zu ihnen zählen beispielsweise **Osteosarkome,** die vom Knochengewebe ausgehen, oder

Liposarkome, die vom Fettgewebe aus entstehen. **Mesenchymale Tumoren** stammen vom mittleren Keimblatt, dem Mesoderm ab und sind Geschwulste des Binde-, Stütz- und Muskelgewebes. Zu unterscheiden von den Sarkomen sind gutartige mesenchymale Tumoren, beispielsweise Lipome, also Fettgewebstumoren oder Myome, also Muskeltumoren.

FRAGE 5.20

Welche Therapieverfahren kommen grundsätzlich zur Behandlung bösartiger Tumoren infrage?

Antwort Insgesamt erfordern maligne Tumoren ein aggressives therapeutisches Vorgehen, um überhaupt Chancen zu haben, dass das Tumorwachstum gestoppt werden oder der gesamte Tumor beseitigt werden kann.

Neben einigen, aus wissenschaftlicher Perspektive kritisch zu bewertenden Außenseitermethoden kommen zur Behandlung bösartiger Tumoren vier wesentliche Therapieverfahren infrage, die zusammen auch als „Säulen der Therapie bösartiger Tumoren" bezeichnet werden. Die **Tumorentfernung** ist ein Verfahren, das sich vor allem dann anbietet, wenn noch keine Metastasierung stattgefunden hat. Die **Bestrahlung** oder die **Chemotherapie** sind mögliche Alternativen zu einer Tumorentfernung, können sie aber gegebenenfalls auch als Zusatz begleiten. Besonders die beiden Säulen Chemotherapie und Bestrahlung gehen allerdings oft mit massivsten Nebenwirkungen einher, sie können aber im günstigen Fall die Tumoren sogar vollständig beseitigen. Die **Hormon- und Immuntherapie** bilden zusammen eine weitere Säule der Therapie bösartiger Tumoren. Während die Hormontherapie, wie der Name schon verrät, an den Hormonen des Organismus ansetzt, arbeitet die Immuntherapie mit hormonartigen Botenstoffen. Insgesamt bewirken beide, dass Tumoren in erster Linie im Wachstum gehemmt, teilweise sogar gestoppt werden.

FRAGE 5.21

Nennen Sie vier Kriterien, welche die Alterungsprozesse charakterisieren.

Antwort Was Altern genau ist, lässt sich mit allgemeiner Gültigkeit nicht festlegen, allerdings kann man Alterungsprozesse anhand von vier Kriterien charakterisieren. Demnach zeichnet sich Alterung durch Vorgänge aus, die universal und für alle höheren Lebewesen gültig sind. Die Alterungsvorgänge beginnen nicht erst in höherem Lebensalter, sondern schreiten **von Geburt an** *irreversibel,* also unumkehrbar, weiter fort. Sie sind schädlich im Sinne einer verminderten Anpassungsfähigkeit für das betroffene Individuum und sie sind **biologisch-genetisch** *vorbestimmt.*

FRAGE 5.22

Welche Erkrankungen sind bei multimorbiden älteren Menschen besonders häufig anzutreffen?

Antwort Multimorbidität steht für ein Zusammentreffen mehrerer Organleistungsschwächen, das aufgrund von Alterungsprozessen insbesondere bei älteren Menschen vorkommt. So leidet ein typisch multimorbider Patient häufig an **Herzleistungsschwäche, Nierenleistungsschwäche, Bluthochdruck, Zuckerkrankheit** und **Gelenkbeschwerden.** Auch **Arteriosklerose** und die koronare Herzkrankheit sind bei multimorbiden älteren Patienten besonders häufig anzutreffen.

Multimorbidität wird sowohl durch genetisch vorbestimmte als auch durch krankheitsbedingt verfrüht einsetzende Alterungsprozesse zusätzlich begünstigt.

FRAGE 5.23

Wodurch ist der klinische Tod gekennzeichnet?

Antwort Der klinische Tod tritt bei **Stillstand von Atmung und Kreislauf** ein und ist durch sogenannte „unsichere Todeszeichen" gekennzeichnet. Für die Diagnose „klinischer Tod" müssen alle **unsicheren Todeszeichen** von einem Arzt festgestellt werden. Dazu zählen **Bewusstlosigkeit, Ausfall der Spontanatmung, Muskelschlaffheit** und **reflexlose Extremitäten** sowie **Ausfall der Reflexe, die vom Stammhirn ausgehen.**

Zu unterscheiden ist der klinische Tod vom Hirntod, also dem irreversiblen Organtod des Gehirns, bei dem die Herz-Kreislaufaktivität des Körpers nicht unbedingt erloschen sein muss.

FRAGE 5.24

Wie ist der Hirntod definiert?

Antwort Hirntod bezeichnet den **Organtod des Gehirns,** also den **unumkehrbaren Ausfall der Gehirnfunktion** und damit den Tod des Individuums. Dabei muss nicht unbedingt die Herz-Kreislauf-Funktion völlig erloschen sein. Mit dem Tod des Gehirns endet das stoffliche Dasein der personalen Existenz des Menschen. Damit bedeutet der Hirntod das unwiderrufliche Ende des Lebens.

Zu unterscheiden ist der Hirntod vom klinischen Tod, ein durch bestimmte Todeszeichen gekennzeichneter Stillstand von Atmung und Kreislauf.

FRAGE 5.25

Benennen Sie die fünf Sterbephasen nach Kübler-Ross.

Antwort Nach Auffassung der Wissenschaftlerin Kübler-Ross ist Sterben ein Prozess mit wechselnden emotionalen Phasen, die zwar individuell, aber von den meisten Sterbenden in einer gewissen Abfolge durchlebt werden. Zu Beginn steht dabei die Phase der **Abwehr,** in der der sich anbahnende Tod nicht akzeptiert wird. Diese Phase wird von der Phase des **Zorns,** gefolgt von der des **Verhandelns,** abgelöst, in der sich Sterbende mit ihrem Schicksal aktiv auseinandersetzen. Die sich anschließende Phase ist die der **Depression und Verzweiflung,** in der die Trauer stattfindet und so lange vorherrscht, bis das Schicksal von dem Betroffenen akzeptiert wird und er bzw. sie damit die finale Phase der **Zustimmung und Hoffnung** erreicht.

KAPITEL

6 Blut und Lymphe

6.1 Fragenübersicht

Frage 6.1

Welche Aufgaben hat das Blut?

Frage 6.2

Welche Arten von Blutkörperchen gibt es?

Frage 6.3

Wo werden die Blutzellen gebildet?

Frage 6.4

Welche Funktionen erfüllen die Plasmaproteine?

Frage 6.5

Welcher Teil des Hämoglobins lagert den Sauerstoff an?

Frage 6.6

Wie lang ist die mittlere Lebensdauer eines Erythrozyten, und wo werden die alten Erythrozyten aus dem Blut herausgefiltert?

Frage 6.7

Wozu dienen Retikulozyten?

Frage 6.8

Welche Ursachen für eine Anämie gibt es?

Frage 6.9

Was ist Polyglobulie und welche Gefahr geht von ihr aus?

Frage 6.10

Wie heißen die beiden Blutgruppensysteme?

Frage 6.11

Welche Gemeinsamkeiten haben die verschiedenen Zellgruppen der Leukozyten?

Frage 6.12

Welche Funktion haben die neutrophilen Granulozyten?

Frage 6.13

Wann findet man eine Zunahme der eosinophilen Granulozyten?

Frage 6.14

Welche Lymphozyten werden unterschieden?

Frage 6.15

Wann spricht man von einer Leukämie?

Frage 6.16

Welche Aufgaben hat das lymphatische System?

Frage 6.17

Wo gelangt die Lymphe wieder in den Blutkreislauf?

Frage 6.18

Welche Hauptfunktionen hat die Milz?

Frage 6.19

Wie entsteht ein Lymphödem?

Frage 6.20

Was ist eine Thrombozytenaggregation?

Frage 6.21

Was sind Gerinnungsfaktoren?

Frage 6.22

Über welche beiden Wege kann das Gerinnungssystem aktiviert werden?

Frage 6.23

Wie wird die Fibrinolyse in Gang gesetzt?

Frage 6.24

Wie kommt es zu einer Thrombose?

Frage 6.25

Welche Wirkstoffe wirken der Gerinnung entgegen?

Frage 6.26

Wann treten Petechien auf?

6.2 Fragen und Antworten

FRAGE 6.1
Welche Aufgaben hat das Blut?

Antwort Im menschlichen Körper hat das Blut essenzielle Aufgaben, insbesondere da es über ein weitverzweigtes Netz von Blutgefäßen nahezu jeden Winkel des menschlichen Körpers erreichen kann. Es erfüllt daher unter anderem **Transportaufgaben,** sorgt also beispielsweise dafür, dass **Sauerstoff** und **Nährstoffe** in den Körper hinein, **Kohlenstoffdioxid** und **Abfallprodukte** wieder hinaus transportiert werden. Diese Transportfunktion des Blutes geht im Prinzip auch mit seiner **Wärmeregulationsfunktion** einher. Blut kann Wärme relativ gut speichern und über die Blutzirkulation im gesamten Körper verteilen, sodass die Körpertemperatur konstant bei ca. 36,5 °C gehalten werden kann. Ferner sorgen im Blut enthaltene Plasmaproteine und Blutkörperchen für eine **Abwehrfunktion** des Blutes. Enthaltende Puffersysteme gewährleisten eine **Pufferfunktion,** indem sie Blut-pH-Wertschwankungen abgleichen. Neben Transport-, Abwehr-, Wärmeregulations- und Pufferfunktion sichert das Blut durch seine Fähigkeit zur Gerinnung auch die lebenswichtige **Abdichtungsfunktion** von Gefäßwanddefekten.

FRAGE 6.2
Welche Arten von Blutkörperchen gibt es?

Antwort Im zellulären Anteil des Blutes, dem sogenannten Hämatokrit, lassen sich die drei Blutkörperchenarten Erythrozyten, Leukozyten und Thrombozyten unterscheiden.

Erythrozyten, auch **rote Blutkörperchen** genannt, machen mit 99 % den mit Abstand größten Volumenanteil des Hämatokrits aus. Ihre Aufgabe gilt hauptsächlich dem Transport von Sauerstoff, sie sorgen allerdings auch für einen Anteil des Kohlenstoffdioxidtransports. **Leukozyten,** also **weiße Blutkörperchen,** lassen sich je nach Spezialisierung in die drei Unterarten **Granulozyten, Lymphozyten** und **Monozyten** einteilen, die dann jeweils unterschiedliche Abwehrfunktionen erfüllen. **Thrombozyten,** auch als **Blutplättchen** bezeichnet, spielen eine wichtige Rolle bei der Blutgerinnung.

FRAGE 6.3
Wo werden die Blutzellen gebildet?

Antwort Allgemein findet die Blutzellenbildung in den Hohlräumen des **Knochenmarks sogenannter blutbildender Knochen** statt. Das sind beim Erwachsenen im Wesentlichen die kurzen und platten Knochen des Schädels, der Rippen, des Brustbeins, der Wirbelsäule und des Beckens sowie die proximalen Abschnitte der Oberarm- und Oberschenkelknochen. Beim Kind zählen zusätzlich noch die Knochenschäfte der Röhrenknochen zu den blutbildenden Knochen.

Die Hämatopoese, also der Prozess der Blutbildung, ist von immenser Bedeutung, da im Normalfall jede Sekunde über zwei Millionen Blutkörperchen zugrunde gehen. Insgesamt lassen sich dabei alle Blutzellen, ungeachtet welcher Art man sie zuordnet, auf gemeinsame, **pluripotente Stammzellen** zurückführen.

FRAGE 6.4
Welche Funktionen erfüllen die Plasmaproteine?

Antwort Blutplasma besteht neben einem sehr hohen Anteil an Wasser (ca. 90 %) und einem relativ geringen Anteil an kleinmolekularen Substanzen (ca. 2 %) zu ungefähr 8 % aus unterschiedlichen Proteinen. Diese werden in ihrer Gesamtheit als „Plasmaproteine" bezeichnet und erfüllen zahlreiche unterschiedliche Funktionen. Eine der wichtigsten ist dabei die **Aufrechterhaltung des kolloidosmotischen Drucks,** wodurch Wasseranlagerungen im Gewebe verhindert werden. Plasmaproteine sind aber auch ebenso wichtige **Transportvehikel für spezifische Stoffe,** wie beispielsweise einige Medikamente. Sie besitzen gleichwohl auch unspezifische Trägerfunktion, wie es zum Beispiel bei zwei Drittel des im Blutplasma vorhandenen Kalziums der Fall ist. Ferner können Proteine Wasserstoff- und Hydroxidionen binden und damit bei der essenziellen **Konstanthaltung des pH-Wertes** mitwirken. Zudem gehören auch die lebensnotwendigen **Gerinnungsfaktoren** zu den Plasmaproteinen und in speziellen Fraktionen der Plasmaproteine finden sich **Abwehrfunktionen.** Insgesamt dienen die im Blutplasma vorhandenen Proteine auch als **Proteinreservoir,** auf das der Organismus relativ schnell zugreifen kann.

FRAGE 6.5
Welcher Teil des Hämoglobins lagert den Sauerstoff an?

Antwort Hämoglobin ist aus vier Polypeptidketten, dem **Globin,** zusammengefasst, die jeweils eine eisenhaltige Farbstoffkomponente, das **Häm,** besitzen. Das **Eisen** dieser Hämgruppe kann in der Lunge Sauerstoff in lockerer Form anlagern und im Gewebe wieder abgeben. Eisen ist als ein notwendiger Bestandteil des Hämoglobins somit auch eines der klinisch bedeutsamsten Spurenelemente.

FRAGE 6.6
Wie lang ist die mittlere Lebensdauer eines Erythrozyten, und wo werden die alten Erythrozyten aus dem Blut herausgefiltert?

Antwort Ausgereifte Erythrozyten werden vom Knochenmark in den Blutkreislauf freigesetzt und haben dann bei normalen Bedingungen eine durchschnittliche Lebensdauer von ca. **120 Tagen.** Während dieser Zeit werden sie in der **Milz** immer wieder der sogenannten **Blutmauserung** unterzogen, in der alte und nicht mehr funktionstüchtige Erythrozyten mit unterschiedlichen Mechanismen aussortiert und abgebaut werden.

Das beim Erythrozytenabbau freigesetzte Hämoglobin wird in seine Bestandteile Häm und Globin aufgespalten, wobei von der Häm-Gruppe nur das **Eisen wiederverwertet** wird. Der eisenfreie Molekülrest wird nach mehreren Zwischenschritten als **Bilirubin** über die Leber bzw. als **Urobilinogen** über die Nieren ausgeschieden und verursacht so beispielsweise die typische gelbe Einfärbung des Urins.

FRAGE 6.7

Wozu dienen Retikulozyten?

Antwort Bei einer Blutuntersuchung zeigen im Normalfall ca. 1,7 % der Erythrozyten charakteristische netzartige Strukturen. Es handelt sich dabei um noch **junge Erythrozyten,** in denen Reste ribosomaler RNA für das typische Aussehen und damit für die Bezeichnung „Retikulozyt" sorgen. Als Laborgröße kann eine erhöhte Retikulozytenzahl Hinweise auf eine massive **Erythrozytenausschwemmung,** etwa nach starkem Blutverlust, geben.

FRAGE 6.8

Welche Ursachen für eine Anämie gibt es?

Antwort Eine Anämie, auch **Blutarmut** genannt, kann sowohl eine eigenständige Krankheit als auch Folge einer anderen Erkrankung sein. Bei ihren Ursachen können insgesamt drei Gruppen von Grunderkrankungen unterschieden werden:

Am häufigsten ist die **Bildung von funktionstüchtigen Erythrozyten gestört,** wie es beispielsweise bei einer Mangelernährung der Fall sein kann. Man spricht dann auch von einer sogenannten **Erythropoesestörung.** Seltener kommt es vor (beispielsweise bei der Erbkrankheit „Sichelzellanämie"), dass **Erythrozyten übermäßig abgebaut** werden. Es entsteht eine **hämolytische Anämie.** Neben der Erythropoesestörung und der hämolytischen Anämie kann aber auch als dritte Gruppe eine Anämie aufgrund **größerer Blutverluste** vorliegen, die dann als **Blutungsanämie** bezeichnet wird. Zu häufige oder zu starke Menstruationsblutungen können demnach eine Blutungsanämie verursachen.

FRAGE 6.9

Was ist Polyglobulie und welche Gefahr geht von ihr aus?

Antwort Der Begriff Polyglobulie steht für eine **Erythrozytenvermehrung bei normalem Blutplasmavolumen.** Das bedeutet, dass der relative Anteil an Erythrozyten im Blutplasma erhöht ist, was wiederum deutliche Auswirkungen auf die Fließeigenschaften des Blutes hat. Als Folge einer **erhöhten Blutviskosität** kann es durch resultierende Mikrozirkulationsstörungen zu **Durchblutungsstörungen** in Bein-, Gehirn- und Herzkranzgefäßen kommen.

Beispielsweise kann eine ausgeprägte Polyglobulie eine Verstopfung kleiner Gefäße im Gehirn verursachen, die im schlimmsten Fall zu einem Schlaganfall führen kann.

FRAGE 6.10

Wie heißen die beiden Blutgruppensysteme?

Antwort Insgesamt existieren mehr als 300 unterschiedliche Blutgruppensysteme, klinisch relevant sind allerdings nur das **AB0-System** und das **Rhesussystem.** Diese beiden Blutgruppensysteme orientieren sich, wie alle anderen Blutgruppensysteme auch, in ihrer Zuordnungssystematik jeweils an bestimmten **Antigenmustern auf der Oberfläche der Erythrozyten.** Je nach Vorkommen dieser Antigenmuster besitzt der Mensch in der Systematik des AB0-Sytems eine von vier möglichen Blutgruppen: **A, B, AB oder O** (sprich „Null"). Das Rhesussystem umfasst ebenfalls mehrere Blutgruppenantigene. Für die Zuordnung ist dabei im Wesentlichen entscheidend, ob das sogenannte „Antigen D" auf der Oberfläche des Erythrozyten vorhanden ist oder nicht. Ist es vorhanden, ist die Person **„Rhesus-positiv"**, ist es nicht vorhanden, ist er bzw. sie **„Rhesus-negativ".**

FRAGE 6.11

Welche Gemeinsamkeiten haben die verschiedenen Zellgruppen der Leukozyten?

Antwort Leukozyten, auch weiße Blutkörperchen genannt, können in die drei Hauptgruppen Granulozyten, Monozyten und Lymphozyten eingeteilt werden. Ihnen allen ist gemein, dass sie **kernhaltig** und **beweglich** sind und dass sie allesamt an der **Abwehr von Fremdstoffen und Krankheitserregern** sowie an **Entzündungsprozessen** beteiligt sind.

Interessanterweise befinden sich im Normalfall nur etwa 10 % der vorhandenen Leukozyten im Blut und der wesentlich größere Anteil steckt noch im Knochenmark und in den Geweben. Das liegt daran, dass das Blutgefäßsystem für die Lymphozyten nur einen Transportweg darstellt, um bei Bedarf von ihren Bildungsstätten zum Einsatzort zu gelangen.

FRAGE 6.12

Welche Funktion haben die neutrophilen Granulozyten?

Antwort Neutrophile Granulozyten stellen mit nahezu 95 % die anteilsmäßig größte der insgesamt drei Unterarten der Granulozyten dar. In ihrer Funktion sind neutrophile Granulozyten durch die Fähigkeit **Bakterien zu phagozytieren** auf die **unspezifische Immunabwehr** ausgerichtet. Sie können demnach relativ schnell zur Verfügung stehen, sterben allerdings selbst nach vollzogener Phagozytose ab, sodass dann ein Gemisch aus Granulozyten und Gewebstrümmern, auch **Eiter** genannt, entstehen kann.

FRAGE 6.13
Wann findet man eine Zunahme der eosinophilen Granulozyten?

Antwort Eosinophile Granulozyten stellen eine von insgesamt drei Unterarten der Granulozyten dar. Eine Zunahme der eosinophilen Granulozyten, auch **Eosinophilie** genannt, findet man bei **allergischen Reaktionen, Autoimmunerkrankungen** und **Wurminfektionen.**

FRAGE 6.14
Welche Lymphozyten werden unterschieden?

Antwort Lymphozyten werden in Abhängigkeit des Ortes ihrer Prägung, also ihrer Entwicklung von noch unreifen zu immunkompetenten Zellen, in die Gruppen T-Lymphozyten und B-Lymphozyten eingeteilt.

T-Lymphozyten werden im Thymus geprägt und lassen sich wiederum in die Untergruppen **T-Helferzellen, T-Suppressorzellen, T-Killerzellen** und **T-Gedächtniszellen** einteilen. Alle T-Lymphozyten bilden mit speziellen Antigenrezeptoren auf ihrer Oberfläche insgesamt das Teilsystem der **spezifischen zellulären Abwehr.**

Im Unterschied dazu haben **B-Lymphozyten** ihre Immunkompetenz im Knochenmark (englisch „bone marrow") erworben. Mit ihrer **Produktion von Antikörpern** repräsentieren sie das **humorale System der spezifischen Abwehr.**

FRAGE 6.15
Wann spricht man von einer Leukämie?

Antwort Eine Leukämie ist eine **bösartige Erkrankung der weißen Blutzellen** mit unkontrollierter, krebsartiger Vermehrung noch unreifer Stammzellen im Rahmen der Leukopoese. Im Knochenmark resultiert daraus eine gravierende **Verdrängung aller normalen Zellreifungsreihen,** sodass betroffene Patienten sowohl unter den Folgen defekter Leukozyten leiden als auch unter den Mangelzuständen von Erythrozyten und Thrombozyten.

Geschwollene Lymphknoten, eine ausgeprägte Abwehrschwäche und Infektanfälligkeit, Anämie und erhöhte Blutungsneigung sind daher wichtige Indizien für eine akute oder chronische Leukämie. Diagnostisch entscheidend sind allerdings das Blutbild und ein Knochenmarkausstrich des Betroffenen.

FRAGE 6.16
Welche Aufgaben hat das lymphatische System?

Antwort Das lymphatische System, also die Gesamtheit aller Lymphbahnen und lymphatischen Organe, dient der **Immunabwehr,** der **Drainage und**

Reinigung des Interstitiums sowie des **Transportes von Nahrungsfetten aus dem Darm.** Von den Lymphkapillaren aufgenommen, die überall im Gewebe blind beginnen, wird ein Anteil der interstitiellen Flüssigkeit als Lymphe über ein System aus Lymphbahnen, Lymphgängen und Hauptlymphgängen zurück in den Blutstrom geleitet. Dabei ist die Flussgeschwindigkeit in den Lymphbahnen relativ langsam, sodass zwischengeschaltete lymphatische Organe, beispielsweise die Lymphknoten, gut auf die Lymphe einwirken können. Neben den **Lymphknoten** werden ferner auch die **Milz,** der **Thymus,** das **lymphatische Gewebe des Darmes** und der **lymphatische Rachenring** mit Rachen-, Zungen- und Gaumenmandeln zu den lymphatischen Organen gezählt.

FRAGE 6.17
Wo gelangt die Lymphe wieder in den Blutkreislauf?

Antwort Von den sogenannten **Lymphkapillaren** aufgenommen, die überall im Gewebe blind beginnen, gelangt ein Anteil der interstitiellen Flüssigkeit als Lymphe über ein System aus **Lymphbahnen, Lymphgängen** und **Hauptlymphgängen** zurück in den Blutstrom. Der Übergang der Lymphe ins Blutgefäßsystem erfolgt dabei für die Lymphe der rechten oberen Körperseite samt Arm über den rechten **Venenwinkel,** für die Lymphe des gesamten restlichen Körpers über den linken Venenwinkel. Rechter bzw. linker Venenwinkel bezeichnen dabei den Ort des Zusammenflusses von Kopf- und Armvenen der jeweiligen Seite.

FRAGE 6.18
Welche Hauptfunktionen hat die Milz?

Antwort Da in der Milz die nicht mehr funktionstüchtigen Erythrozyten identifiziert und abgebaut werden, hat sie einen sehr großen Stellenwert bei der **Blutmauserung.** Darüber hinaus fungiert die Milz als **Thrombozytenspeicher,** der dafür sorgt, dass bei kurzfristig erhöhtem Bedarf Thrombozyten in ausreichender Zahl zur Verfügung stehen. Die Milz ist ferner in der Lage Gerinnungsprodukte, beispielsweise kleine **Thromben, abzufangen und abzubauen.**

Insgesamt gehört die Milz bei Erwachsenen allerdings nicht zu den lebensnotwendigen Organen, da ihre Funktionen auch von anderen Organen übernommen werden können. **Pränatal,** also vor der Geburt, ist die Milz mit ihren Funktionen jedoch essenziell. Bei der **Hämatopoese** werden in der Milz die Stammzellen gebildet, aus denen Blutzellen hervorgehen. Diese Funktion geht allerdings nach der Geburt, also postnatal, vollständig auf das rote Knochenmark der blutbildenden Knochen über.

FRAGE 6.19
Wie entsteht ein Lymphödem?

Antwort Sowohl angeborene als auch erworbene **Beeinträchtigungen des Lymphabflusses** können zu einem Rückstau der Lymphe im Gewebe führen. Die dadurch auftretende Schwellung wird als Lymphödem bezeichnet. Es handelt sich dabei allerdings nicht um eine Diagnose, sondern um ein Symptom für verschiedene Erkrankungen.

Man unterscheidet beim Lymphödem eine primäre und eine sekundäre Form. Beim **primären Lymphödem** liegt eine **angeborene Schädigung des Lymphsystems** vor, bei dem das Lymphsystem aufgrund einer Entwicklungsstörung nicht oder nur teilweise oder mit einer Fehlbildung angelegt ist. Beim **sekundären Lymphödem** ist die Schädigung des Lymphsystems erworben. Als **Folge von pathologischen Veränderungen,** wie z.B. bei Tumorerkrankungen oder nach Traumata, oder aufgrund von iatrogenen Eingriffen, wie z.B. Operationsnarben oder radiologischer Bestrahlung, sind die Abflussbahnen mechanisch insuffizient.

FRAGE 6.20

Was ist eine Thrombozytenaggregation?

Antwort Die Thrombozytenaggregation ist ein **wichtiger Prozess während der Blutstillung** und damit eine wesentliche Komponente des Gerinnungssystems des Körpers. Wird ein Gefäß verletzt, zieht es sich während der sogenannten Gefäßreaktion zusammen. Das verletzte Gefäßendothel rollt sich auf, verklebt und Thrombozyten lagern sich an den Bindegewebsfasern der Wundränder an. Es folgt die Thrombozytenaggregation, bei der sich die Blutplättchen verformen und zusammenballen, sodass ein **Thrombozytenpfropf** entsteht.

Sofern die Wunde nicht allzu groß ist, sorgt der entstandene Pfropf zusammen mit der Gefäßreaktion dafür, dass die Blutung innerhalb von drei bis vier Minuten gestillt werden kann.

FRAGE 6.21

Was sind Gerinnungsfaktoren?

Antwort Gerinnungsfaktoren steuern den in mehreren Stufen ablaufenden Mechanismus des Gerinnungssystems. Es handelt sich dabei um **Eiweißkörper im Blut,** die, wenn sie aktiviert werden, bestimmte chemische Reaktionen beschleunigen, also wie Enzyme wirken.

Um den Organismus bei Verletzungen des Gefäßsystems vor dem Verbluten zu bewahren, werden Gefäße von innen heraus abgedichtet. Für einen langfristigen Verschluss des verletzten Gefäßes wird beim abschließenden Reaktionsablauf der Blutgerinnung ein faseriges **Netz aus Fibrin** gebildet. Fibrin befindet sich allerdings nicht im strömenden Blut, da es logischerweise alle lebenswichtigen Gefäße sofort verschließen würde, wohl aber seine lösliche Vorstufe, das Fibrinogen. Um allerdings aus Fibrinogen Fibrin zu bilden, müssen zuvor **viele Gerinnungsfaktoren im Sinne einer Kettenreaktion aktiviert** werden. Die Hintereinanderschaltung der notwendigen Reaktionsschritte wird als **Gerinnungskaskade** bezeichnet.

FRAGE 6.22
Über welche beiden Wege kann das Gerinnungssystem aktiviert werden?

Antwort Das Gerinnungssystem wird je nach Schadensausmaß über das exogene und bzw. oder über das endogene System aktiviert. Im Falle der Aktivierung über das **exogene System** liegt eine **größere äußere Gewebsverletzung** vor, die die Gerinnungskaskade sekundenschnell in Gang setzt. Demgegenüber ist der Gefäßschaden bei der Aktivierung über das **endogene System** auf das **Gefäßendothel** beschränkt. Die Gerinnungskaskade verläuft dann über mehr Schritte als beim exogenen System und benötigt deshalb auch mehr Zeit.

Das exogene und das endogene Gerinnungssystem sind nur zur besseren Anschauung als vollständig voneinander getrennt zu betrachten. Sie können sich gegenseitig beeinflussen und haben stets eine gemeinsame Endstrecke. Wenn man das Gefäßsystem mit einem Wasserleitungsnetz vergleicht, ist das endogene System für den tropfenden Wasserhahn und das exogene System für die Rohrbrüche zuständig.

FRAGE 6.23
Wie wird die Fibrinolyse in Gang gesetzt?

Antwort Die Fibrinolyse, also die Reaktionskette, die zur **Auflösung von Fibrin** und damit zur **Auflösung von Thromben** führt, wird durch das Enzym **Plasmin** in Gang gesetzt. Plasmin liegt im Blut allerdings nur in einer inaktiven Vorstufe, dem **Plasminogen,** vor. Plasminogen kann aber bei Bedarf über Aktivatoren in Plasmin überführt werden. Zu den physiologischen Aktivatoren gehören beispielsweise **Urokinase** und **Gewebsplasminogenaktivator,** kurz tPA.

FRAGE 6.24
Wie kommt es zu einer Thrombose?

Antwort Wenn sich **innerhalb eines Gefäßes ein Blutgerinnsel** bildet, das das Gefäß wie ein Blutpfropf verschließt, spricht man von einer Thrombose. Faktoren, die die Entstehung einer Thrombose begünstigen, werden auch als **Virchow-Trias** bezeichnet. Demnach können eine *Stase,* also eine Verlangsamung der Blutströmung, eine *Hyperkoagulabilität,* also eine erhöhte Gerinnungsbereitschaft, und *Gefäßwandschäden* die Entstehung einer Thrombose begünstigen.

Ein losgelöster Thrombus wird, sofern er mit dem Blutstrom wandert, als **Embolus** bezeichnet und kann zu einer lebensgefährlichen Embolie führen. Häufigste Ursache einer Lungenembolie sind losgelöste Thromben aus den Becken- und den tiefen Beinvenen. Deshalb sollte bereits bei Verdacht auf eine Phlebothrombose wegen der Gefahr einer Lungenembolie der Patient nicht mehr mobilisiert und der Arzt unverzüglich informiert werden.

FRAGE 6.25

Welche Wirkstoffe wirken der Gerinnung entgegen?

Antwort Die Therapie, bei der die Gerinnungsfähigkeit des Blutes herabgesetzt wird, wird als **Antikoagulatio**n bezeichnet. Wichtige Medikamente der Antikoagulation sind das **Heparin,** das in geringen Dosen die Bildung von Fibrin verhindert, sowie die sogenannten **Cumarinderivate,** die in die Gerinnungsfaktorenbildung innerhalb der Leber eingreifen. Zur Rezidivprophylaxe von arteriellen Thromboembolien hat sich darüber hinaus **Azetylsalizylsäure** als effektives und gleichzeitig risikoarmes Medikament bewährt. In der Wirkung hemmt Azetylsalizylsäure ganz zu Beginn des Gerinnungsprozesses die Thrombozytenaggregation.

Zu unterscheiden sind die Medikamente, die zur Antikoagulation eingesetzt werden, von denen, die thrombotische oder embolische Gefäßverschlüsse auflösen können. Bei der sogenannten **Thrombolys**e (oder kurz Lyse) werden fibrinolytische Medikamente eingesetzt. Das können beispielsweise **Streptokinase,** das aus Bakterien gewonnen wird, **Urokinase,** das aus menschlichem Urin gewonnen wird, und der genetisch hergestellte, rekombinierte Gewebs-Plasminogenaktivator (kurz **r-tPA**) sein.

FRAGE 6.26

Wann treten Petechien auf?

Antwort Petechien sind typische, **stecknadelkopfgroße Hauteinblutungen,** die entweder bei einem Mangel an Thrombozyten, einer **Thrombopenie,** auftreten oder bei einer Thrombozytenfunktionsstörung, der **Thrombozytopathie.** In beiden Fällen kommt es zu vielen kleinen Gefäßschäden, die nicht mehr abgedichtet werden können. Zu unterscheiden sind Petechien von den **Sugillationen,** die mit flächenhaften Blutungen einen schwereren Fall von Gefäßwandschäden darstellen.

KAPITEL

7 Das Immunsystem

7.1 Fragenübersicht

Frage 7.1

Was sind Antigene?

Frage 7.2

Welche Aufgaben haben die Zellen des Immunsystems?

Frage 7.3

Wie schützt sich der Körper vor dem Eindringen von Infektionserregern?

Frage 7.4

Welche Zellen gehören zu den Fresszellen?

Frage 7.5

Welche Zellen sind zur Phagozytose fähig?

Frage 7.6

Wo kommen Komplementfaktoren vor?

Frage 7.7

Welche Aufgaben hat das Komplementsystem?

Frage 7.8

Wozu braucht das Immunsystem Zytokine?

Frage 7.9

Welche Funktion haben die T-Helferzellen?

Frage 7.10

Woran erkennt das Immunsystem körperfremde Zellen?

Frage 7.11

7.11 Wo lernen T-Zellen, welche Zellen vernichtet werden dürfen?

Frage 7.12

Wie lange braucht eine B-Zelle, um sich in eine Plasmazelle umzuwandeln?

Frage 7.13

Welche Antikörperklassen gibt es?

Frage 7.14

Wie erkennt das Immunsystem virusinfizierte Körperzellen?

Frage 7.15

Was ist unter erworbener Immunität zu verstehen?

Frage 7.16

Wie unterscheiden sich Aktiv- und Passivimmunisierung?

Frage 7.17

Im Rahmen der Pandemie, die durch das SARS-CoV-2-Virus entstand, wurden Impfstoffe entwickelt, welche auf verschiedenen Wirkmechanismen basieren. Wie kann man diese einteilen?

Frage 7.18

Was versteht man unter einer Allergie und welche allergischen Reaktionen werden unterschieden?

Frage 7.19

Wodurch entstehen Autoimmunerkrankungen?

Frage 7.20

Nennen Sie Beispiele für Krankheiten, die sicher oder vermutlich auf der Wirkung von autoaggressiven Antikörpern beruhen.

Frage 7.21

Was ist unter entzündlich-rheumatischen Erkrankungen zu verstehen?

Frage 7.22

Welche menschenpathogenen Organismen sind bekannt?

Frage 7.23

Welche Infektionsquellen dienen den Erregern für eine weitere Ausbreitung?

Frage 7.24

Warum ist es besonders wichtig, die Infektionsquellen, Übertragungswege und Eintrittspforten von Keimen zu kennen – vor allem in Hinblick auf die Vermeidung von nosokomialen Infektionen?

Frage 7.25

Wie wird das HIV-Virus übertragen und warum entwickelt sich eine Abwehrschwäche des Körpers?

7.2 Fragen und Antworten

FRAGE 7.1
Was sind Antigene?

Antwort Antigene sind alle Substanzen, die von ihrer Struktur und Größe her in der Lage sind, eine **gezielte Abwehrreaktion des Organismus auszulösen.** Chemisch gesehen handelt es sich dabei größtenteils um **Eiweiße oder um Zucker-Eiweiß-Verbindungen.**

Ein bestimmtes Antigen leitet als Abwehrreaktion des Organismus in der Regel die **Bildung spezifischer Antikörper** ein, die zumeist nur dieses eine Antigen erkennen. Antikörper sind im Gegensatz zu Antigenen Bestandteil des Immunsystems des menschlichen Organismus und erzeugen beim Kontakt mit Antigenen die sogenannte humorale Immunantwort.

Trotz der Wortsilbe „Gen" haben Antigene nichts mit Erbfaktoren, den Genen, zu tun.

FRAGE 7.2
Welche Aufgaben haben die Zellen des Immunsystems?

Antwort Zellen des Immunsystems bilden – beispielsweise in Form von T-Zellen – sowohl Teile des **spezifischen Abwehrsystems** als auch – etwa in Form von Makrophagen – Teile des **unspezifischen Abwehrsystems.** Insgesamt gehören die Zellen zur Gruppe der Leukozyten. Viele der Leukozyten patrouillieren ständig durch den Körper auf der Suche nach Eindringlingen, also nach Antigenen. Der größte Teil befindet sich jedoch in den lymphatischen Organen, den Lymphbahnen und dem Interstitium.

FRAGE 7.3
Wie schützt sich der Körper vor dem Eindringen von Infektionserregern?

Antwort Das Eindringen krankmachender Mikroorganismen in den Körper wird vor allem durch äußere Schutzbarrieren verhindert. Als Bestandteile der unspezifischen Abwehr wirken insbesondere **die Haut und die Schleimhäute als mechanischer Schutzwall.** Aber auch natürliche **Organismen, die bestimmte Körperregionen des Menschen besiedeln,** unterstützen das Immunsystem durch ihre Stoffwechselaktivität. Beispielsweise verhindert ein saures Milieu in der Scheidenregion bei der Frau eine Besiedlung mit pathogenen Keimen. Darüber hinaus produziert der Körper verschiedene **Sekrete,** die durch ihren nach auswärts gerichteten Fluss in der Lage sind, das Eindringen von Keimen zu verhindern. Teilweise werden Keime auch durch bestimmte Sekrete auf chemischem Weg abgetötet.

FRAGE 7.4
Welche Zellen gehören zu den Fresszellen?

Antwort Fresszellen, auch **Phagozyten** genannt, sind in der Lage, Mikroorganismen unschädlich zu machen, die bereits in den Körper eingedrungen sind. Besonders große phagozytotische Aktivität haben die **Makrophagen** und die am häufigsten vorkommenden Immunzellen im Blut, die **neutrophilen Granulozyten.**

Bei der Phagozytose werden Fremdpartikel von den Fresszellen umflossen, eingeschlossen und im Inneren verdaut. Sind die Fremdpartikel zusätzlich durch Antikörper oder Komplementfaktoren markiert, werden sie besonders schnell phagozytiert. Auf diese Weise können Phagozyten das spezifische Immunsystem unterstützen.

FRAGE 7.5
Welche Zellen sind zur Phagozytose fähig?

Antwort Phagozyten, also Fresszellen, sind in der Lage, Mikroorganismen unschädlich zu machen, die bereits in den Körper eingedrungen sind. Große phagozytotische Aktivität haben die **Makrophagen** und die am häufigsten vorkommenden Immunzellen im Blut, die **neutrophilen Granulozyten.** Weitere Zelltypen des Immunsystems, die zur Phagozytose fähig sind, sind die **dendritischen Zellen** in den lymphatischen Organen, die **Kupffer-Sternzellen, Mikroglia** und **Monozyten.**

FRAGE 7.6
Wo kommen Komplementfaktoren vor?

Antwort Die insgesamt neun Komplementfaktoren befinden sich im Blutplasma, genauer gesagt in der **Beta-Immunglobulin-Fraktion der Plasmaproteine.** Sie machen in ihrer Gesamtheit das Komplementsystem aus, das als **Hauptsystem der unspezifischen humoralen Abwehr** vor allem der Vernichtung von Bakterien und anderen körperfremden Zellen sowie der Förderung von Entzündungsreaktionen dient.

Im Blutplasma liegen die Komplementfaktoren als inaktive Enzyme vor, die sich gegenseitig im Sinne einer Reaktionskaskade aktivieren. Auf diese Weise kommt es zu einer Kettenreaktion und damit zur Ausbreitung der **Komplementreaktion.**

FRAGE 7.7
Welche Aufgaben hat das Komplementsystem?

Antwort Allgemein dient das Komplementsystem als Hauptsystem der unspezifischen humoralen Abwehr vor allem der **Vernichtung von Bakterien und anderen körperfremden Zellen** sowie der **Förderung von Entzündungsreaktionen.** Es besteht in der Gesamtheit aus neun Komplementfaktoren, die im Blutplasma als inaktive Enzyme vorliegen und sich gegenseitig im Sinne einer Reaktionskaskade aktivieren.

Einzelnen Komplementfaktoren können auch noch spezielle Aufgaben zuordnet werden. Der Faktor C3 führt beispielsweise zur **Opsonierung von Bakterien,** das heißt, dass die Bakterien durch eine Markierung an ihrer Oberfläche für Fresszellen noch attraktiver werden. Die aktiven Faktoren C3 und C5 sind **Entzündungsmediatoren,** locken also Abwehrzellen an. Ferner können die Faktoren C5 bis C9 einen sogenannten **lytischen Komplex** bilden, der Fremdzellen an ihrer Zellmembran angreift und sie abtöten kann.

FRAGE 7.8

Wozu braucht das Immunsystem Zytokine?

Antwort Zytokine sind **hormonartige Botenstoffe,** die insbesondere reife T- und B-**Lymphozyten zur Vermehrung und Differenzierung anregen** sowie als Wachstumsfaktoren der Hämatopoese dienen. Zytokine bilden damit sozusagen das „Nah- und Fernsprechnetz" der Zellen, die am Immunsystem beteiligt sind.

Man kann **im Wesentlichen fünf Hauptgruppen von Zytokinen unterscheiden: Interferone, Interleukine, koloniestimulierende Faktoren, Tumornekrosefaktoren** und **Chemokine.**

FRAGE 7.9

Welche Funktion haben die T-Helferzellen?

Antwort Die T-Helferzellen haben im Wesentlichen die Funktion, **Botenstoffe abzugeben,** genauer gesagt Zytokine, die wiederum andere Abwehrzellen zur Vermehrung anregen und damit die spezifische Abwehrreaktion des Organismus in Gang bringen. Um ihre Funktion zu erfüllen, sind die T-Helferzellen in der Lage, **Antigene zu erkennen.**

Im Ganzen gehören die T-Helferzellen zu der Lymphozytengruppe der T-Zellen, die im Thymus geprägt werden. Sie sind zu unterscheiden von der anderen Lymphozytengruppe, den B-Zellen, die ihre Immunkompetenz im Knochenmark (bone marrow) erwerben.

FRAGE 7.10

Woran erkennt das Immunsystem körperfremde Zellen?

Antwort Die Lymphozytengruppe der **T-Zellen** besitzt auf ihrer Oberfläche **Antigenrezeptoren,** mit denen Antigene identifiziert werden können. Passen Rezeptor und Antigen zusammen, so ist das der entsprechende Reiz für die T-Zellen, sich rasch zu vermehren und zu den Untergruppen auszudifferenzieren. Die zahlreichen T-Zellen leiten dann wiederum weitere Reaktionen ein, in deren Verlauf das Antigen beseitigt wird. Ähnliches gilt auch für die andere Lymphozytengruppe, die **B-Zellen.** Auf ihrer Membranoberfläche ruhen die sogenannten **Oberflächenantikörper,** die sich, sobald die B-Zelle ein Antigen erkennt, vermehren und mit Hilfe von T-Helferzellen zu Plasmazellen entwickeln.

FRAGE 7.11

Wo lernen T-Zellen, welche Zellen vernichtet werden dürfen?

Antwort Als T-Zellen bezeichnet man eine Gruppe von Lymphozyten, die ihre Immunkompetenz im **Thymus** erwirbt. Dort werden die noch unreifen Lymphozyten **geprägt,** d. h. sie lernen Selbst und Fremd zu unterscheiden. Nur die T-Zellen, die Fremdantigene erkennen und bekämpfen, verlassen den Thymus. T-Zellen, die körpereigene Antigenstrukturen bekämpfen würden, werden hingegen ausgesondert und vernichtet.

Anatomisch ist der Thymus im vorderen Mediastinum über dem Herzbeutel zu finden. Während das Organ bei Kindern und Jugendlichen voll ausgeprägt ist, bildet es sich ab der Pubertät zurück, sodass sich bei Erwachsenen nur noch narbige Thymusreste in einem Thymusfettkörper finden lassen. Neben der Prägung von Lymphozyten sezerniert der Thymus auch verschiedene Hormone, die wahrscheinlich im Sinne der Wachstumsfaktoren die Reifung der Immunzellen in den Lymphknoten steuern.

FRAGE 7.12

Wie lange braucht eine B-Zelle, um sich in eine Plasmazelle umzuwandeln?

Antwort Aus B-Zellen können, nachdem sie **durch die Erkennung von spezifischen Antigenen stimuliert** wurden, Plasmazellen entstehen. Diese Plasmazellen setzen dann große Mengen von antigenspezifisch passenden Antikörpern frei. Der Vorgang vom Beginn einer Infektion bis zur Bereitstellung einer ausreichenden Zahl spezifisch passender Antikörper dauert durchschnittlich **eine Woche.** Nicht alle antigenstimulierten B-Zellen entwickeln sich nach Antigenkontakt zu Plasmazellen. Ein kleiner Teil der antigenstimulierten B-Zellen wird zu einem weiteren B-Zellentyp, den **B-Gedächtniszellen.** Diese sind allein auf das spezielle Antigen geprägt und können sich bei später wiederholtem Kontakt mit diesem Antigen sofort vermehren und zu Plasmazellen differenzieren.

FRAGE 7.13

Welche Antikörperklassen gibt es?

Antwort Antikörper, auch als **Immunglobuline** oder kurz Ig bezeichnet, lassen sich in insgesamt fünf Antikörperklassen einteilen. Sie stellen allesamt Y-förmige, auf ganz bestimmte Antigene passende Proteine dar und werden von aktivierten B-Zellen sezerniert.

Das Immunglobulin G, kurz **IgG,** macht mit etwa 80 % den größten Anteil der Antikörper aus. Diese Antikörperklasse kann das **Komplementsystem aktivieren,** die **Phagozytose erleichtern** und aufgrund der Plazentagängigkeit sogar in das kindliche Blut übertreten.

Beim Immunglobulin M, kurz **IgM,** sind insgesamt fünf Antikörpermoleküle miteinander verbunden. Es entstehen so viele Antigenbindungsstellen, dass diese Antikörperzellen miteinander verklumpen können.

Darüber hinaus kommt diese Antikörperklasse auch als **Antigenrezeptor auf der Oberfläche der B-Zellen** vor, wo er auf das passende Antigen wartet, um die B-Zelle zu stimulieren. Hier ist auch das Immunglobulin D, kurz **IgD,** lokalisiert, das ebenfalls als **zellständiger Rezeptor** für Antigene fungiert.

Das Immunglobulin A, kurz **IgA,** kommt sowohl im Blut als auch **in diversen Körpersekreten** vor, um die **lokale Abwehr** zu unterstützen. Mit der Muttermilch kann diese Antikörperklasse an das Neugeborene weitergegeben werden.

Das Immunglobulin E, kurz **IgE,** spielt bei der **Abwehr von Parasiten** und bei **Allergien** eine Rolle. Es kann sich an sogenannte Mastzellen binden, die hauptverantwortlich für die Symptome einer allergischen Reaktion sind.

FRAGE 7.14

Wie erkennt das Immunsystem virusinfizierte Körperzellen?

Antwort Das Immunsystem erkennt virusinfizierte Körperzellen daran, dass sie **nicht von den sogenannten MHC-Molekülen als Eigentum des Körpers markiert** sind. MHC-Moleküle sind sozusagen der Personalausweis, den jede Körperzelle bei sich trägt. Sie sind hoch spezialisiert, also bei jedem Menschen anders, aber bei allen körpereigenen Zellen eines Menschen gleich. Diese molekularen Passbilder müssen ständig von den Zellen vorgezeigt werden, um nicht als körperfremd zu gelten und angegriffen zu werden.

Bei Transplantationen verursachen die MHC-Moleküle den Nachteil, dass fremde Organe fast immer abgestoßen bzw. nur unter starker Immunsuppression toleriert werden. Deshalb wird heute vor einer Transplantation eine sogenannte MHC-Typisierung durchgeführt mit dem Ziel, dass die MHC-Muster von Empfänger und Spender möglichst ähnlich sind.

FRAGE 7.15

Was ist unter erworbener Immunität zu verstehen?

Antwort Immunität bedeutet im Allgemeinen so viel wie Unempfindlichkeit des Organismus für eine Infektion mit pathogenen Mikroorganismen bzw. deren Toxinen. Es handelt sich um die **Fähigkeit des Organismus, einen Fremdstoff mit seinem Immunsystem unschädlich zu machen, ohne dass nennenswerte äußere Krankheitszeichen erscheinen.** Ist die Immunität erworben, hat der Organismus bereits eine bestimmte **Infektion erlebt.** Die Antikörper und Gedächtniszellen für den verursachenden Fremdstoff kursieren ab diesem Kontakt praktisch für immer im Blut, sodass der Organismus mit seinem Immunsystem weitere Angriffe schnell bekämpfen kann.

FRAGE 7.16

Wie unterscheiden sich Aktiv- und Passivimmunisierung?

Antwort Während bei der **aktiven** Immunisierung entweder **abgeschwächte Krankheitserreger, entschärfte Giftstoffe oder Antigene von toten Krankheitserregern** verabreicht werden, besteht die **passive** Immunisierung in der Gabe von spezifischen, **vorgefertigten Antikörpern.** Ein Nachteil der Passivimmunisierung ist, dass die zugeführten Antikörper mit der Zeit vom Organismus abgebaut werden und die Schutzwirkung auf ca. ein bis drei Monate begrenzt ist.

FRAGE 7.17

Im Rahmen der Pandemie, die durch das SARS-CoV-2-Virus entstand, wurden Impfstoffe entwickelt, welche auf verschiedenen Wirkmechanismen basieren. Wie kann man diese einteilen?

Antwort Allen Impfstoff ist gemein, dass sie sich gegen das Spike-Protein des Virus richten, mit welchem es an den Körperzellen andockt. Diese Spike-Proteine sind also die Antigene.

Die **genbasierten Impfstoffe** (m-RNA basierte Impfstoffe) enthalten den Bauplan in Form von mRNA, welcher durch die Impfung in die Zelle gelangt. Der Bauplan wird von der mRNA abgelesen und das Spike-Protein produziert. Tritt das Spike-Protein dann an die Zelloberfläche, wird es vom Immunsystem erkannt. Diese Art der Impfung nutzt außerdem die Möglichkeit der Zellen sich zu vermehren, um eine stärkere Immunantwort zu provozieren.

Die vektorbasierten Impfstoffe enthalten einen veränderten Adenovirus. Beim Eindringen dieses, für den menschlichen Körper harmlos gemachten Adenovirus, in die Körperzelle wird die DNA in mRNA übersetzt, um das Spike-Protein zu erstellen. Dadurch wird die Immunantwort provoziert.

Proteinbasierte Impfstoffe enthalten im Labor hergestellte Versionen des Spike-Proteins. Zusätzlich sind Wirkverstärker zugesetzt, welche immunkompetente Zellen an die Einstichstelle locken.

FRAGE 7.18

Was versteht man unter einer Allergie und welche allergischen Reaktionen werden unterschieden?

Antwort Eine Allergie ist eine erworbene spezifische **Überempfindlichkeitsreaktion gegenüber bestimmten, im Normalfall nicht schädlichen Antigenen.** Wie bei jeder Abwehrreaktion werden Antigen-Antikörper-Reaktionen ausgelöst, jedoch sind diese überschießend und können im schlimmsten Fall sogar einen lebensbedrohlichen Schock verursachen.

Es werden vier Typen von allergischen Reaktionen unterschieden, die sich unter anderem im Mechanismus der Immunantwort sowie in der Zeitspanne zwischen Allergenkontakt und Symptomausbildung unterscheiden:

Bei Typ I, auch als „Reaktion vom **Soforttyp**" bezeichnet, ist die Zeitspanne sehr gering. Es dauert nur Sekunden bis Minuten bis zur Symptomausbildung, wohingegen es bei Typ II, dem **zytotoxischen Typ,** Minuten bis Stunden sein können. Bei Typ III, dem **Immunkomplex-Typ** sind es sogar Wochen bis Monate, bis nach dem Allergenkontakt Symptome auftreten. Auch bei Typ IV, der „Reaktion vom **verzögerten Typ**", umfasst die Zeitspanne in der Regel Tage bis Wochen.

FRAGE 7.19

Wodurch entstehen Autoimmunerkrankungen?

Antwort Bei einer Autoimmunerkrankung sind Lymphozyten gegen körpereigene Proteine sensibilisiert und bilden **Antikörper, die nicht mehr zwischen fremd und körpereigen unterscheiden können.** Im Prinzip können Antikörper- und Antigenrezeptoren der T-Zellen aufgrund ihrer Vielfalt jeden beliebigen Eiweißkörper angreifen. Im Normalfall werden die gegen den eigenen Körper gerichteten Abwehrzellen allerdings im Rahmen der Prägung aussortiert. Die Fähigkeit des Nichtvorgehens gegen eigene Antigene wird als **Immuntoleranz** bezeichnet.

Geht diese Immuntoleranz gegen bestimmte Körpergewebe verloren, sodass der Organismus Antikörper gegen diese Gewebe produziert bzw. diese im Rahmen der Prägung nicht aussortiert, spricht man von sogenannten Autoantikörpern und einer daraus resultierenden Autoimmunkrankheit.

FRAGE 7.20

Nennen Sie Beispiele für Krankheiten, die sicher oder vermutlich auf der Wirkung von autoaggressiven Antikörpern beruhen.

Antwort Es gibt eine Reihe von Erkrankungen, bei denen bekannt ist oder vermutet wird, dass sie auf der Wirkung von autoagressiven Antikörpern beruhen. Ein Beispiel dafür ist **Diabetes Typ 1,** auch als juveniler oder jugendlicher Diabetes mellitus bezeichnet, bei dem Autoantikörper unter anderem gegen die B-Zellen des Pankreas gerichtet sind. Ebenfalls werden Erkrankungen des rheumatischen Formenkreises, wie z. B. die chronische Polyarthritis, der Morbus Bechterew und der **Lupus erythematodes** zu den Autoimmunerkrankungen gezählt. Der Begriff „Erkrankungen des rheumatischen Formenkreises" steht für über einhundert verschiedene Krankheiten, bei denen Autoantikörper gegen Gewebe des Stütz- und Bewegungsapparates gerichtet sind und häufig Entzündungen hervorrufen. Weitere Beispiele für Autoimmunerkrankungen sind chronische Darmentzündungen wie **Colitis ulcerosa** oder **Morbus Crohn,** die Schilddrüsenerkrankung **Morbus Basedow** und die Muskelerkrankung **Myasthenia gravis.**

Um zu verhindern, dass Autoimmunerkrankungen schwerwiegende Verläufe nehmen oder sogar zum Tode führen, kann das Immunsystem des Betroffenen medikamentös unterdrückt werden. Für den Umgang mit den Betroffenen bedeutet das wiederum, dass strenge Hygienevorschriften eingehalten werden sollten.

FRAGE 7.21

Was ist unter entzündlich-rheumatischen Erkrankungen zu verstehen?

Antwort Entzündlich-rheumatische Erkrankungen bilden **eine der Hauptgruppen des rheumatischen Formenkreises** und gehören damit zu den Autoimmunerkrankungen.

Im Falle der **chronischen Polyarthritis** kommt es beispielsweise zu einer Abwehrreaktion gegen das Gewebe der Gelenkflächen, was zu einer Entzündung der Gelenke führt und die Gelenke langfristig zerstören kann. Anfangs sind hierbei vor allem die Finger- und Handgelenke, später auch die großen Gelenke betroffen. Bei einigen Betroffenen kann der rheumatisch-entzündliche Prozess sogar innere Organe und das Nervensystem befallen, während bei anderen auch Spontanheilungen auftreten.

Als weiteres Beispiel zählt der sogenannte **Morbus Bechterew** ebenfalls zu den entzündlich-rheumatischen Erkrankungen. Der rheumatisch-entzündliche Prozess gleicht dabei dem der chronischen Polyarthritis, betrifft aber hauptsächlich die Strukturen der Wirbelsäule.

FRAGE 7.22

Welche menschenpathogenen Organismen sind bekannt?

Antwort Bei den menschenpathogenen Organismen kann zwischen Bakterien, Viren, Prionen, Pilzen, Würmern, Insekten und Protozoen unterschieden werden. **Bakterien,** beispielsweise Streptokokken, Staphylokokken und Salmonellen, gehören zu den **Prokaryonten.** Sie sind einfache Organismen ohne Zellorganellen und können sich relativ schnell vermehren, da ihr Erbgut lose im Zytoplasma liegt. Zu den menschenpathogenen **Eukaryonten** gehören hingegen **Pilze, Würmer, Insekten** und **Protozoen.** Bei ihnen ist das Erbmaterial in einem Kern zusammengefasst, der durch eine Kernmembran vom Zytoplasma getrennt ist. Dabei sind Protozoen, etwa der Malariaerreger oder Trichomonaden, im Gegensatz zu den Würmern und Insekten Einzeller.

Viren, beispielsweise Grippe-, AIDS-, Pocken- oder Hepatitisviren, bestehen nur aus Erbinformationen, die in einem Proteinmantel verpackt sind. Sie gelten als Sonderform des Lebens, da sie sich nur in höheren Zellen vermehren können.

Unter **Prionen** versteht man infektiöse Proteinpartikel, die ihnen ähnliche körpereigene Proteine verändern können. Die bovine spongiforme Enzephalopathie, kurz BSE, und die Creutzfeldt-Jakob-Krankheit werden nach heutigem Kenntnisstand von Prionen verursacht.

FRAGE 7.23

Welche Infektionsquellen dienen den Erregern für eine weitere Ausbreitung?

Antwort Infektionskrankheiten, also Erkrankungen, die durch Eindringen und Vermehrung von Mikroorganismen im menschlichen Körper entstehen, benötigen Reservoire, in denen sich Erreger aufhalten und die als Infektionsquellen für eine weitere Ausbreitung dienen.

Bei **exogenen Infektionen,** also solchen, bei denen Erreger von außen in den Körper eindringen, ist **der Mensch selbst** die wohl wichtigste Infektionsquelle. Beispielsweise können von ihm Keime mit dem **Speichel** oder mit dem **Stuhl** ausgeschieden werden, ohne dass der Betroffene dabei apparent krank ist. Ferner können auch zum Beispiel Rinder und Schweine **tierische Infektionsquellen** für entsprechende Bandwurmerkrankungen sein. Auch die **unbelebte Natur** kommt als Infektionsquelle, etwa für Tetanuserreger im Erdreich, in Frage.

Im Gegensatz zu den exogenen Infektionen werden **endogene Infektionen** von **körpereigenen Keimen** hervorgerufen, die bei lokaler oder systemischer Abwehrschwäche in untypische Regionen gelangen. Das ist beispielsweise der Fall, wenn Darmkeime in die Harnblase geraten.

FRAGE 7.24

Warum ist es besonders wichtig, die Infektionsquellen, Übertragungswege und Eintrittspforten von Keimen zu kennen – vor allem in Hinblick auf die Vermeidung von nosokomialen Infektionen?

Antwort Eine **nosokomiale Infektion** bezeichnet jede durch Mikroorganismen hervorgerufene Infektion, die in ursächlichem **Zusammenhang mit einem Krankenhausaufenthalt** steht – unabhängig davon, ob Krankheitserscheinungen vorliegen oder nicht.

Während **obligat pathogene Erreger** bei praktisch jedem Infizierten ohne ausreichenden Antikörperschutz zum Ausbruch der Krankheit führen, können **fakultativ pathogene Keime** nur bei einer allgemeinen oder lokal begrenzten Abwehrschwäche zu opportunistischen Infektionen führen. Im Krankenhaus sind vor allem bei älteren oder abwehrgeschwächten Patienten die fakultativ pathogenen Keime von großer Bedeutung. Hier treffen sozusagen Abwehrschwäche mit möglichen Infektionsquellen und Übertragungswegen zusammen. Sind **opportunistische Infektionen** im Krankenhaus erworben, spricht man von nosokomialen Infektionen. Beispielsweise können Beatmungsgeräte durch fehlerhafte Reinigung und Wartung bei Beatmungspatienten eine Lungenentzündung erzeugen, die dann **Beatmungspneumonie** genannt wird.

FRAGE 7.25

Wie wird das HIV-Virus übertragen und warum entwickelt sich eine Abwehrschwäche des Körpers?

Antwort Das HIV-Virus wird ausschließlich durch den **Kontakt mit infizierten Körpersekreten** weitergegeben, da es nur in Flüssigkeiten überleben kann. Eine hohe HIV-Viruskonzentration liegt in **Blut, Sperma** und **Vaginalsekret** vor.

Als Folge der Infektion werden die **T-Helferzellen zerstört** und es entwickelt sich eine Abwehrschwäche, die nach einer monate- bis jahrelangen symptomlosen Zeit zu einer starken Anfälligkeit gegenüber sonst ungefährlichen Krankheitserregern führt. Die Krankheit wird dann **„erworbenes Immundefektsyndrom“** oder „Acquired Immune Deficiency Syndrome“, kurz **AIDS,** genannt.

KAPITEL

8 Das Hormonsystem

8.1 Fragenübersicht

Frage 8.1

Definieren Sie den Begriff Hormon.

Frage 8.2

Nennen Sie die Bildungsorte der Hormone.

Frage 8.3

Was sind Mediatoren? Nennen Sie Beispiele und beschreiben Sie ihre Wirkung.

Frage 8.4

Wozu dienen Hormonrezeptoren?

Frage 8.5

Welche Hormone werden im Hypothalamus produziert?

Frage 8.6

Welche Unterschiede bestehen zwischen Adeno- und Neurohypophyse?

Frage 8.7

Welche Wirkung hat Oxytocin?

Frage 8.8

Welche Hormone produziert der Hypophysenvorderlappen?

Frage 8.9

Welches Hormon ist für die Akromegalie verantwortlich?

Frage 8.10

Erklären Sie den hormonellen Regelkreis.

Frage 8.11

Welche Hormone dienen der Regulierung der Schilddrüsenaktivität?

Frage 8.12

Was ist das Vitamin-D-Hormon?

Frage 8.13

Welche Hormone finden sich in der Nebennierenrinde und welche im Nebennierenmark?

Frage 8.14

Welche Beziehung besteht zwischen CRH-, ACTH- und Kortisol-Ausschüttung?

Frage 8.15

Was ist ein Cushing-Syndrom?

Frage 8.16

Was ist der Unterschied zwischen Eustress und Dysstress?

Frage 8.17

Wie unterscheiden sich Insulin und Glukagon hinsichtlich ihrer Wirkung?

8.2 Fragen und Antworten

FRAGE 8.1
Definieren Sie den Begriff Hormon.

Antwort Hormone sind **Botenstoffe,** die biologische Abläufe im Körper, das Verhalten und die Empfindungen eines Menschen entscheidend beeinflussen.

Der Großteil der Hormone wird in speziellen Drüsen, den sogenannten **endokrinen Drüsen,** gebildet und von dort über das Transportmedium Blut im gesamten Körper verteilt. Auf diese Weise können die Hormone mit ihren Zielzellen reagieren, die über geeignete **Rezeptoren** die Botschaft des Hormons verstehen können.

Der klassische Hormonbegriff, nach dem die Hormone ihre Zielzellen stets über die Blutbahn erreichen, ist heute allerdings überholt. Einige Hormone, insbesondere die **Gewebshormone,** erreichen ihre Zielzellen durch Diffusion, haben einen unmittelbaren Einfluss auf Zellen in ihrer unmittelbaren Nachbarschaft und wirken sogar auf die hormonproduzierenden Zellen selbst.

FRAGE 8.2
Nennen Sie die Bildungsorte der Hormone.

Antwort Typische Bildungsorte für Hormone sind beispielsweise der **Hypothalamus,** die **Epiphyse,** der **Hypophysenvorderlappen,** die **Schilddrüse,** die **Nebenschilddrüse,** der **Thymus,** die **Nebennierenrinde,** das **Nebennierenmark,** die **Bauchspeicheldrüse** und die **Eierstöcke** bzw. die **Hoden.**

Eine mögliche Einteilung der im menschlichen Körper vorkommenden Hormone erfolgt anhand des Bildungsortes. Die meisten Hormone werden in speziellen endokrinen Drüsen gebildet und dementsprechend als Drüsenhormone oder **glanduläre Hormone** bezeichnet. Im Unterschied dazu werden sogenannte **Gewebshormone,** etwa Prostaglandine, Zytokine und Erythropoetin, von spezialisierten Zellen anderer Körpergewebe produziert. Zusammenfassend spricht man deshalb von endokrinem Gewebe.

FRAGE 8.3
Was sind Mediatoren? Nennen Sie Beispiele und beschreiben Sie ihre Wirkung.

Antwort Mediatoren sind **Informationsträger,** die je nach Ort ihrer Bereitstellung und ihrer Funktion **als Hormon, Gewebshormon, Neurotransmitter oder Neuropeptid wirken.**

Die Übergänge zwischen Hormonen, Neurotransmittern und Neuropeptiden sind fließend. Beispielsweise weiß man heute, dass Nervenzellen auch Hormone produzieren können und dass nicht alle Hormone „endokrin" wirken. Ein Beispiel dafür ist das **Serotonin,** das in vielen Körperzellen, insbesondere in Thrombozyten und Mastzellen, aber auch in bestimmten Kerngebieten des zentralen Nervensystems, gespeichert wird. Es wirkt dosisabhängig kontraktionsfördernd und auch erschlaffend auf die glatte Muskulatur. Es hat damit beispielsweise eine wichtige Funktion bei der Gefäßreaktion während der Blutstillung. Darüber hinaus wirkt es sich auf die Bronchialmuskulatur und auf die Darmperistaltik aus, hat aber auch als Neurotransmitter wesentlichen Einfluss auf die Regulation des Schlaf-/Wachrhythmus und auf bestimmte sensorische Wahrnehmungen.

Ein weiteres Beispiel sind **Interleukine,** die in ihrer Hauptwirkung als Vermittler bei der Entzündungsreaktion und bei der Immunantwort auftreten. Es werden 16 unterschiedliche Klassen von Interleukinen unterschieden, die alle von bestimmten Zellen des Immunsystems gebildet werden und vielfältige regulatorische Aufgaben übernehmen. Auf der einen Seite kann das beispielsweise eine Förderung der Wundheilung sein. Auf der anderen Seite sind bestimmte Klassen der Interleukine aber auch in erhöhter Dosis in der Synovialflüssigkeit von Patienten mit rheumatoider Arthritis vorhanden.

FRAGE 8.4

Wozu dienen Hormonrezeptoren?

Antwort Damit Zielzellen die **Botschaft des Hormons empfangen und verstehen** können, besitzen sie Hormonrezeptoren. Es handelt sich dabei sozusagen um eine **Andockstelle für das Hormon,** wobei die andockenden Partner wie Schlüssel und Schloss zusammenpassen müssen. Nachdem das Hormon an die Zelle gebunden worden ist, werden komplizierte Stoffwechselvorgänge ausgelöst, die letztendlich zu der gewünschten Hormonwirkung führen.

Allerdings kann die Wirkung bei Zielzellen von verschiedenartigem Gewebe bei dem gleichen Hormon und dem gleichen Rezeptor unterschiedlich ausfallen. Zusätzlich ist jede Zelle auch Zielzelle für unterschiedliche Hormone und besitzt dementsprechend verschiedene Hormonrezeptoren.

FRAGE 8.5

Welche Hormone werden im Hypothalamus produziert?

Antwort Innerhalb des Hypothalamus gibt es verschiedene Kerngebiete, die für den Hormonhaushalt von essenzieller Bedeutung sind:

An der Vorderseite des Hypothalamus befindet sich die **hypophyseotrope Zone,** also ein Bereich, der auf die Hypophyse gerichtet ist. In dieser Zone werden sowohl **Releasing-Hormone** als auch **Inhibiting-Hormone** sezerniert und in den sogenannten **Portalkreislauf** (der Hypophyse) abgegeben. Dabei handelt es sich um ein Geflecht aus Kapillaren, das die Hormone über den Hypophysenstiel zur Hypophyse transportiert. Die Releasing-Hormone stimulieren dort die Ausschüttung von Hypophysenvorderlappenhormonen, während die Inhibiting-Hormone diese Ausschüttung hemmen. Entsprechend produziert der Hypophysenvorderlappen glandotrope Hormone, Wachstumshormone und Prolaktin.

Bestimmte Kerngebiete des Hypothalamus, die **Nucleoli supraoptici** und die **Nucleoli paraventriculares** sind Bildungsorte der Hypothalamushormone **Oxitocin** und **Adiuretin.** Diese werden von dort aus in Axonen fortgeleitet und im Hypophysenhinterlappen gespeichert, wo sie bei Bedarf abgegeben werden.

FRAGE 8.6
Welche Unterschiede bestehen zwischen Adeno- und Neurohypophyse?

Antwort Die Hypophyse besteht aus einem größeren **Hypophysenvorderlappen,** der auch als Adenohypophyse bezeichnet wird, und einem kleineren **Hypophysenhinterlappen,** den man auch Neurohypophyse nennt. Während die **Adenohypophyse** aus **drüsigem Gewebe** gebildet ist und annähernd 75 % des Gesamtgewichts der Hypophyse ausmacht, besteht die **Neurohypophyse** aus einem Geflecht von Axonen, also **Nervenzellfortsätzen, deren Zellkörper im Hypothalamus liegen.** Sowohl funktionell als auch anatomisch ist die Neurohypophyse somit als Anhängsel des Hypothalamus zu begreifen. Sie dient der Speicherung und Freisetzung der **Hypothalamushormone Oxytocin und Adiuretin.** Im Gegensatz dazu produziert die Adenohypophyse je nach Stimulation bzw. Hemmung durch den Hypothalamus die Hormone selbst und setzt diese dann frei.

FRAGE 8.7
Welche Wirkung hat Oxytocin?

Antwort Oxytocin hat eine wichtige Bedeutung beim Geburtsprozess, da es die **Wehenauslösung an der geburtsbereiten Gebärmutter** bewirkt. Besteht die Notwendigkeit, die Wehen künstlich herbeizuführen oder zu beschleunigen, findet das Peptidhormon auch als Medikament im sogenannten Wehentropf Verwendung. Darüber hinaus führt Oxytocin während der Stillperiode zum **Milcheinschuss** und beeinflusst das Verhalten zwischen Mutter und Kind.

Neben den wichtigen Bedeutungen beim Geburtsprozess und bei der Interaktion zwischen Mutter und Kind beeinflusst das Hormon ebenfalls das Verhalten zwischen Geschlechtspartnern sowie ganz allgemein die **soziale Interaktion.**

FRAGE 8.8
Welche Hormone produziert der Hypophysenvorderlappen?

Antwort Der Hypophysenvorderlappen produziert zum einen **glandotrope Hormone,** also solche, die untergeordnete Hormondrüsen steuern. Zu den wichtigsten glandotropen Hormone des Hypophysenvorderlappens zählen das Thyreoidea-stimulierende Hormon (**TSH**), das adrenokortikotrope Hormon (**ACTH**), das Follikel-stimulierende Hormon (**FSH**) und bei der

Frau das luteinisierende Hormon (**LH**) bzw. das Interstitialzellen-stimulierende Hormon (**ICS**) beim Mann. Zum anderen werden im Hypophysenvorderlappen auch einige Hormone gebildet, die direkt auf die Zielzellen wirken. Dazu zählen das **Prolaktin,** das Wachstumshormon, auch somatotropes Hormon (**STH**) genannt, und das Melanozyten-stimulierende Hormon (**MSH**).

FRAGE 8.9

Welches Hormon ist für die Akromegalie verantwortlich?

Antwort Eine Überproduktion von **Wachstumshormonen,** also im Hypophysenvorderlappen produzierten Hormonen, die das Körperwachstum durch Förderung von Zellwachstum und -vermehrung kontrollieren, führt entweder zu Akromegalie oder zu Gigantismus. Da beim Erwachsenen die **Wachstumsfugen** der langen Röhrenknochen bereits verknöchert sind, wirkt sich die hormonell bedingte Förderung von Zellwachstum und Zellvermehrung vornehmlich an der Haut, an den inneren Organen und an den Akren aus. Klinisch erscheint die Akromegalie bei den Betroffenen deshalb häufig mit unproportional großen Händen und Füßen, vergröberten Gesichtszügen und einer tiefen, rauen Stimme.

Fällt die Überproduktion von Wachstumshormonen jedoch in die Wachstumsperiode mit noch offenen Wachstumsfugen, so kommt es zum proportionierten Riesenwuchs, dem Gigantismus.

FRAGE 8.10

Erklären Sie den hormonellen Regelkreis.

Antwort Die Steuerung der Hormone, die vom Hypothalamus bzw. von der Hypophyse sezerniert werden, verläuft im Sinne eines Regelkreises. Dabei entspricht die **zirkulierende Menge eines bestimmten Hormons** dem **Istwert,** der ständig von den übergeordneten Zentren, z. B. dem Hypothalamus, gemessen und **mit dem jeweiligen Sollwert verglichen** wird. Die Hormonkonzentration in der Peripherie verursacht nach dem Prinzip der sogenannten **negativen Rückkopplung** bei den übergeordneten Drüsen eine entsprechende Reaktion: Geringe Konzentrationen der peripheren Hormone fördern die Freisetzung von Releasing-Hormonen und von glandotropen Hormonen, während umgekehrt hohe Konzentrationen die übergeordneten Drüsen hemmen.

Da bereits geringfügige Hormonkonzentrationsänderungen tiefgreifende Folgen für die biologischen Abläufe im Körper, das Verhalten und die Empfindungen eines Menschen haben können, muss die Hormonsekretion exakt gesteuert werden. Deshalb existiert für den Großteil der Hormone eine hierarchische Ordnung über **drei Ebenen.** Der oberste Regler ist zumeist der **Hypothalamus,** der über Releasing-Hormone fördernd und über Inhibiting-Hormone hemmend auf den zweiten Regler einwirkt, den **Hypohpysenvorderlappen.** Dieser beeinflusst wiederum über sogenannte glandotrope Hormone die dritte Ebene in der Hierarchie der hormonellen Sekretion. Dabei handelt es sich um die untergeordneten **Hormondrüsen,** die letztendlich direkt mit den peripheren Hormonen die Zielzellen beeinflussen.

Insgesamt unterliegen allerdings nicht alle Hormone dieser hierarchischen Ordnung. Beispielsweise überspringen die Hormone Adiuretin und Oxytocin des Hypophysenhinterlappens eine Ebene und wirken direkt auf die Zielzellen. Die Hormone der Bauchspeicheldrüse arbeiten sogar weitestgehend unabhängig von Hypothalamus und Hypophyse.

FRAGE 8.11

Welche Hormone dienen der Regulierung der Schilddrüsenaktivität?

Antwort Die Schilddrüsenaktivität unterliegt einem hormonellen Regelkreis. Werden von den Rezeptoren in Hypothalamus und Hypophyse zu niedrige Schilddrüsenhormonkonzentrationen im Blut festgestellt, stimuliert das im Hypothalamus gebildete **Thyreotropin-Releasing-Hormon (TRH)** im Hypophysenvorderlappen die Ausschüttung von **Thyreoidea-stimulierendem Hormon (TSH).** In der Schilddrüse, genauer gesagt in den Follikelzellen der Schilddrüse, führt das TSH zu einer vermehrten Bildung der zwei Schilddrüsenhormone **Thyroxin (T4)** und **Trijod-Thyronin (T3).**

Insgesamt produziert der Hypothalamus das Releasing-Hormon TRH, das den Hypohysenvorderlappen stimuliert, TSH zu bilden, welches seinerseits die Follikelzellen der Schilddrüse anregt, T3 und T4 zu produzieren. Unter Berücksichtigung des Prinzips der negativen Rückkopplung beeinflusst die Blut-Hormonkonzentration von T3 und T4 wiederum die Aktivität der übergeordneten Hormondrüsen, also des Hypothalamus und der Hypophyse.

FRAGE 8.12

Was ist das Vitamin-D-Hormon?

Antwort Das Vitamin-D-Hormon wird im alltäglichen Sprachgebrauch häufig immer noch als Vitamin D bezeichnet. Da es allerdings **vom Körper mit Hilfe von ultraviolettem Licht selbst aus Vorstufen gebildet** werden kann, ist es kein echtes Vitamin. Durch chemische Umwandlung der Vitamin-D-Vorstufen in der Leber und in den Nieren entsteht letztendlich die wirksame Form des Vitamin-D-Hormons.

Das Vitamin-D-Hormon spielt, genau wie das Parathormon, eine wesentliche Rolle beim **Knochenaufbau** und bei der **Regulierung des Kalziumspiegels** im Blut.

FRAGE 8.13

Welche Hormone finden sich in der Nebennierenrinde und welche im Nebennierenmark?

Antwort Die **Nebennierenrinde** kann man vom Gewebe her in drei Schichten einteilen, in denen jeweils verschiedene Hormone gebildet werden:

In der äußeren Schicht, der **Zona glomerulosa,** werden **Mineralokortikoide,** beispielsweise Aldosteron, produziert. In der **Zona fasciculata,** der mittleren Schicht, sind es **Glukokortikoide,** zum Beispiel Kortisol. In der inneren Schicht, der **Zona reticularis,** werden geringe Mengen an **Sexualhormonen** gebildet.

Im Unterschied zur Nebennierenrinde ist das **Nebennierenmark** im engeren Sinne weniger eine Hormondrüse als vielmehr der verlängerte Arm des vegetativen Nervensystems. Die Nebennierenrinde besteht aus hochspezialisierten Zellen des Sympathikus, die nach einer Stimulation durch vegetative Nervenzellen des ZNS **Adrenalin** und **Noradrenalin** ins Blut ausschütten.

FRAGE 8.14

Welche Beziehung besteht zwischen CRH-, ACTH- und Kortisol-Ausschüttung?

Antwort Das vom Hypothalamus gebildete **CRH,** also das Corticotropin-Releasing-Hormon, **fördert** in der Hypophyse die Produktion des glandotropen adrenokortikotropen Hormons (**ACTH**). Das ACTH **stimuliert** wiederum die **Glukokortikoidausschüttung** in der Nebennierenrinde, führt also unter anderem zu einer Erhöhung der Kortisolkonzentration. Zwischen den Glukokortikoiden aus der Nebennierenrinde und den ACTH-produzierenden Drüsengebieten in der Hypophyse besteht eine **negative Rückkopplung.** Niedrige Kortisolkonzentrationen im Serum fördern, hohe Konzentrationen hemmen die ACTH-Ausschüttung. Bei stark erhöhtem Kortisolspiegel kommt es zusätzlich zu einer Herabsetzung der CRH-Freisetzung im Hypothalamus und damit indirekt zu einer Reduktion der ACTH-Sekretion.

FRAGE 8.15

Was ist ein Cushing-Syndrom?

Antwort Ein sogenanntes Cushing-Syndrom kann sich bei einer **langfristigen Erhöhung des Glukokortikoidspiegels im Blut** entwickeln. Glukokortikoide sind Hormone, die von der Nebennierenrinde produziert werden und auch unter der Bezeichnung **Steroide** bekannt sind. Sie steuern Stoffwechselvorgänge im Sinne der Bereitstellung von Energieträgern und helfen auf diese Weise im Normalfall bei der Bewältigung von Stresssituationen. Bei dauerhaft erhöhter Blutkonzentration, beispielsweise als Nebenwirkung einer Glukokortikoidtherapie, kann sich jedoch ein Cushing-Syndrom mit Symptomen wie **Müdigkeit, Leistungsabfall, Vollmondgesicht, Stammfettsucht, Bluthochdruck, Kopfschmerzen, Ödemen, Osteoporose, Hautveränderungen, Regelblutungsstörungen, Impotenz, psychischer Labilität und erhöhtem Blutzuckerspiegel** entwickeln.

Neben dem Cushing-Syndrom ist der sogenannte **Morbus Cushing** ein eigenständiges Krankheitsbild, bei dem Tumore für die Erhöhung der Glukokortikoidspiegel verantwortlich sind.

FRAGE 8.16
Was ist der Unterschied zwischen Eustress und Dysstress?

Antwort Während **mangelhafte Stressbewältigung,** also **Dysstress,** als wesentlicher Faktor für negative Emotionen und psychische Erkrankungen gilt, führt **erfolgreich bewältigter Stress,** der sogenannte **Eustress,** zu positiven Emotionen sowie zu dem Gefühl, dem Leben gewachsen zu sein, und er stärkt sogar das Immunsystem. Art, Dauer, Intensität und Häufigkeit der Reize bestimmen dabei die Wirkung als Stressreize, genau wie erlernbare Copingstrategien gegenüber der Stressursache.

Während Eustress die Leistungsfähigkeit erhöhen kann, ist bei einer Langzeitwirkung von Dysstress und fehlenden Bewältigungsstrategien das sogenannte **Burn-out-Syndrom** eine mögliche Folge. Dabei handelt es sich um eine mentale oder physische Energieauszehrung. Die chronische Stressbelastung führt dabei zunächst zu einer Stimulierung der Stresshormone, langfristig jedoch zu einer Ermüdung der Nebennierenrinde.

FRAGE 8.17
Wie unterscheiden sich Insulin und Glukagon hinsichtlich ihrer Wirkung?

Antwort Hinsichtlich ihrer Wirkung sind die beiden von der Bauchspeicheldrüse produzierten Hormone Insulin und Glukagon **Gegenspieler bei der Regulation des Blutzuckerspiegels.** Insulin ist das einzige Hormon, das sich senkend auf den Blutzuckerspiegel auswirkt. Demgegenüber können neben Glukagon beispielsweise auch Glukokortikoide, Adrenalin und Wachstumshormone den Blutzuckerspiegel erhöhen.

KAPITEL

9 Neurophysiologie und -anatomie

9.1 Fragenübersicht

Frage 9.1

Über welchen Weg vermittelt das Nervensystem Veränderungen im Körper selbst und in der Außenwelt und mit welchen Reaktionen antwortet das Nervensystem?

Frage 9.2

Welche weiteren Dienste leistet das Nervensystem für den Gesamtorganismus?

Frage 9.3

Worin unterscheiden sich das autonome und das willkürliche Nervensystem und worin stimmen sie überein?

Frage 9.4

Beschreiben Sie, wie ein Aktionspotenzial zustande kommt.

Frage 9.5

Warum kontrahieren Muskeln, die aus kleinen motorischen Einheiten bestehen, früher als Muskeln mit großen motorischen Einheiten?

Frage 9.6

Erklären Sie die Entstehung von Generatorpotenzialen mit der Beteiligung von hemmenden und erregenden Synapsen sowie deren Zusammenhang mit dem Zustandekommen von Bewegungen.

Frage 9.7

Wie kann man die eigene Endorphinproduktion anregen?

Frage 9.8

Welche neurophysiologischen und neuroanatomischen Veränderungen liegen Lernprozessen zugrunde?

Frage 9.9

Benennen Sie die unterschiedlichen Hirnabschnitte des Nervensystems.

Frage 9.10

Die Entwicklung des Nervensystems ist Teil der Embryonalentwicklung. In welche Schritte lässt sie sich einteilen?

Frage 9.11

Benennen Sie verschiedene Fissuren und Hirnlappen.

Frage 9.12

Was sind primär und sekundär motorische Rindenfelder und worin unterscheiden sie sich?

Frage 9.13

Was sind primär und sekundär sensorische Rindenfelder und worin unterscheiden sie sich?

Frage 9.14

Wo liegen die Assoziationsgebiete des Großhirns? Erklären Sie den Zusammenhang mit den sensorischen und motorischen Rindenfeldern.

Frage 9.15

Nennen Sie typische Störungsbilder mit Beteiligung des primären Rindenfeldes.

Frage 9.16

Nennen Sie typische Störungsbilder mit Beteiligung des sekundären Rindenfeldes.

Frage 9.17

Nennen Sie typische Störungsbilder mit Beteiligung des tertiären Rindenfeldes.

Frage 9.18

Erklären Sie den Zusammenhang zwischen dem limbischen System und den vegetativen Organfunktionen.

Frage 9.19

Auf welche Weise steuern der Thalamus, der Hypothalamus und die Hypophyse zahlreiche körperliche und psychische Lebensvorgänge?

Frage 9.20

Was bedeutet Homöostase und was hat der Hypothalamus damit zu tun?

Frage 9.21

Gibt es einen Zusammenhang zwischen Stress und körperlichen Beschwerden und wie lässt sich dieser erklären?

Frage 9.22

Warum führen traumatische Ereignisse, bei denen die Medulla oblongata in Mitleidenschaft gezogen wird, rasch zum Tode?

Frage 9.23

Nennen Sie die zwölf Hirnnerven und ihre Funktionen.

Frage 9.24

Beschreiben Sie die Funktion des Kleinhirns.

Frage 9.25

Was ist ein Spinalnerv? Beschreiben Sie seinen Verlauf.

Frage 9.26

Erklären Sie die unterschiedliche Färbung der grauen und weißen Substanz.

Frage 9.27

Welche Störung liegt bei folgendem Krankheitsbild zugrunde: Auf der rechten Körperseite sind Propriozeption, Tastsinn, Berührung, Druck und Vibration gestört; auf der linken Seite dagegen die grobe Propriozeption, Druck, Tastsinn, Nozizeption und Temperatursinn.

Frage 9.28

Nennen Sie Beispiele für den gamma-motorischen Einfluss auf unseren Bewegungsapparat.

Frage 9.29

Beschreiben Sie den Reflexbogen eines Eigen- und eines Fremdreflexes.

Frage 9.30

Wo wird der Liquor produziert und welche Funktion hat die Blut-Liquor-Schranke?

Frage 9.31

Warum äußert sich eine Protrusion oder ein Prolaps in der Regel zuerst in einem Kribbeln oder einem Taubheitsgefühl und dann erst in motorischen Ausfällen? Gehen Sie dabei auf den Unterschied zwischen radikulärer und pseudoradikulärer Symptomatik ein.

Frage 9.32

Nennen Sie typische Veränderungen (ortho-)sympathischer Hyperaktivität an den Gelenken.

Frage 9.33

Nennen Sie typische Veränderungen (ortho-)sympathischer Hyperaktivität an der Muskulatur.

Frage 9.34

Nennen Sie typische Veränderungen (ortho-)sympathischer Hyperaktivität an der Haut.

Frage 9.35

Nennen Sie typische Veränderungen (ortho-)sympathischer Hyperaktivität an den Nerven.

Frage 9.36

Nennen Sie wichtige Versorgungsgebiete des Plexus cervicalis.

Frage 9.37

Nennen Sie wichtige Versorgungsgebiete des Plexus brachialis.

Frage 9.38

Was geht aus dem Fasciculus lateralis hervor?

Frage 9.39

Was geht aus dem Fasciculus posterior hervor?

Frage 9.40

Was geht aus dem Fasciculus medialis hervor?

Frage 9.41

Nennen Sie wichtige Versorgungsgebiete des Plexus lumbalis.

Frage 9.42

Nennen Sie wichtige Versorgungsgebiete des Plexus sacralis.

Frage 9.43

Nennen Sie wichtige Versorgungsgebiete des Plexus pudendus.

Frage 9.44

Was ist ein Segment? Welche funktionalen Segmenteinteilungen sind geläufig?

Frage 9.45

Wodurch kann ein Schlaganfall verursacht werden?

Frage 9.46

Wie können chronische Schmerzen entstehen?

Frage 9.47

Beschreiben Sie drei verschiedene Nervendehntests.

Frage 9.48

Was sind neurogene Schmerzen?

Frage 9.49

Erklären Sie mindestens drei verschiedene Nerven-Kompressions-Tests.

Frage 9.50

Erklären Sie das Prinzip der Kennmuskel-Tests.

Frage 9.51

Wie wird der Bauchhautreflex ausgelöst?

9.2 Fragen und Antworten

FRAGE 9.1

Über welchen Weg vermittelt das Nervensystem Veränderungen im Körper selbst und in der Außenwelt und mit welchen Reaktionen antwortet das Nervensystem?

Antwort Das Nervensystem, also die Gesamtheit der Nervengewebe eines Menschen, nimmt mit spezialisierten Messfühlern Veränderungen im Bereich des Körpers und in der Außenwelt wahr und übermittelt diese über **afferente Nervenfasern** an übergeordnete Zentren. Dort findet die Verarbeitung statt, und das Nervensystem veranlasst gegebenenfalls über **efferente Nervenfasern** entsprechende Reaktionen.

Die Begriffe „afferent" für hinführend und „efferent" für wegführend haben also einen festen Bezugspunkt, nämlich das zentrale Nervensystem, kurz ZNS genannt.

FRAGE 9.2

Welche weiteren Dienste leistet das Nervensystem für den Gesamtorganismus?

Antwort Das Nervensystem nimmt **Sinnesreize** nicht nur wahr, sondern ist auch in der Lage, diese Reize mit **Gefühlsqualitäten** zu verknüpfen. Dadurch entstehen beim Menschen Fähigkeiten wie das Sehen, das Hören und insbesondere das Empfinden. Ferner **speichert** das Nervensystem Informationen und kann sogar **schöpferisch** aus Informationen neuartige Handlungsmuster entwerfen, also kreativ sein. Es ermöglicht dem Menschen über sich **nachzudenken,** verursacht also sein **Bewusstsein,** liefert dem Gesamtorganismus **Motivation** und Antrieb und gibt die **Rhythmen** für die Leistungs- und Erholungsphasen vor.

FRAGE 9.3

Worin unterscheiden sich das autonome und das willkürliche Nervensystem und worin stimmen sie überein?

Antwort Das willkürliche und das autonome Nervensystem unterscheiden sich in den Kriterien der Funktion und Art der Steuerung. Während das willkürliche Nervensystem **alle dem Bewusstsein und dem Willen unterworfenen Vorgänge** steuert, reguliert das autonome Nervensystem **alle unbewusst ablaufenden Vorgänge.** Beide Systeme sind allerdings im zentralen Nervensystem miteinander verflochten. Es gibt sogar viele unbewusste und automatisierte Bewegungen, die vom willkürlichen Nervensystem gesteuert werden. In Bezug auf ihre Funktion und ihren Aufbau sind das autonome und das willkürliche Nervensystem also **nicht eindeutig voneinander trennbar.**

FRAGE 9.4

Beschreiben Sie, wie ein Aktionspotenzial zustande kommt.

Antwort Neuronen sind in der Lage, Informationen in Form von elektrischen Signalen aufzunehmen, zu verarbeiten und weiterzuleiten. Damit ein Neuron Informationen in elektrische Impulse übersetzen kann, benötigt es zumindest zwei verschiedene Zustände, einen Ruhe- und einen Aktionszustand. Dem Ruhezustand entspricht bei der Nervenzelle das sogenannte **Ruhepotenzial,** das durch eine Spannung von **–70 mV** (Millivolt) an der Plasmamembran des Neurons charakterisiert ist. Dieses Ruhepotenzial wird durch unterschiedliche Ionenkonzentrationen innerhalb und außerhalb der Zelle aufrechterhalten. Dabei ist im Ruhezustand die Plasmamembran für positiv geladene Kaliumionen durchlässiger als für positiv geladene Natriumionen; nicht durchlässig ist sie hingegen für negativ geladene Phosphationen und Eiweiße im Zellinneren. Die vergleichsweise hohe Durchlässigkeit für Kaliumionen lässt infolge der Diffusionskraft positiv geladene Kaliumionen durch die Zellmembran nach außen strömen und erzeugt so die elektrische Ladungsdifferenz, das Ruhepotenzial. Es handelt sich dabei also um ein **Kaliumdiffusionspotenzial.**

Beim Aktionszustand des Neurons, dem sogenannten **Aktionspotenzial,** überschreitet das elektrische Membranpotenzial am Zellkörper einen bestimmten Schwellenwert und kann dann an andere Zellen weitergegeben werden. Das geschieht dadurch, dass die in die Membran vom Axonhügel eingelagerten **Natriumionenkanäle** bei einer bestimmten Spannung **schlagartig durchlässig** werden. Für eine sehr kurze Zeit strömen positiv geladene Natriumionen aufgrund des Konzentrationsgefälles zwischen Intra- und Extrazellularraum in die Zelle. Die Ladungsverhältnisse kehren sich infolgedessen für sehr kurze Zeit an der Innenseite der Membran um. Die Ladung beträgt kurzzeitig **+30 mV** (Millivolt) – damit ist das Aktionspotenzial entstanden.

Im Gegensatz zum Kaliumdiffusionspotenzial beim Ruhezustand des Neurons ist beim Aktionszustand der Anstieg der Natriumionendurchlässigkeit für die rasche Depolarisation beim Aktionspotenzial verantwortlich.

FRAGE 9.5

Warum kontrahieren Muskeln, die aus kleinen motorischen Einheiten bestehen, früher als Muskeln mit großen motorischen Einheiten?

Antwort Die Aktivierung von motorischen Einheiten, also Motoneuronen, mit den von ihnen innervierten Gruppen von Muskelfasern erfolgt nach dem Größenprinzip. Ein sogenanntes **A-alpha-2-Motoneuron** innerviert weniger Muskelfasern als ein A-alpha-1-Motoneuron und bildet daher **kleinere motorische Einheiten.** Da A-alpha-2-Motoneuronen aufgrund eines **geringen Ruhemembranpotenzials** eine niedrige Reizschwelle haben, wird bei synaptischen Reizen früher ein Aktionspotenzial ausgelöst als bei A-alpha-1-Motoneuronen. Als Folge kontrahieren Muskeln aus kleinen motorischen Einheiten früher als Muskeln aus größeren Einheiten.

Bei der Muskelkontraktion gibt es bei der Aktivierung von motorischen Einheiten eine festgelegte Reihenfolge, die auch als **„Rekrutierung"** bezeichnet wird. Bei **geringer Belastungsintensität** werden überwiegend **kleine**

motorische Einheiten mit niedriger Reizschwelle aktiviert. Diese kleinen motorischen Einheiten innervieren **langsame Typ-I-Muskelfasern,** welche in der **tonischen Muskulatur** den größeren Anteil ausmachen. Tonische Muskulatur übernimmt überwiegend **Haltefunktion** und bildet damit die Voraussetzung für Bewegungsstabilität. Mit steigender Intensität kommt es zu zunehmender Aktivierung von größeren motorischen Einheiten, die **Typ-II-Muskelfasern** innervieren. Diese Muskelfasern machen den größeren Anteil in der **phasischen Muskulatur** aus, die **explosive Kraft** bei hoher Geschwindigkeit entwickeln kann.

FRAGE 9.6

Erklären Sie die Entstehung von Generatorpotenzialen mit der Beteiligung von hemmenden und erregenden Synapsen sowie deren Zusammenhang mit dem Zustandekommen von Bewegungen.

Antwort Als **Synapsen** bezeichnet man besondere Verbindungszellen zwischen benachbarten Zellen. Beim Zustandekommen von Bewegung geht es demnach um die synaptische Erregungsüberleitung an der **motorischen Endplatte,** also an der Verbindungsstelle von Axon und Muskelzelle. Die Synapse besteht aus einem **präsynaptischen Neuron,** das im synaptischen Endkopf Bläschen mit **Neurotransmittern** enthält, einer **postsynaptischen Zelle,** die mit einer Membran **Rezeptoren für die Neurotransmitter** beinhaltet, und einem **synaptischen Spalt** zwischen präsynaptischem Neuron und postsynaptischer Zelle.

Sofern sich der Neurotransmitter bei einem Erregungsimpuls aus dem präsynaptischen Neuron in den synaptischen Spalt ergießt, kann er sich an die Rezeptoren der postsynaptischen Zelle binden und so eine Veränderung des Membranpotenzials der Zielzelle verursachen. Gemäß dem **Alles-oder-Nichts-Prinzip** handelt es sich dabei so lange um ein Generatorpotenzial, bis das Nettomembranpotenzial noch nicht den **Schwellenwert zur Auslösung eines Aktionspotenzials** erreicht hat. Die Freisetzung eines einzelnen synaptischen Endkopfes reicht für die Auslösung eines Aktionspotenzials allerdings nicht aus, vielmehr müssen mehrere erregende Impulse aus einer Synapse in kurzer Folge oder aus mehreren Synapsen gleichzeitig einlaufen. Man spricht dabei auch von sogenannter **zeitlicher bzw. räumlicher Summation.** Ein Überträgerstoff kann allerdings die postsynaptische Membran auch **hyperpolarisieren,** also das Ruhepotenzial noch weiter absenken. Bei diesem sogenannten inhibitorischen postsynaptischen Potenzial wird die Auslösung eines Aktionspotenzials also noch erschwert und somit die Erregbarkeit der postsynaptischen Zelle herabgesetzt.

Insgesamt findet eine Integration der erregenden und hemmenden Impulse statt und die Information wird zunächst als Generatorpotenzial und dann ggf. als Aktionspotenzial elektrisch weitergegeben, sodass eine Bewegung entstehen kann.

FRAGE 9.7

Wie kann man die eigene Endorphinproduktion anregen?

Antwort Endogene Morphine, kurz Endorphine, sind Neuropeptide, die an der Feinabstimmung vieler Nerven- und Hormonfunktionen beteiligt sind, welche in ihrer Gesamtheit die normale Funktion von Körper und Seele gewährleisten. Sie scheinen nicht nur für den Gefühlshaushalt besonders wichtig zu sein, sondern sind auch wesentlich an der Schmerzregulation beteiligt. Darüber hinaus beeinflussen sie unseren Antrieb und unser Verhalten.

In extremen **Stresssituationen,** beispielsweise in den Sekunden nach einem Autounfall, werden Endorphine kurzfristig vermehrt ausgeschüttet, sodass Verletzungen häufig keine Schmerzsymptome zeigen. Oft treten richtiger Schmerz und Angst erst auf dem Weg ins Krankenhaus ins Bewusstsein des Verunfallten.

Auch **Sport** regt die Endorphinproduktion an. Trotz physischer Anstrengung, zum Teil sogar bis zur Erschöpfung, erleben die meisten Sporttreibenden während und nach dem Sport ein Gefühl von Ruhe, Gelassenheit und Wohlbefinden, was auf einer vermehrten Endorphinausschüttung beruht.

Auch der **Placeboeffekt** wird von Forschern auf eine vermehrte Endorphinproduktion zurückgeführt. Durch die Blockierung der Endorphinrezeptoren mit Hilfe des Medikaments Naloxon haben sie dementsprechend die Wirkung eines Placebos bei Patienten zunichtemachen können. Die mit großen Versprechen verabreichte Zuckerpille konnte dann keineswegs mehr bei Magenschmerzen helfen.

FRAGE 9.8

Welche neurophysiologischen und neuroanatomischen Veränderungen liegen Lernprozessen zugrunde?

Antwort Damit wir uns an Gedanken und Erfahrungen erinnern können, müssen im zentralen Nervensystem Veränderungen entstehen, die genau diese Erfahrungen repräsentieren. Bei den Mechanismen, die diesen Veränderungen zugrunde liegen, herrscht insgesamt noch Unklarheit. Allerdings werden die drei Mechanismen Langzeitpotenzierung, Abgabe langsamer Botenstoffe und Plastizität von Synapsen häufig genannt:

Das Phänomen der **Langzeitpotenzierung** basiert auf der Veränderbarkeit der Leitfähigkeit von Anschnitten der Plasmamembran eines Neurons. Bei mehrfachem Gebrauch verändern sich unter anderem die Ionenkanäle, sodass erregende postsynaptische Potenziale verstärkt werden können. Durch Lernen und Wiederholen entsteht so ein bestimmtes neuronales Netz, das ständig weiter verbessert werden kann.

Obwohl die genauen Wirkmechanismen der **Abgabe von langsamen Botenstoffen,** insbesondere von Neuropeptiden, für die Gedächtnisbildung noch weitestgehend unbekannt sind, konnte gezeigt werden, dass bestimmte Neuropeptide das Lernen fördern.

Der Mechanismus **Plastizität von Synapsen** beschreibt, dass sich die Synapsen je nach Gebrauch umorientieren, teilen oder sogar von nicht mehr genutzten Kontaktstellen zurückziehen können. Die Kontaktfläche der Synapse kann sich vergrößern, neue Synapsen können entstehen und es kann sogar der Partner eines präsysnaptischen Endkopfes gewechselt werden.

FRAGE 9.9

Benennen Sie die unterschiedlichen Hirnabschnitte des Nervensystems.

Antwort Das Nervensystem des Menschen hat sich hinsichtlich der Hirnabschnitte im Vergleich zu entwicklungsgeschichtlich älteren Säugetieren stärker ausdifferenziert. Es besteht aus einem entwicklungsgeschichtlich alten **Hirnstamm,** der das **verlängerte Mark,** die **Brücke** und das **Mittelhirn** beherbergt, sowie aus den entwicklungsgeschichtlich neueren Abschnitten **Kleinhirn, Zwischenhirn** und **Großhirn.**

Im Gegensatz zu dieser anatomischen Einteilung in Hirnabschnitte, die relativ klare Abgrenzungen von Rinden- und Kerngebieten und Leitungsbahnen ermöglicht, bilden chemische Struktureinheiten weit verstreute, schlecht abgrenzbare und damit nur schwer vorstellbare „Landkarten". Diese lassen die Wirkung von Psychopharmaka und auch bestimmte neurologische Erkrankungen leichter verstehen.

FRAGE 9.10

Die Entwicklung des Nervensystems ist Teil der Embryonalentwicklung. In welche Schritte lässt sie sich einteilen?

Antwort Die Entwicklung des menschlichen embryonalen Nervensystems fängt in etwa der dritten Woche an, in der Phase der **Induktion** (Auslösung). Aus dem Ektoderm bilden sich das Neuroektoderm und später die Neuralplatte.

Die Neuralplatte vertieft sich mit einer Rinne. Daraus entwickelt sich das erste Nervengewebe in der Form eines Rohrs. Diese Phase nennt man auch **Neurulation.**

Mit dem Ausbreiten des Neuralrohrs an der ventralen Seite entstehen dort Einschnürungen zur Bildung der Primärvesikel. Hiermit beginnt die Phase der **Bläschenformation** und damit die Erstbildung des Gehirns.

FRAGE 9.11

Benennen Sie verschiedene Fissuren und Hirnlappen.

Antwort Das Großhirn, also der entwicklungsgeschichtlich jüngste Teil des Gehirns, ist an seiner äußeren Oberfläche, der Großhirnrinde, durch Auffaltungen und Furchen geprägt. Besonders tiefe Furchen werden als Fissuren bezeichnet, deren auffälligste die Längsfurche, **Fissura longitudinalis** genannt, darstellt. Sie teilt das Großhirn in zwei Hälften, die Großhirnhemisphären. Neben der Längsfurche gibt es weitere Fissuren, die die Hemisphären in jeweils vier Großhirnlappen unterteilen:

Die **Zentralfurche,** auch als **Sulcus centralis** bezeichnet, bildet eine Trennungslinie zwischen Stirnlappen (Lobus frontalis) und Scheitellappen (Lobus parietalis).

Die **Großhirnfurche,** auch als **Sulcus lateralis** bezeichnet, trennt den Schläfenlappen (Lobus temporalis) vom Scheitellappen (Lobus parietalis).

Die **Scheitel-Hinterhauptsfurche,** der **Sulcus parietooccipitalis,** begrenzt den Hinterhauptslappen (Lobus occipitalis) nach vorne.

FRAGE 9.12

Was sind primär und sekundär motorische Rindenfelder und worin unterscheiden sie sich?

Antwort Die wesentlichen Unterscheidungsmerkmale von primär und sekundär motorischen Rindenfeldern sind ihre anatomische Lage, ihre Struktur und ihre Funktion.

Im **primär motorischen Rindenfeld** liegen Neurone für die Steuerung **bewusster Bewegungen** auf engem Raum beieinander. Der Großteil befindet sich dabei in der vor der Zentralfurche liegenden Hirnwindung, dem **Gyrus praecentralis.** Dort hat jede Körperregion ihren eigenen Abschnitt, wobei die erforderliche Präzision der von einer Muskelgruppe erzeugten Bewegung maßgebend für die Zahl der dort vertretenen Neuronen ist. Die Gesamtheit der abgebildeten Körperabschnitte, der **Homunkulus,** ist also durch die unterschiedliche Gewichtung der einzelnen Körperregionen bestimmt.

In den **sekundär motorischen Rindenfeldern** sind Muster für **komplexe Bewegungsabläufe** gespeichert. Ihre **Areale liegen verstreut** und sie stehen mit den primär motorischen Rindenfeldern in Verbindung. Einige sekundär motorische Rindenfelder können bei einem Ausfall von primär motorischen Rindenfeldern deren Funktion teilweise übernehmen.

FRAGE 9.13

Was sind primär und sekundär sensorische Rindenfelder und worin unterscheiden sie sich?

Antwort Die wesentlichen Unterscheidungsmerkmale von primär und sekundär sensorischen Rindenfeldern sind ihre anatomische Lage, ihre Struktur und ihre Funktion.

Im **primär sensorischen Rindenfeld** liegen Neurone für **bewusste Empfindungen** auf engem Raum beieinander. Der Großteil befindet sich dabei in der hinter der Zentralfurche liegenden Hirnwindung, dem **Gyrus postcentralis.** Wie bei den motorischen Rindenfeldern korreliert auch hier die Größe der Rindenfelder nicht mit der Größe der repräsentierten Körperregionen, sondern hängt von der Dichte der Rezeptoren, d. h. von der Empfindsamkeit der betreffenden Region ab. Die Gesamtheit der abgebildeten Körperabschnitte bildet auch hier einen **Homunkulus.**

In den **sekundär sensorischen Rindenfeldern** sind **Erfahrungen über frühere Empfindungen** gespeichert. Sie stehen mit den primär sensorischen

Rindenfeldern in Verbindung, sodass Informationen aus verschiedenen Modalitäten damit verglichen, erkannt und gedeutet werden können. Man spricht bei der Erkennung und Deutung auch von einer sogenannten **Gnosie** und unterscheidet die visuelle, taktile und akustische Gnosie.

FRAGE 9.14

Wo liegen die Assoziationsgebiete des Großhirns? Erklären Sie den Zusammenhang mit den sensorischen und motorischen Rindenfeldern.

Antwort Neben zahlreichen Rindenfeldern der vier Großhirnlappen zählen auch einige Anteile des limbischen Systems zu den Assoziationsgebieten. Sie dienen der **Integration von Sinneseindrücken unterschiedlicher Art und motorischen Handlungsentwürfen** aus dem motorischen Gedächtnis. Assoziationsgebiete verbinden verschiedenste motorische und sensorische Rindenfelder und bilden so die Grundlage für hohe Hirnleistungen wie **logisches Denken** und **Kreativität.** Sie beinhalten auch Zentren für **Kommunikation und Sprache** sowie für **Emotionen und Benehmen.** Darüber hinaus steuern sie zielgerichtetes motorisches Handeln, wohingegen sich die motorische Programmierung selbst im sekundär motorischen Rindenfeld realisiert.

FRAGE 9.15

Nennen Sie typische Störungsbilder mit Beteiligung des primären Rindenfeldes.

Antwort Bei Folgen von Störungen des primären Rindenfeldes handelt es sich vor allem um sensomotorische Dysfunktionen. Typische Störungsbilder sind beispielsweise **Paralysen** oder **Spastiken** bei einer von einem Schlaganfall verursachten Hemiparese. Je nach Lokalisation können dabei auch Sensibilitätsstörungen mit auftreten. Bei einer linksseitigen Hemiparese kommt relativ häufig das sogenannte **Pusher-Syndrom** vor, bei dem der Betroffene seine linke Seite in der Aufmerksamkeit vernachlässigt und/oder eine veränderte Raumwahrnehmung hat. Da sich die Hemisphärenseite immer reziprok zur beschädigten Hemisphäre darstellt, drückt sich der vom Pusher-Syndrom Betroffene in dem Fall nach links. Ein ebenfalls vorkommendes Störungsbild bei Beteiligung des primär sensorischen Rindenfelds mit Auswirkungen auf das Sehvermögen wird als **Hemianopsie** bezeichnet.

Im Gegensatz zu den überwiegend sensomotorischen Dysfunktionen bei Störungen des primären Rindenfeldes liegen bei Störungen der sekundären und tertiären Rindenfelder eher psychologische Dysfunktionen vor.

FRAGE 9.16

Nennen Sie typische Störungsbilder mit Beteiligung des sekundären Rindenfeldes.

Antwort Typische Störungsbilder mit Beteiligung des sekundären (und tertiären) Rindenfeldes sind Ausfälle der hochzerebralen neuropsychologischen Funktionen. Beispielsweise ist der Betroffene bei einer **Agnosie** nicht mehr in der Lage, sensorische Eindrücke zu erkennen und entsprechend zuzuordnen. Bei einer **Aphasie** ist seine Sprachmöglichkeit betroffen, während bei einer **Amnesie** sein Erinnerungsvermögen beeinträchtigt ist. Eine Pathologie, bei der die Organisation der Vorgehensweise gestört ist, wird als **Apraxie** bezeichnet, eine gestörte oder fehlende Aufmerksamkeit für Reize nennt man **Extinktion** bzw. **Neglekt.**

Im Gegensatz zu den überwiegend neuropsychologischen Dysfunktionen bei Störungen der sekundären und tertiären Rindenfelder liegen bei Störungen des primären Rindenfeldes eher sensomotorische Dysfunktionen vor.

FRAGE 9.17

Nennen Sie typische Störungsbilder mit Beteiligung des tertiären Rindenfeldes.

Antwort Störungen mit Beteiligung des tertiären Rindenfeldes äußern sich typischerweise in Form von hochkortikalen zentralneurologischen Problemen. Bei einer **Störung der sogenannten Perzeption** leiten die noch funktionierenden Rezeptoren zwar Informationen über afferente Bahnen zum Gehirn und je nach Störungsausmaß sogar bis in die primäre Hirnrinde, die Kontextzuordnung der eintreffenden Reize ist jedoch gestört oder bleibt sogar ganz aus. Als Folge einer Pathologie des tertiären Rindenfeldes kann es zu visuellen, taktilen und auditiven Perzeptionsproblemen kommen. Dabei hat der Betroffene intakte Sinnesorgane und die jeweiligen Reize werden auch zum Gehirn weitergeleitet, sodass das Sehen, Fühlen und/oder Hören funktioniert. Die **Bedeutung der Reize wird allerdings nicht verstanden.** Beispielsweise ist eine Person mit visuellen Perzeptionsproblemen in der Lage, auch ohne eine Brille gut zu sehen, sie kann allerdings anhand von Form und Farbe nicht erkennen, was der Gegenstand zu bedeuten hat.

FRAGE 9.18

Erklären Sie den Zusammenhang zwischen dem limbischen System und den vegetativen Organfunktionen.

Antwort Das **limbische System** ist eine funktionelle Einheit aus Strukturen des Groß-, Mittel- und Zwischenhirns, welches die Kerngebiete des Hirnstamms und den Balken wie ein Saum umgibt.

Insbesondere **Gefühle und emotionale Reaktionen,** etwa Furcht, Wut, Aggression, aber auch sexuelle Wünsche, haben offenbar hier ihren Ursprung. Einen wichtigen Bestandteil des limbischen Systems bilden Teile des Hypothalamus, über den Erregungen Einfluss auf zahlreiche vegetative Organfunktionen nehmen können. Deshalb wird das limbische System auch als **übergeordnete Zentrale der endokrinen und vegetativen Regulation** angesehen.

Beispiele für den Einfluss des limbischen Systems zeigen sich etwa in Durchfall, Blutdruckanstieg und erhöhter Herzfrequenz vor einer wichtigen Prüfung.

FRAGE 9.19

Auf welche Weise steuern der Thalamus, der Hypothalamus und die Hypophyse zahlreiche körperliche und psychische Lebensvorgänge?

Antwort Alle Informationen aus der Umwelt oder der Innenwelt des Körpers gelangen über afferente Bahnen zu den **Thalamuskernen,** wo sie gesammelt, miteinander verschaltet und verwertet werden, bevor sie in der Großhirnrinde zu bewusstem Empfinden weiterverarbeitet werden. Mit seiner Funktion als **Filter,** der nur bedeutsame Informationen passieren lässt, schützt der Thalamus die Großhirnrinde vor einer Signalüberflutung. Er wird daher auch als **Tor zum Bewusstsein** bezeichnet.

Der **Hypothalamus** befindet sich, wie der Name schon verrät, unterhalb des Thalamus. Er hat bei der Steuerung zahlreicher körperlicher und psychischer Lebensvorgänge eine überragende Bedeutung, wobei die Steuerung sowohl auf dem nervalen als auch auf dem hormonellen Weg erfolgt. Als **zentrales Bindeglied zwischen Hormon- und Nervensystem** werden von ihm viele Körperfunktionen über spezialisierte Rezeptoren kontrolliert.

Der Hypothalamus steht über den Hypophysenstiel mit der Hypophyse in Verbindung. Die **Hypophyse** besteht aus einem größeren Hypophysenvorderlappen, der **Adenohypophyse,** und einem kleineren Hypophysenhinterlappen, der **Neurohypophyse.** Sowohl funktionell als auch anatomisch ist die Neurohypophyse als Anhängsel des Hypothalamus zu begreifen und dient der Speicherung und Freisetzung der Hypothalamushormone Oxytocin und Adiuretin. Im Gegensatz dazu produziert die Adenohypophyse je nach Stimulation bzw. Hemmung durch den Hypothalamus die Hormone selbst und setzt sie dann frei.

FRAGE 9.20

Was bedeutet Homöostase und was hat der Hypothalamus damit zu tun?

Antwort Homöostase ist ein griechischer Begriff und bedeutet allgemein so viel wie Gleichstand oder Gleichgewicht. In diesem Zusammenhang wird darunter die **Aufrechterhaltung der inneren biochemischen und energetischen Ordnung** verstanden. Die Steuerung der Prozesse zur Erhaltung der Homöostase wird vom Hypothalamus über eine Hemmung bzw. Aktivierung verschiedener Stoffwechselprozesse geregelt. Dabei ordnen sich vegetative Funktionen den Aufgaben des Nervensystems und den Anforderungen, die an den Organismus gestellt werden, unter. Während einer Orientierungs- oder Alarmphase überwiegt die **ergotrope Funktion** des Hypothalamus. Das bedeutet, dass für eine Anpassung aller relevanten Organfunktionen und hormonellen Regelkreise gesorgt wird, die den Organismus zur Arbeit befähigen. Im Gegensatz dazu werden bei einer überwiegend **trophotropen Aktivität** des Hypothalamus Wachstums- und Heilungsprozesse unterstützt.

FRAGE 9.21

Gibt es einen Zusammenhang zwischen Stress und körperlichen Beschwerden und wie lässt sich dieser erklären?

Antwort Es gibt einen wichtigen Zusammenhang zwischen Stress und körperlichen Beschwerden. Bei hoher Belastung wird während einer überwiegend **ergotropen Funktion des Hypothalamus** neben einer Anpassung aller relevanten Organfunktionen und hormonellen Regelkreise zusätzlich von der Nebenniere das **Stresshormon Kortisol** freigesetzt. Damit ist der Organismus zwar optimal auf zu leistende Arbeit eingestellt, das geht jedoch zu Lasten der Versorgung von Organen und Geweben, sodass es bei lange andauerndem Stress zu **Erschöpfungszuständen** und zu einer erhöhten **Verletzungsgefahr** kommen kann. Obwohl die chronische Stressbelastung zwar zunächst zu einer Stimulierung der Stresshormone führt, kommt es langfristig zu einer **Ermüdung der Nebennierenrinde.**

FRAGE 9.22

Warum führen traumatische Ereignisse, bei denen die Medulla oblongata in Mitleidenschaft gezogen wird, rasch zum Tode?

Antwort Die Medulla oblongata, also das verlängerte Mark, enthält in ihrer weißen Substanz ein Bahnsystem aus **auf- und absteigenden Bahnen** und in ihrer grauen Substanz Steuerungszentren für lebenswichtige Regelkreise. Zum Beispiel beeinflusst das **Herz-Kreislauf-Zentrum** von hier aus den Herzschlag und die Kontraktionskraft des Herzens sowie die Weite der Blutgefäße. Das **Atemzentrum** reguliert von hier aus den Grundrhythmus der Atmung.

Die Konzentration lebenswichtiger Zentren in der Medulla oblongata birgt einerseits die Gefahr, dass Verletzungen rasch zum Tode führen können, andererseits können Patienten mit ausgefallener Großhirnfunktion aber weiterhin funktionierendem Hirnstamm unter Umständen weiterleben. In solchen Fällen, in denen lediglich die Hirnstammfunktion erhalten ist, spricht man von einem sogenannten **apallischen Syndrom.**

FRAGE 9.23

Nennen Sie die zwölf Hirnnerven und ihre Funktionen.

Antwort Insgesamt gibt es zwölf Hirnnervenpaare, die nach der Reihenfolge ihres Austritts aus dem Schädelraum von oben nach unten mit römischen Ziffern benannt und nach ihrer Funktion in sensorische, willkürmotorische und gemischte Hirnnerven eingeteilt werden:

Der **Nervus olfactorius** (N. I) ist ein sensorischer Nerv, der mit Rezeptoren in der Nasenschleimhaut beginnt und Geruchsempfindungen übermittelt. Der **Nervus opticus** (N. II) ist ebenfalls ein sensorischer Nerv und übermittelt optische Signale nach einer Umschaltung im Chiasma opticum zur primären Sehrinde. Die drei Augenmuskelnerven **Nervus oculomotorius** (N. III), **Nervus trochlearis** (N. IV) und **Nervus abducens** (N. VI) sind überwiegend willkürmotorische Nerven. Dabei versorgt der N. oculomotorius den Lidheber und vier der sechs äußeren Augenmuskeln. Seine parasympathischen Fasern steuern den Ziliarmuskel bei der Nah- und Fernakkomodation und verengen die Iris über den Sphinktermuskel der Pupille. Der Nervus trochlearis innerviert den über die Trochlea der Augenhöhle ziehenden schrägen Augenmuskel. Der dritte Augenmuskelnerv, der Nervus abducens, sorgt mit Hilfe des von ihm innervierten seitlichen geraden äußeren Augenmuskels für eine Seitwärtsbewegung des Augapfels. In der Reihenfolge des Austritts aus dem Schädelraum von oben nach unten befindet sich der **Nervus trigeminus** (N. V) vor dem Nervus abducens. Der Nervus trigeminus gehört insgesamt zu den gemischten Hirnnerven und besteht aus drei großen Ästen, dem Augenhöhlennerv, dem Oberkiefernerv und dem Unterkiefernerv. Zusammen versorgen sie die Gesichtsfläche von der Stirn bis zu den Ohren und zum Kinn sensibel und alle Kau- und Mundbodenmuskeln motorisch. Der **Nervus facialis** (N. VII) ist ebenfalls ein gemischter Nerv, dessen motorische Anteile die mimische Muskulatur des Gesichts versorgen. Parasympathische Fasern des N. facialis ziehen zur Tränendrüse und zur Unterkiefer- und Unterzungendrüse und sensorische Fasern leiten Geschmacksempfindungen zum Hirnstamm. Der dritte rein sensorische Hirnnerv ist der **Nervus vestibulocochlearis** (N. VIII). Er leitet Erregungen aus dem Gleichgewichtsorgan und dem Hörorgan zum Thalamus und von dort in die Großhirnrinde und in weitere Hirngebiete.

Der **Nervus glossopharyngeus** (N. IX) ist ein gemischter Nerv, dessen parasympathische Fasern zur Ohrspeicheldrüse ziehen, während seine motorischen Fasern die Rachenmuskeln, seine sensiblen Fasern die Rachenschleimhaut versorgen. Ebenfalls ein gemischter Nerv ist der **Nervus vagus** (N. X). Er innerviert als Hauptnerv des parasympathischen Systems einen Teil der Halsorgane, die Brust und einen Teil der Baucheingeweide. Dazu leitet er sowohl sensible Impulse von den Organen zum ZNS als auch efferente Impulse für die Motorik glatter Muskeln sowie für die Sekretion zu den inneren Organen. Sowohl der elfte als auch der zwölfte Hirnnerv sind motorische Nerven, wobei der **Nervus accessorius** (N. XI) die Muskeln des Halses und der **Nervus hypoglossus** (N. XII) die Muskulatur der Zunge versorgt.

FRAGE 9.24

Beschreiben Sie die Funktion des Kleinhirns.

Antwort Das Kleinhirn, auch Cerebellum genannt, verarbeitet Informationen des Gleichgewichtsorgans, des Tastsinns und der Tiefensensibilität. Mit Hilfe von Informationen aus dem Gleichgewichtsorgan steuert es vor allem die Körperpositionen zur **Aufrechterhaltung des Gleichgewichts.** Gemeinsam mit dem Großhirn steuert es über Fasern des extrapyramidalen Systems die **Grundspannung der Muskeln** und **stimmt Bewegungen aufeinander ab.**

Insgesamt wird das Kleinhirn zur Erfüllung seiner Aufgaben ständig über aufsteigende Kleinhirnbahnen des Rückenmarks aus peripheren Rezeptoren über die Muskel- und Gelenkstellungen informiert. Diese Sinnesqualität wird auch als **Tiefensensibilität** bezeichnet.

FRAGE 9.25
Was ist ein Spinalnerv? Beschreiben Sie seinen Verlauf.

Antwort Entlang der Wirbelsäule entspringen beiderseits in regelmäßigen Abständen insgesamt **31 Paare von Nervenwurzeln,** die sich jeweils zu den Spinalnerven vereinigen. Es handelt sich pro Seite um eine vordere und eine hintere Nervenwurzel, die sich für den Durchtritt durch das **Foramen intervertebrale** zu Spinalnerven zusammenschließen und einen Teil des peripheren Nervensystems darstellen.

Spinalnerven werden im Lumbalbereich häufig durch einen Bandscheibenvorfall komprimiert. Leitsymptome sind starke Rückenschmerzen mit Ausstrahlung in das Gesäß und/oder in das Bein, Sensibilitätsstörungen im betroffenen Gebiet und Lähmungen der Beine.

FRAGE 9.26
Erklären Sie die unterschiedliche Färbung der grauen und weißen Substanz.

Antwort In der **grauen Substanz** befinden sich eng beieinanderliegende **Nervenzellkörper,** während die **weiße Substanz** aus **Bahnen** bzw. einem Fasersystem besteht. Die weiße Färbung der Nervenfasern entsteht durch ihre myelinhaltige Umhüllung. **Myelin** ist ein Fett-Eiweiß-Gemisch, das makroskopisch weiß erscheint.

FRAGE 9.27
Welche Störung liegt bei folgendem Krankheitsbild zugrunde: Auf der rechten Körperseite sind Propriozeption, Tastsinn, Berührung, Druck und Vibration gestört; auf der linken Seite dagegen die grobe Propriozeption, Druck, Tastsinn, Nozizeption und Temperatursinn.

Antwort Bei der beschriebenen Störung handelt es sich vermutlich um eine sogenannte **dissoziierte Sensibilitätsstörung,** die sich in den unterschiedlichen Lage- und Verlaufseigenschaften der Hinterstrangbahnen und Vorderseitenstrangbahnen innerhalb der weißen Substanz des Rückenmarks begründet. **Hinterstrangbahnen** vermitteln die **epikritische Sensibilität** und kreuzen erst in der Medulla oblongata, während **Vorderseitenstrangbahnen,** die die **protopathische Sensibilität** vermitteln, bereits auf Höhe des Rückenmarksegments kreuzen. Das hat bei einer einseitigen Schädigung des Rückenmarks zur Folge, dass die epikritische Sensibilität auf der einen Körperseite und die protopathische Sensibilität auf der anderen Seite gestört sind.

Um bei dem Krankheitsbild der Fragestellung zu bleiben, sind auf der rechten Seite Propriozeption, Tastsinn, Berührung, Druck und Vibration, also die epikritische Sensibilität, und auf der linken Seite Propriozeption, Druck, Tastsinn, Nozizeption und Temperatursinn, also die protopathische Sensibilität gestört. Demzufolge liegt aller Wahrscheinlichkeit nach eine Schädigung auf der rechten Seite des Rückenmarks vor, die eine dissoziierte Sensibilitätsstörung bedingt.

FRAGE 9.28

Nennen Sie Beispiele für den gamma-motorischen Einfluss auf unseren Bewegungsapparat.

Antwort Das gamma-motorische System dient der Anpassung der unwillkürlichen **Muskelspindelgrundspannung** an den jeweiligen Spannungszustand des Muskels. Dabei unterliegt die Empfindlichkeit der Muskelspindel zusätzlich der zentralen Kontrolle des Gehirns und kann moduliert werden. Der Spannungszustand der Muskelspindeln spielt bei Bewegungsabläufen eine wesentliche Rolle. Beispielsweise werden die Muskelspindeln bei einem Sprung in die Tiefe so eingestellt, dass die auftretenden Kräfte bei der Landung optimal abgefangen werden können. Wird die Höhe jedoch falsch eingeschätzt, kann der Sprung zu Verletzungen führen, da die auftretenden Kräfte nicht adäquat abgefangen werden können. Besonders in Stresssituationen ist eine negative Auswirkung der Aktivität des gamma-motorischen Systems zu beobachten: Stress verursacht, zentral gesteuert, eine höhere Muskelspindelspannung, wodurch die Fähigkeit abnimmt muskulär zu entspannen. Dadurch nehmen auch die koordinativen Fähigkeiten ab, da eine hohe Muskelspannung gleichzeitig eine schlechtere Muskelreaktion mit sich bringt.

FRAGE 9.29

Beschreiben Sie den Reflexbogen eines Eigen- und eines Fremdreflexes.

Antwort Die Vermittlung eines Reflexes funktioniert als Regelkreis, der für die Konstanthaltung einer Regelgröße benötigt wird und aus den Anteilen Rezeptor, sensible Nervenfaser, Reflexzentrum, motorische Nervenfaser und Effektor besteht.

Bei einem **Eigenreflex** erfolgen **Reizaufnahme und Reizantwort aus demselben Muskel.** Der Rezeptor, beispielsweise die Sehne des Musculus quadriceps femoris, sendet einen Erregungsimpuls über sensible Nervenfasern in das Rückenmark. Hier trifft dieser Impuls direkt auf das Neuron, das die Reflexantwort übermittelt, sodass die Impulsantwort über motorische Nervenfasern zum Effektor geleitet wird und eine schlagartige Streckung des vorher gebeugten Kniegelenkes verursacht. Im Gegensatz dazu liegt bei **Fremdreflexen** ein **komplizierterer Reflexbogen** vor, bei dem im zentralen Nervensystem mehrere Verbindungsneurone zwischen sensiblen und motorischen Neuronen bzw. Nervenfasern liegen. Mehrere Synapsen sind beteiligt und der **Rezeptor liegt an einem anderen Ort als der Effektor.** Als prägnantes Beispiel für einen Fremdreflex ermöglicht die Abstützreaktion der Hände beim Fallen eine blitzschnelle Reaktion mehrerer Muskelgruppen.

FRAGE 9.30

Wo wird der Liquor produziert und welche Funktion hat die Blut-Liquor-Schranke?

Antwort Der Liquor cerebrospinalis, kurz Liquor, ist eine farblose Flüssigkeit, welche die Hohlräume im Gehirn sowie den Subarachnoidalraum ausfüllt. Er wird in zottenartigen Kapillargeflechten der **Pia mater** im Bereich der Ventrikel, den sogenannten **Plexus choroidei,** aus Blutplasma gebildet. Damit keine schädlichen Stoffe aus dem Blut zum Nervengewebe gelangen können, fungieren die Liquor bildenden Kapillargeflechte auch als Barriere. Die klinische Bedeutsamkeit dieser als **Blut-Liquor-Schranke** bezeichneten Barriere begründet sich zum Beispiel darin, dass sie nur von liquorgängigen Medikamenten passiert werden kann. Allerdings kann diese wichtige Barrierefunktion, beispielsweise bei einer Meningitis, durch entzündliche Veränderungen verloren gehen.

FRAGE 9.31

Warum äußert sich eine Protrusion oder ein Prolaps in der Regel zuerst in einem Kribbeln oder einem Taubheitsgefühl und dann erst in motorischen Ausfällen? Gehen Sie dabei auf den Unterschied zwischen radikulärer und pseudoradikulärer Symptomatik ein.

Antwort Sowohl bei einer Protrusion als auch bei einem Prolaps kommt es häufig zu einem **Druckanstieg im Bereich der Hinterwurzel,** wodurch zunächst die **Blutversorgung** der Nervenwurzel unterbrochen wird. Als Folge verringern sich die Aktionspotenziale der betroffenen Nerven, was sich beispielsweise in einem Kribbeln und einem Taubheitsgefühl äußern kann. Schmerzen und motorische Ausfälle treten dagegen erst auf, wenn das Nervengewebe durch länger **andauernde ischämische Verhältnisse** geschädigt ist. Typische **radikuläre Symptomatiken,** also Zeichen einer Beeinträchtigung oder gar Schädigung der Hinterwurzel, sind **Hyper-, Hypo- und Anästhesie, schmerzhafte Nervendehnung und Nervendruckpunkte, monosegmentale Erscheinungen** mit gesenkter Reflexaktivität, segmentaler Kraftverlust, Parästhesien und häufig ausschließlich **distale Schmerzempfindungen.**

Davon zu unterscheiden sind **pseudoradikuläre Symptome,** also Zeichen, die nicht von der Nervenwurzel selbst, sondern von anderen proximalen Strukturen ausgehen. Typisch sind nicht schmerzhafte Nervendehnungen, keine monosegmentalen Erscheinungen, eine normale Reflexantwort, kein segmentaler Kraftverlust, keine Parästhesien und Schmerzen, die sich von proximal nach distal ausbreiten.

FRAGE 9.32

Nennen Sie typische Veränderungen (ortho-)sympathischer Hyperaktivität an den Gelenken.

Antwort Alle Veränderungen, die durch eine (ortho-)sympathische Hyperaktivität verursacht werden, spielen sich in zwei bis drei Zeitphasen ab. Dabei finden immer zuerst funktionelle und dann strukturelle Veränderungen statt. Bleibt bei einer Segmentstörung der Zustand der Kapselkontraktion im Gelenk unbehandelt, kann es zu **Bewegungseinschränkungen,** einem **festen Endgefühl** und **Schmerzen** kommen. Die **Synovia** kann sich sowohl qualitativ als auch quantitativ verschlechtern und der **Gelenkknorpel** kann langsam dystroph werden. Sogar die **Gelenksensoren** können sich dahin gehend verändern, dass es zu morphologischen Anpassungen mit einer Senkung der Propriosensorenzahl bei einer gleichzeitigen Steigerung der Zahl der Nozizeptoren kommen kann.

FRAGE 9.33

Nennen Sie typische Veränderungen (ortho-)sympathischer Hyperaktivität an der Muskulatur.

Antwort Alle Veränderungen, die durch eine (ortho-)sympathische Hyperaktivität verursacht werden, spielen sich in zwei bis drei Zeitphasen ab. Dabei finden immer zuerst funktionelle und dann strukturelle Veränderungen statt. Geht eine Segmentstörung mit einer Aktivitätszunahme innerhalb des motorischen Vorderhorns einher und bleibt der daraus resultierende Zustand des erhöhten Ruhetonus aller Muskeln in dem Segment unbehandelt, folgt eine morphologische Anpassung dieser Muskulatur. Der relative **Anteil der tonischen Muskelfasern** pro Muskelgruppe steigt, die Muskelfaserlänge verändert sich und die in Serie geschalteten **Sarkomere pro Muskelfaser** nehmen ab.

FRAGE 9.34

Nennen Sie typische Veränderungen (ortho-)sympathischer Hyperaktivität an der Haut.

Antwort Alle Veränderungen, die durch eine (ortho-)sympathische Hyperaktivität verursacht werden, spielen sich in zwei bis drei Zeitphasen ab. Dabei finden immer zuerst funktionelle und dann strukturelle Veränderungen statt. Morphologische Veränderungen am kollagenen Bindegewebe der Haut und Unterhaut können als sogenannte **stumme Zone** klinisch mit **Hauteinziehungen und -verklebungen,** herabgesetzter **Verschiebbarkeit und Rollbarkeit** sowie veränderter **Konsistenz** bei dicker gewordener Haut erscheinen. Auf der einen Seite ist es möglich, dass Hautgefäße als Folge einer (ortho-)sympathischen Hyperaktivität verstärkt mit einer Weitstellung auf Reize reagieren, auf der anderen Seite kann es bei einer länger anhaltenden (ortho-)sympathischen Aktivitätssteigerung auch zu einer segmental herabgesetzten Hautdurchblutung kommen. Typische klinische Zeichen an betroffenen **Hautgefäßen** sind eine graue und zyanotische Hautfarbe, herabgesetzte Temperatur, unerwartete **Behaarung** oder pathologisches **Nagelwachstum** und die Abnahme des Wiederauffüllvorgangs der Kapillaren. Zusätzlich wird durch einen **Anstieg der Schweißproduktion** in Kombination mit herabgesetzter Temperatur der Haut das Kälteempfinden sensibilisiert. Durch eine mögliche unphysiologische Aktivierung der Musculi erectores pilii kann eine Gänsehaut entstehen. Bei den Hautsensoren kommt es bei den eingekapselten Nervenendigungen zunächst zu einem gesteigerten Empfinden von Mechano-, Tast-, Photo- und Thermosensoren, einer sogenannten **Hyperästhesie.** Bleibt der trophische Zustand unverändert, können sich klinische Zeichen einer **Dysästhesie** oder sogar einer Hypoästhesie bilden. Bei den Hautsensoren der freien Nervenendigungen führen Aktivitätsveränderungen zu einem gesteigerten Schmerzempfinden. Die resultierende Freisetzung von Substanz P sensibilisiert bestimmte Nervenfasern bis in ihr Ursprungsgebiet im Hinterhorn und es entsteht eine **sekundäre Hyperalgesie.** Das bedeutet, dass schmerzhafte Reize auch in segmental übereinstimmenden Strukturen Schmerzen verursachen, ohne dass dort eine Läsion vorliegt.

FRAGE 9.35

Nennen Sie typische Veränderungen (ortho-)sympathischer Hyperaktivität an den Nerven.

Antwort Alle Veränderungen, die durch eine (ortho-)sympathische Hyperaktivität verursacht werden, spielen sich in zwei bis drei Zeitphasen ab. Dabei finden immer zuerst funktionelle und dann strukturelle Veränderungen statt. Aufgrund einer schlechten Trophik verringert sich die **Reizschwelle** der dicken Nervenfasern peripherer Nerven, wodurch das Ruhepotenzial von −70 Millivolt nicht gehalten werden kann. In der Folge können bei sensiblen Fasern durch Druck, Dehnung oder auch **spontan Depolarisationen** ausgelöst werden, die wiederum zu **Parästhesien** führen können. Bei motorischen Fasern können Aktionspotenziale ausgelöst werden, sodass es zu **unwillkürlichen Zuckungen** kommen kann. Bei einem ausgedehnten ischämischen Zustand kann es sogar zu einer Leitungsblockierung kommen, einem **Konduktionsblock,** der sich als Taubheitsgefühl darstellt.

Veränderungen des Bindegewebes der Nervenwurzeln und der peripheren Nerven zeigen sich in Form von einer **verringerten Dehnbarkeit der Nerven.** Druck und Zug resultieren auf Dauer in lokalen Schmerzen. Segmentale Schmerzprojektionen sind möglich.

FRAGE 9.36

Nennen Sie wichtige Versorgungsgebiete des Plexus cervicalis.

Antwort Der Plexus cervicalis, also das Halsgeflecht, versorgt aus den **Halssegmenten C1 bis C4** die Haut und die Muskeln in der Hals- und Schulterregion. Motorisch wird aus dem Plexus cervicalis unter anderem die **Zungenbeinmuskulatur** versorgt. Nerven, die aus den Rami ventrales treten, laufen direkt zu den tiefen Halsmuskeln und innervieren so beispielsweise den **Musculus longus capitis,** den **Musculus longus colli** und obere Teile des **Musculus scalenus anterior.** Sensible Nervenfasern, die aus dem Plexus cervicalis hervorgehen, versorgen große **Hautgebiete der oberen Halsregion, des Nackens und der Oberseite der Schulter** bis ventral oberhalb des Schlüsselbeins. Ein besonders wichtiger Nerv aus dem Halsgeflecht ist der **Nervus phrenicus,** der das **Zwerchfell** sowohl motorisch als auch sensibel innerviert, also eine wichtige Rolle bei der Atmung spielt. Darüber hinaus werden auch das angrenzende **Pleura-** und **Peritonealgewebe** sowie das **Perikard** vom Nervus phrenicus sensibel innerviert.

FRAGE 9.37

Nennen Sie wichtige Versorgungsgebiete des Plexus brachialis.

Antwort Der Plexus brachialis, auch Armgeflecht genannt, umfasst auf spinaler Ebene die letzten vier Halssegmente sowie das erste Brustsegment (**C5–Th1**). Aus ihm entspringen neben kleineren Ästen zum Nacken und zur Schulter die drei großen Armnerven **Nervus radialis, Nervus ulnaris** und **Nervus medianus.**

Der Plexus brachialis wird aus Spinalnerven gebildet, die sich oberhalb des Schlüsselbeines zu den drei Primärstämmen **Truncus superior, Truncus inferior** und **Truncus medius** vereinigen. Im supraklavikulären Bereich verläuft der Plexus brachialis als Truncus supraclaviculare dorsal an der Klavikula entlang, bevor er in die Achsel mündet. Aus ihm zweigen der **Nervus dorsalis scapulae,** der **Nervus subclavius,** der **Nervus thoracicus longus** und der **Nervus supra-scapularis** ab. Im infraklavikulären Bereich teilt sich der Plexus brachialis in mehrere, untereinander verbundene Stränge, die Fasciculi, auf. Es handelt sich dabei um den **Fasciculus lateralis,** den **Fasciculus medialis** und den **Fasciculus posterior,** von denen der **Nervus thoracodorsalis,** der **Nervus subscapularis** und die **Nervi pectorales** abzweigen. Im Bereich der Axilla teilen sich die Fasciculi weiter in sieben periphere Nerven auf und innervieren den Arm und die Hand.

FRAGE 9.38

Was geht aus dem Fasciculus lateralis hervor?

Antwort Aus dem Fasciculus lateralis gehen der Nervus musculocutaneus und der Nervus medianus hervor. Der **Nervus musculocutaneus** versorgt den **Musculus coracobrachialis,** den **Musculus brachialis** und den **Musculus biceps brachii motorisch** und **als Nervus cutaneus antebrachii lateralis** die **laterale Seite des Unterarms sensibel.** Der **Nervus medianus** innerviert **motorisch** im Wesentlichen die **Pronatoren** und die meisten **Beugemuskeln des Unterarmes und des Daumens. Sensibel** versorgt er die **palmaren Hautbezirke** der radialen Hohlhand sowie des **ersten Fingers bis zur Hälfte des vierten Fingers.**

Bei einer Lähmung des Nervus medianus kommt es bei dem Versuch, eine Faust zu formen, zu dem klinischen Zeichen der sogenannten **Schwurhand.**

FRAGE 9.39
Was geht aus dem Fasciculus posterior hervor?

Antwort Aus dem Fasciculus posterior gehen der Nervus axillaris und der Nervus radialis hervor. Der **Nervus axillaris** versorgt **motorisch** den **Musculus teres minor** und den **Musculus deltoideus** sowie **sensibel die laterale Oberarmseite** in Höhe des Musculus deltoideus. Der **Nervus radialis** versorgt **motorisch** die **Strecker des Ober- und Unterarmes. Sensibel** innerviert er die **Streckseite von Ober- und Unterarm** sowie Teile des **Handrückens.**

Bei einer Lähmung des Nervus radialis kann die Hand nicht mehr dorsal extendiert werden, was dem klinischen Zeichen der sogenannten **Fallhand** entspricht.

FRAGE 9.40
Was geht aus dem Fasciculus medialis hervor?

Antwort Aus dem Fasciculus medialis gehen der Nervus ulnaris und die rein sensiblen Nervi cutanei brachii medialis und Nervi cutanei antebrachii medialis hervor. Der **Nervus ulnaris** innerviert **motorisch** den **ulnaren Teil der Beugemuskeln des Unterarmes,** die **Handmuskeln,** die **Muskulatur des Kleinfingers** sowie die **Musculi interossei** und **zwei ulnare Musculi lumbricales.** Zusätzlich übernimmt er die **motorische Innervation des Musculus adductor pollicis** und des **Musculus flexor pollicis brevis caput profundum. Sensibel** versorgt er die **Hautbezirke des vierten und fünften Fingers** und den angrenzenden **Handrücken.** Die rein **sensiblen Nervi cutanei brachii medialis** und **Nervi cutanei antebrachii medialis** versorgen die **mediale Haut des Oberarmes** beziehungsweise die mediale Haut des **Unterarmes.**

Eine Lähmung des Nervus ulnaris führt zu dem typischen klinischen Zeichen der **Krallenhand.**

FRAGE 9.41
Nennen Sie wichtige Versorgungsgebiete des Plexus lumbalis.

Antwort Der Plexus lumbalis, auch Lendengeflecht genannt, besteht aus einer Reihe von Nerven, die die **untere Bauchwand,** die **äußeren Geschlechtsorgane** sowie **Hautgebiete und Muskeln an den Beinen** versorgen. Beispielsweise werden die äußeren Geschlechtsorgane sowohl von Anteilen des **Nervus ilioinguinalis** als auch des **Nervus genitofemoralis** sensibel versorgt. Der Nervus ilioinguinalis innerviert dabei auch noch die kaudalen Bauchmuskeln motorisch, der Nervus genitofemoralis versorgt den Musculus cremaster motorisch und das ventro-mediale Hautgebiet des Oberschenkels sensibel.

Ein besonders wichtiger Nerv aus dem Plexus lumbalis ist der **Nervus femoralis.** Von ihm gehen motorische Äste an den Musculus iliopsoas und Musculus pectineus ab, bevor er sich an der Vorderseite des Oberschenkels in motorische und sensible Anteile aufzweigt. Die motorischen Anteile, die sogenannten Rami musculares, innervieren den Musculus sartorius und Musculus rectus femoris. Die sensiblen Anteile des Nervus femoralis, die Rami cutanei anteriores, versorgen die Haut an der vorderen und der medialen Fläche des Oberschenkels bis hin zum Kniegelenk.

FRAGE 9.42

Nennen Sie wichtige Versorgungsgebiete des Plexus sacralis.

Antwort Der Plexus sacralis, also das Kreuzgeflecht, umfasst auf spinaler Ebene das vierte Lumbalsegment bis zum dritten Sakralsegment (**L4–S3**) und ist in der Gesamtheit das größte Nervengeflecht des Menschen. Er besteht aus einer Reihe von unterschiedlichen Nerven, die **das Gesäß, einen Teil des Damms und die unteren Gliedmaßen** sowohl motorisch als auch sensibel versorgen.

Beispielsweise innerviert der **Nervus gluteus superior** motorisch den Musculus gluteus medius, den Musculus gluteus minimus und den Musculus tensor fasciae latae. Der **Nervus gluteus inferior** ist hingegen für die motorische Versorgung des Musculus gluteus maximus zuständig. Der längste und dickste Nerv des Menschen, der **Nervus ischiadicus,** entspringt ebenfalls dem sakralen Geflecht und teilt sich oberhalb des Kniegelenks in die zwei Äste **Nervus tibialis** und **Nervus peroneus** auf. Auf diese Weise werden über den Ischiasnerv die ischiokrurale Muskulatur und alle Muskeln des Unterschenkels sowie des Fußes motorisch innerviert. Gleichzeitig wird die sensible Versorgung der dorsalen Unterschenkel- und der lateralen Fußseite gewährleistet.

FRAGE 9.43

Nennen Sie wichtige Versorgungsgebiete des Plexus pudendus.

Antwort Der Plexus pudendus, auch Schamgeflecht genannt, umfasst auf spinaler Ebene die Sakralsegmente zwei bis vier (**S2–S4**). Er gewährleistet die sensible Versorgung der **Beckenbodeneingeweide,** des **Dammes** und der **äußeren Genitalien** und endet unter der Symphyse. Motorisch ist der Nervus pudendus verantwortlich für den **Musculus sphincter ani externus** und den **Beckenboden.**

FRAGE 9.44

Was ist ein Segment? Welche funktionalen Segmenteinteilungen sind geläufig?

Antwort Ein Segment umfasst **alle Strukturen und Organe, die von einem Spinalnerven innerviert werden,** einschließlich des dazugehörigen vegetativen Nervs. Strukturen der gleichen Gewebeart oder der gleichen Funktionseinheit, die einzelnen Segmenten zugeordnet werden können, ergeben so jeweils eine Möglichkeit einer funktionalen Segmenteinteilung. Geläufig sind die **Segmenteinteilung** des peripheren Nervensystems, die vegetative Segmenteinteilung, die segmentale Organisation von Muskulatur und Gelenken, die segmentale Organisation der Haut, die segmentale Organisation des Skeletts, die segmentale Organisation der inneren Organe und die segmentale Organisation von Gefäßen, Rumpf und Extremitäten.

Als Beispiel gibt es etwa bei der segmentalen Organisation der Muskeln und Gelenke eine Reihe von Muskeln, die hauptsächlich über ein bestimmtes Segment innerviert werden. Diese Muskeln haben klinisch eine hohe Relevanz und werden als **Kennmuskeln** bezeichnet. Gleiches gilt für Gelenke, die man hinsichtlich der sensiblen Innervation einem bestimmten Segment zuordnen kann. Sie werden als **Arthrome** bezeichnet und stimmen häufig regional mit den **Myotomen** und **Dermatomen** überein.

Nicht zu verwechseln ist die Bezeichnung der neurologischen Segmente mit der Bezeichnung der Wirbel selbst. Bei den Halswirbeln eins bis sieben treten die segmentalen Nerven oberhalb des gleichnamigen Wirbels aus dem Foramen intervertebrale aus, wohingegen sie ab dem ersten Brustwirbel unterhalb des Wirbels entspringen. Zwischen dem siebten Hals- und dem ersten Brustwirbel tritt der segmentale Nerv C8 aus, obwohl es bekanntermaßen keinen achten Halswirbel gibt.

FRAGE 9.45

Wodurch kann ein Schlaganfall verursacht werden?

Antwort Ein Schlaganfall ist eine **akute Durchblutungsstörung des Gehirns** mit neurologischen Ausfällen aufgrund einer massiven Schädigung bzw. einem völligen Untergang von Hirngewebe. In 85 % der Fälle liegt dem Schlaganfall bei der Entstehung eine **Ischämie,** also eine verminderte Blutversorgung, zugrunde,

die zum Hirninfarkt führt. Mögliche Ursachen einer Ischämie können Gefäßverschlüsse einer Hirnarterie oder hirnversorgender Gefäße, arterioarterielle Embolien, Embolien aus dem Herzen und auch entzündliche Gefäßerkrankungen sein. In den übrigen 15 % der Fälle ist der Schlaganfall Folge einer geplatzten Hirnarterie mit nachfolgender **Blutung** in das Gehirn.

Zu unterscheiden ist der Schlaganfall von der **zerebrovaskulären Insuffizienz,** die ein Sammelbegriff für alle Durchblutungsstörungen des Gehirns darstellt. Sie beinhaltet somit auch Schlaganfall-Vorstadien, wie z. B. eine Verwirrtheit, ein Gedächtnisverlust, eine transitorisch ischämische Attacke (TIA) oder ein prolongiertes reversibles ischämisches neurologisches Defizit (PRIND).

FRAGE 9.46

Wie können chronische Schmerzen entstehen?

Antwort Neben klassisch vermuteten Ursachen, wie eine verborgene Krankheit oder ein abweichender physischer Zustand, wird heutzutage eine dritte Erklärung für chronische Schmerzen herangezogen, **nämlich Schmerzen als mögliche Folgen eines Lernprozesses.** Es wird dabei davon ausgegangen, dass neuronale Systeme dynamisch sind, damit sie sich ständig an aktuelle Situationen anpassen können. Demnach findet plastische Modulation auf allen neuronalen Ebenen des Schmerzsinns statt. Veränderungsmöglichkeiten können sich so als **Anpassung der sensiblen Projektionsgebiete** in der Hirnrinde darstellen wie auch in einer **Sensibilisierung oder Inhibierung der Hinterhornneurone** auf Rückenmarksebene mit der Konsequenz einer veränderten Reizweiterleitung. Darüber hinaus kann es bei der Regeneration verletzter Nervenfasern zur **Bildung von Nervenknoten** kommen, welche eine Hypersensibilisierung hervorrufen können. Zusätzlich können Schmerzmediatoren in der Peripherie die **Reizschwelle der freien Nervenendigungen senken,** sodass das betreffende Hautgebiet ständig überempfindlich ist.

Die Voraussetzungen für chronische Schmerzen sind plastische und funktionale Veränderungen verschiedener neuronaler Strukturen. Infolge eines peripheren Gewebsschadens entwickelt sich durch diese Veränderungen ein schmerzempfindendes Areal im zentralen Nervensystem, das dann als Schmerzquelle nicht mehr in Abhängigkeit zum primären Schaden steht.

FRAGE 9.47

Beschreiben Sie drei verschiedene Nervendehntests.

Antwort Beim **Straight Leg Raising** (SLR) wird das betroffene Bein des Patienten aus der Rückenlage gestreckt angehoben. Auf diese Weise wird eine Traktion auf den Nervus ischiadicus ausgeübt, die wiederum eine Wirkung bis hin zu den lumbalen Nervenwurzeln hat. Ist der Test positiv, treten im Verlauf des Nervus ischiadicus Schmerzen auf.

Beim **umgekehrten Lasègue-Test** liegt der Patient in Bauchlage und der Nervus femoralis wird durch eine Hüftextension bei gleichzeitiger Knieflexion gespannt. Dadurch übt der Nerv eine Traktion auf die lumbale Nervenwurzel aus. Für einen **Test des Nervus cutaneus lateralis** wird die Hüftextension zusätzlich mit einer Hüftadduktion kombiniert. Um den **Nervus saphenus** zu **testen,** wird die Hüfte extendiert, abduziert und nach außen rotiert. Dazu wird das Knie gestreckt und gleichzeitig eine Eversion sowie Dorsalextension im Sprunggelenk durchgeführt.

Beim **Test nach Erb** befindet sich der Patient in Rückenlage. Der abduzierte, im Ellenbogengelenk gestreckte Arm wird mit einer dorsal extendierten Hand in Retroversion eingestellt. Zusätzlich kann die Halswirbelsäule in eine Lateralflexion zur Gegenseite eingestellt werden. Die Folge ist eine Traktion des Plexus brachialis.

FRAGE 9.48

Was sind neurogene Schmerzen?

Antwort **Neurogener Schmerz** entsteht durch eine **Reizung von Nervenfasern und Nervenbahnen.** Etwa bei einer Beeinträchtigung oder gar Unterbrechung dieser Fasern und Bahnen erscheint der neurogene Schmerz mit einer charakteristisch hellen und einschießenden Qualität in den entsprechenden Versorgungsgebieten der betroffenen Nerven. Gemäß der Definition der „International Association for the Study of Pain", gilt der neurogene Schmerz als Antwort auf vorübergehende Störungen im peripheren Nervensystem ohne klinische Anzeichen von Abweichungen in der axonalen Leitung oder im zentralen Verarbeitungssystem. Die Schmerzen sind damit ein Symptom eines extraneuralen reversiblen Ereignisses, beispielsweise eines Bandscheibenvorfalls. Dagegen beschreibt der **neuropathische Schmerz** eine Reaktion auf eine **morphologische Veränderung im Nervensystem,** gefolgt von einer **veränderten Schmerzverarbeitung im ZNS.** Der neuropathische Schmerz kann zwar auch einen regionalen Charakter haben, die Schmerzempfindung ist allerdings nicht von einer Reizung der Nozizeptoren abhängig und damit schlechter durch mechanische Stimulation zu lindern als der neurogene Schmerz.

FRAGE 9.49

Erklären Sie mindestens drei verschiedene Nerven-Kompressions-Tests.

Antwort Beim **Kemp-Test,** einem Kompressionstest der Nervenwurzel im Foramen intervertebrale, bringt der sitzende Patient seinen Oberkörper in eine Extension und Lateralflexion bei einer begleitenden Rotation in die Seitneige. Durch diese Bewegung schließen sich die Zygapophysialgelenke, wodurch sich der Druck im Foramen intervertebrale erhöht.

Der **Adson-Test** übt eine Kompression auf die durchlaufenden Nerven und Gefäße der hinteren Skalenuslücke aus. Dabei sitzt der Patient auf einem Hocker und sein Nacken wird leicht extendiert. Während seine Arme auf dem Schoß ruhen, wird sein Kopf bei gleichzeitiger tiefer Einatmung aktiv jeweils für 30 Sekunden in Links- bzw. Rechtsrotation gehalten, um den freien Durchlauf des neurovaskulären Bündels zu testen.

Beim **Eden-Test,** einem Kompressionstest für Gefäße und Nerven beim Durchlauf zwischen der ersten Rippe und der Klavikula, befindet sich der Patient entweder in der Hocke oder im Stand. Durch einen Zug am Arm bringt der Therapeut die Schulter in eine Retraktion mit gleichzeitiger Depression. Der Patient begibt sich dann in eine gegenseitige Lateralflexion bei gleichzeitiger forcierter Einatmung. Diese Position wird dann 30 Sekunden lang gehalten.

FRAGE 9.50

Erklären Sie das Prinzip der Kennmuskel-Tests.

Antwort Obwohl die Innervation aller Muskeln multisegmental erfolgt, werden bestimmte Muskeln hauptsächlich über ein bestimmtes Segment versorgt. Kennmuskeltests bewerten in der **Diagnostik bestimmte segmentale Etagen.** In der Ausführung wird ein Kennmuskel, beispielsweise der **Musculus tibialis anterior für das vierte Lumbalsegment,** im Seitenvergleich auf Kraft getestet. Ist die Kraftdifferenz zwischen den Seiten nicht sofort offensichtlich, wird der Test bis zu fünfmal gegen Widerstand über die gesamte Bewegungsbahn wiederholt. Bei einer einseitig festgestellten Schwäche gilt der Test als positiv.

FRAGE 9.51

Wie wird der Bauchhautreflex ausgelöst?

Antwort Um den Bauchhautreflex auslösen zu können, streicht der Therapeut schnell und leicht mit dem Griff seines Reflexhammers über die Bauchhaut des in Rückenlage liegenden Patienten. Die Strichführung erfolgt dabei von lateral nach medial bis zur Mittellinie oberhalb, in Höhe und unterhalb des Bauchnabels. Die Streichung wird wiederholt, bis sich als Reflex eine **Kontraktion der Bauchmuskulatur** mit einer Nabelbewegung in die jeweilige Reizrichtung zeigt. Es handelt sich bei dem Bauchhautreflex um einen **Fremdreflex,** der **Störungen der Pyramidenbahnen** testet. Bleibt der Reflex aus, gilt der Test als positiv.

KAPITEL

10 Haut und Sinnesorgane

10.1 Fragenübersicht

Frage 10.1

Welche Funktionen hat die Haut?

Frage 10.2

Aus welchen Schichten besteht die Haut?

Frage 10.3

Welche Funktion haben die Melanozyten?

Frage 10.4

Welche Faktoren bestimmen die Hautfarbe?

Frage 10.5

Wo liegen die Druck- und Vibrationstastkörperchen?

Frage 10.6

Was versteht man unter Wundheilung?

Frage 10.7

Welche zwei Arten von Wundheilung gibt es?

Frage 10.8

Beschreiben Sie die Phasen der Wundheilung.

Frage 10.9

Wie ist ein Haar aufgebaut?

Frage 10.10

Welche Drüsen gibt es in der Haut?

Frage 10.11

Was ist ein Dekubitus?

Frage 10.12

Worauf deutet eine Rötung der Haut hin?

Frage 10.13

Wie werden Verbrennungen eingeteilt?

Frage 10.14

Was versteht man unter Sensibilität?

Frage 10.15

Was sind Rezeptoren?

Frage 10.16

Was versteht man unter Sinnesmodalität und was unter Sinnesqualität?

Frage 10.17

Was ist eine Zweipunktschwelle?

Frage 10.18

Für welche Geschmacksqualitäten gibt es Rezeptoren?

Frage 10.19

Aus welchen Schichten ist der Augapfel aufgebaut?

Frage 10.20

Wie heißen die Sinneszellen der Netzhaut?

Frage 10.21

Wie nennt man die Anpassung der Linse an Nah- und Fernsicht?

Frage 10.22

Was zählt zum optischen Apparat des Auges?

Frage 10.23

Welche Schutzeinrichtungen des Auges gibt es?

Frage 10.24

Welche Strukturen befinden sich in der Paukenhöhle?

Frage 10.25

Wo liegen die Sinnesrezeptoren für den Gehör- und Gleichgewichtssinn?

Frage 10.26

Welche Formen von Schwerhörigkeit gibt es?

Frage 10.27

Welcher Sinnesrezeptor des Gleichgewichtsorgans nimmt Dreh- und welcher Linearbeschleunigungen wahr?

Frage 10.28

Was ist ein Nystagmus?

10.2 Fragen und Antworten

FRAGE 10.1
Welche Funktionen hat die Haut?

Antwort Die Haut hat als größtes menschliches Organ mehrere Funktionen: Als **Schutzmantel** vor schädlichen Einflüssen trennt sie Innen- und Außenwelt und ist mit diversen Rezeptoren und Tastkörperchen ein wichtiges **Sinnesorgan.** Sie reguliert über Flüssigkeitsabgabe und Hautgefäßmotorik die **Körpertemperatur** und greift auch in den **Flüssigkeitshaushalt** ein. Darüber hinaus ist die Haut auch als **Kommunikationsorgan** eine Art „Spiegel der Seele" – man denke nur an alltäglich verwendete Ausdrücke, wie „vor Neid erblassen" oder „vor Scham erröten".

FRAGE 10.2
Aus welchen Schichten besteht die Haut?

Antwort Die Haut, in der medizinischen Fachsprache als **Kutis** bezeichnet, besteht aus zwei Hauptschichten: An der äußeren Oberfläche befindet sich die **Oberhaut,** die sogenannte **Epidermis,** die der unteren Haupthautschicht, der **Lederhaut** oder auch **Korium,** aufgelagert ist. Die darunter liegende **Unterhaut,** die **Subkutis,** ist funktionell sehr eng mit der Lederhaut verbunden und wird sogar von einigen Autoren als dritte Hautschicht bezeichnet.

Sowohl die Ober- als auch die Lederhaut sind wiederum in unterschiedlichen Lagen, den Strati, aufgeschichtet. Bei der Oberhaut kann die Anzahl der Strati je nach mechanischer Belastung bzw. Belastbarkeit zwischen vier und fünf Schichten variieren. Dem mechanischen Schutz dienen vor allem das **Stratum corneum** sowie das **Stratum lucidum,** die gemeinsam den **Strati granulosum, spinosum** und **basale** als Bestandteile der Epidermis aufliegen.

Der obere Abschnitt der Lederhaut, das **Stratum papillare,** bildet die Grenze zur Oberhaut, wohingegen das **Stratum reticulare** den unteren Abschnitt der Lederhaut und damit die Kontaktfläche zur Unterhaut darstellt.

FRAGE 10.3
Welche Funktion haben die Melanozyten?

Antwort Melanozyten bilden das **Melanin,** ein Pigment, das der Haut seine Farbe und auch seine Sonnenbräune gibt. Dabei bestimmt unter anderem der relative Melaninanteil die Hautfarbe, nicht die Zahl der Melanozyten. Diese Zahl ist bei allen menschlichen Rassen ungefähr die gleiche. Melanozyten befinden sich **im Stratum basale und im Stratum spinosum** der Epidermis, also in der Basalzell- und Stachelzellschicht der Oberhaut, die zusammen wie ein Sonnenschirm die tieferen Hautschichten **vor schädlichen Einflüssen von UV-Licht schützen.** Nehmen allerdings die Melanozyten, beispielsweise bei übermäßiger Sonneneinstrahlung, selbst Schaden, so ist eine Zellentartung möglich. Es kann ein malignes **Melanom** entstehen.

FRAGE 10.4
Welche Faktoren bestimmen die Hautfarbe?

Antwort Der **Melaninanteil,** der **Karotinanteil** und die **Durchblutung** der Blutkapillaren sind Faktoren, die die Hautfarbe bestimmen. Melanin ist ein Pigment der Oberhaut, welches von den Melanozyten gebildet wird, wohingegen Karotin ein Pigment der Leder- und Unterhaut ist. Der Durchblutungszustand der Blutkapillaren in der Lederhaut hat ebenfalls Einfluss auf die Hautfarbe und erlaubt sogar Rückschlüsse auf die Sauerstoffsättigung des Blutes. Beispielsweise weisen rosige Wangen auf eine gute Sauerstoffsättigung hin, während blau gefärbte Lippen durch ein Sauerstoffdefizit begründet sein können.

FRAGE 10.5
Wo liegen die Druck- und Vibrationstastkörperchen?

Antwort In der **Unterhaut** befinden sich neben den Schweißdrüsen und den unteren Abschnitten der Haarbälge auch spezielle Druck- und Vibrationstastkörperchen, die nach ihren Entdeckern **Vater-Pacini-Lamellenkörperchen** benannt sind.

Diese **Mechanorezeptoren** kommen auch in **Organen, Muskeln und Gelenken** vor. Sie bestehen aus zwiebelschalenartig angeordneten Bindegewebsschichten, zwischen denen Dendriten eingelagert sind.

FRAGE 10.6
Was versteht man unter Wundheilung?

Antwort Unter Wundheilung versteht man alle **physiologischen Vorgänge zum Verschluss einer Wunde und zur Regeneration des zerstörten Gewebes.** Bleibt beispielsweise bei einer oberflächlichen Schürfung der Haut die Basalschicht der Epidermis unbeschädigt, heilt die Wunde in der Regel mit neugebildeten intakten Hautzellen aus. Die **Basalschicht bildet dann neue Hautzellen** und gibt sie in Richtung Oberfläche ab. Wird dagegen die Basalschicht, zum Beispiel bei einem tiefen Schnitt, mit verletzt, kommt es zu einer sogenannten **Defektheilung.** Es bildet sich eine Narbe. Man spricht in diesem Zusammenhang von einer Defektheilung, da Narben bindegewebiges Ersatzgewebe ohne Hautanhangsgebilde sind und so die Haut in ihren physiologischen Funktionen einschränken.

FRAGE 10.7
Welche zwei Arten von Wundheilung gibt es?

Antwort Je nach Art der Entstehung und dem Ausmaß der Besiedelung mit infektiösen Erregern können zwei Arten von Wundheilung unterschieden werden: Bei der **primären Wundheilung** liegen die Wundränder nahe beieinander, sodass sich durch **einfaches Zusammenwachsen** nur eine schmale Narbe bildet. Beispielsweise kann eine keimarme, saubere, glatte und frische Operationswunde, die durch eine Naht verschlossen wurde und keinen Infekt nach sich zieht, in zehn bis zwölf Tagen ausheilen. Demgegenüber kommt es zu einer **sekundären Wundheilung,** wenn als Ausgangssituation größere Gewebsdefekte, klaffende oder ältere Wunden oder bakteriell kontaminierte Wunden vorliegen. Diese Art der Wundheilung verläuft über eine ausgedehnte Vernarbung von **Granulationsgewebe** und dauert damit wesentlich länger als die primäre Wundheilung.

FRAGE 10.8

Beschreiben Sie die Phasen der Wundheilung.

Antwort Die Wundheilung kann in drei unterschiedliche Phasen eingeteilt werden, die vom Prinzip her sowohl für die primäre als auch für die sekundäre Wundheilung gelten. Die Dauer der einzelnen Phasen ist jedoch unterschiedlich.

Die erste Phase, die sogenannte **Exsudationsphase,** dauert durchschnittlich **vier Tage.** Im Phasenverlauf wird die Wunde zunächst durch Gerinnungsvorgänge verklebt, woraufhin sich die umliegenden Blutgefäße erweitern und ihre Durchlässigkeit für Gewebsflüssigkeit und Abwehrzellen erhöhen. Es entsteht in der Regel ein **Wundödem** und durch die **einwandernden Abwehrzellen** werden Bakterien und Gewebstrümmer abgebaut. Die sekundäre Wundheilung kann unter anderem dadurch verzögert werden, dass deutlich mehr Gewebsnekrosen abgeräumt werden müssen.

Etwa ab dem fünften Tag schließt sich im Normalfall die **Proliferationsphase** an. Von den Wundrändern her sprossen Kapillaren und Bindegewebszellen in das Wundbett ein und es bildet sich **gefäßreiches Granulationsgewebe,** sodass nach knapp einer Woche **Kollagenfasern** aufgebaut werden und die **Wundkontraktion** beginnt. Da bei einer sekundären Wundheilung mehr Wundfläche überbrückt werden muss, dauert diese Phase dementsprechend länger.

Durchschnittlich vom **11. bis zum 21. Tag** nach Beginn der Wundheilung setzt die **Regenerationsphase** ein, in der das Bindegewebe zellärmer und faserreicher wird und sich die **Narbe festigt.** Bei der sekundären Wundheilung wird mehr Zeit in dieser Phase beansprucht, da mehr Fläche repariert werden muss.

Wichtig für die Funktionalität ist, dass das neue Gewebe während der Proliferation richtig angelegt wird. Es sollte auf die normale Funktion vorbereitet werden, bevor es sich endgültig stabilisiert. Eine vorsichtige Mobilisation sollte daher optimalerweise in der Proliferationsphase beginnen, damit sich die Kollagenfasern optimal anordnen können. Zu berücksichtigen ist dabei allerdings stets die adäquate Reizdosierung.

FRAGE 10.9
Wie ist ein Haar aufgebaut?

Antwort Anatomisch gesehen kann man sich ein Haar als einen **Faden von zusammengeflochtenen, verhornten Zellen** vorstellen, der jeweils aus einem Haarschaft und einer Haarwurzel besteht. Jedes Haar ist mit einer Talgdrüse verbunden, deren Ausführungsgang am **Haarschaft** auf der Hautoberfläche mündet. Die **Haarwurzel** reicht bis in die Kutis, manchmal sogar bis in die Subkutis und verbreitert sich am Ende zu einem sogenannten **Bulbus,** einer zwiebelförmigen Struktur, die in ihrem Kern die **Haarpapille** beherbergt. Diese Papille enthält sowohl die Zellschicht, von der aus neue Haarzellen gebildet werden, als auch viele Blutgefäße, über die das Haar mit Nährstoffen versorgt wird.

Die Haarwurzel wird durch einen **Haarfollikel,** einem Bestandteil der Kutis bzw. Subkutis, umschlossen. Er besteht aus zwei Schichten, einem externen und einem internen Wurzelblatt. Um die Haarfollikel herum enden sehr empfindliche Nervenfasern, die feinste Haarbewegungen registrieren.

FRAGE 10.10
Welche Drüsen gibt es in der Haut?

Antwort Bei den Hautdrüsen kann man zwischen Talg-, Schweiß- und Duftdrüsen unterscheiden. **Talgdrüsen** sind im Allgemeinen an **Haarfollikel gebunden,** wobei beispielsweise bei den Lippen, dem Penis, den kleinen Schamlippen und den Augenlidern die Drüsen auch unabhängig von Haaren an der Oberfläche münden. Eine spezielle Form von Talgdrüsen befindet sich im Gehörgang. Die dort vorkommenden Drüsen produzieren ein gelblichbraunes Sekret, das als Ohrenschmalz oder auch **Cerumen** bezeichnet wird. Nur in den Hand- und Fußsohlen kommen keine Talgdrüsen vor.

Schweißdrüsen, deren Ausführungsgänge in einer Hautpore enden, verteilen sich über den gesamten Körper. Davon ausgenommen sind jedoch der Lippenrand, das Nagelbett, die Eichel, die Klitoris, die kleinen Schamlippen und das Trommelfell, wogegen eine besonders hohe Schweißdrüsendichte im Bereich der **Hand- und Fußsohlen** vorliegt.

Duftdrüsen, deren Ausführungsgänge an Haarfollikeln enden, finden sich in den Achselhöhlen, der Schamregion und im Bereich der Brustwarzen. Mit Beginn der Pubertät produzieren die Drüsen ein duftendes Sekret, das Signalwirkung bei sexuellen Vorgängen hat.

FRAGE 10.11
Was ist ein Dekubitus?

Antwort Unter einem Dekubitus versteht man in der Medizin eine lokale Schädigung der Haut und des darunter liegenden Gewebes durch **länger andauernde Druckeinwirkung.** Anfangs bedingt die einwirkende Kompression der hautversorgenden Gefäße **Durchblutungsstörungen,** sodass als Folge zunächst eine regionale Mangelversorgung der Haut in Form von Rötung entsteht. In der weiteren Entwicklung kann jedoch die unter Druck stehende **Haut absterben,** sodass sich Hautdefekte bilden, die bis zu den Muskeln und sogar bis zu den Knochen reichen können.

Körperstellen, an denen die **Haut dem Knochen direkt aufliegt,** beispielsweise das Kreuzbein, die Fersen und die Ellenbogen, sind besonders von der Gefahr eines Dekubitus bedroht.

FRAGE 10.12

Worauf deutet eine Rötung der Haut hin?

Antwort Die genaue Beobachtung der Haut kann wichtige Informationen über die seelische und körperliche Verfassung eines Patienten liefern. Eine Hautrötung kann dabei allerdings auf unterschiedliche Ursachen hindeuten: Zum einen kann es sich um eine relativ harmlose Erscheinung aufgrund von **Anstrengungen und Aufregung** oder auch von **erhöhter Außentemperatur** handeln. Daneben kann sogar der maßvolle Konsum von **Alkohol** bereits zu einer Erweiterung der Blutgefäße führen und so nach außen als gerötete Hautfarbe erscheinen. Zum anderen kann eine Rötung der Haut aber auch ein Symptom von Alkoholmissbrauch, **Verbrennung, Fieber** oder sogar **entzündlicher Hautveränderung** sein. Es ist stets zu berücksichtigen, dass eine Rötung ein Kardinalsymptom einer Entzündung ist.

FRAGE 10.13

Wie werden Verbrennungen eingeteilt?

Antwort Verbrennungen, also Schädigungen der Haut durch Hitzeeinwirkung oder vergleichbare Noxen, werden **entsprechend ihrer Tiefenausdehnung** in drei verschiedene Grade eingeteilt: Eine **lokale Schwellung und Rötung der Haut,** etwa bei kräftigen Sonnenbrand, deuten auf eine Verbrennung **ersten Grades** hin. Bilden sich zusätzlich **Brandblasen** im betroffenen Hautareal, handelt es sich um eine Verbrennung **zweiten Grades.** Sind Ober- und Lederhaut gar vollkommen zerstört und durch **Verkohlungen** gekennzeichnet, liegt der **dritte und damit schlimmste Grad** einer Verbrennung vor.

Ausgedehnte Verbrennungen können lebensgefährlich sein, da die Betroffenen Flüssigkeit und Eiweiße über die Wunden verlieren. Als Folge kann es zu einem Blutdruckabfall, einer geschwächten Immunlage sowie Nieren- und Lungenfunktionsstörungen kommen.

FRAGE 10.14

Was versteht man unter Sensibilität?

Antwort Sensibilität ist die **Fähigkeit des Körpers, Veränderung in der Umwelt oder in seinem Inneren über spezielle Sinnesorgane wahrzunehmen.** Sinnesorgane informieren den Menschen über sich selbst und über seine Umwelt. Das „Bewusstwerden“ von Sinneseindrücken ist ein Prozess, der in Phasen verläuft:

Ein **Reiz** erregt zunächst einen **Rezeptor,** woraufhin **Nervenimpulse** ausgelöst und über das **Rückenmark** zum **Gehirn** fortgeleitet werden. Da dort ständig eine Fülle von Rezeptorsignalen eintrifft, findet zunächst eine **Filterung** statt, sodass schließlich nur die für das Individuum relevanten Signale in der Großhirnrinde **bewusst wahrgenommen** werden.

FRAGE 10.15
Was sind Rezeptoren?

Antwort Abstrakt gesagt sind Rezeptoren spezielle **Empfangseinrichtungen für spezifische Reizqualitäten.** Im einfachsten Fall liegen sie als freie Nervenendigungen im Gewebe, in anderen Fällen bilden sie zusammen mit spezialisierten Zellen von anderen Geweben komplexe Sinnesorgane.

Rezeptoren werden von bestimmten inneren oder äußeren Reizen angeregt und **leiten die Reaktion dann in Form von elektrischen Impulsen oder chemischen Reaktionen weiter.** Ein bestimmter Reiz von ausreichender Stärke bewirkt an einem für diese Reizart empfänglichen Rezeptor eine Veränderung des Membranpotenzials. Sobald dieses eine gewisse Schwelle überschreitet, wird an der mit dem Rezeptor verbundenen sensiblen Nervenzelle ein Aktionspotenzial ausgelöst, das über das Axon fortgeleitet wird.

FRAGE 10.16
Was versteht man unter Sinnesmodalität und was unter Sinnesqualität?

Antwort **Alle Sinneseindrücke, die durch ein bestimmtes System von Rezeptoren vermittelt werden,** bezeichnet man als **Sinnesmodalität.** Innerhalb jeder Modalität werden **verschiedene Sinnesqualitäten** differenziert, beispielsweise die unterschiedlichen Farben beim Sehen. Stellungs-, Kraft- und Bewegungssinn sind also Sinnesqualitäten, die als Rezeptorsystem gemeinsam die Sinnesmodalität der Tiefensensibilität vermitteln.

Neben der Modalität und der Qualität kennzeichnet die Quantität als weitere Dimension der Sinneseindrücke die **Stärke der Sinnesempfindung,** etwa die Lautstärken beim Hören.

FRAGE 10.17
Was ist eine Zweipunktschwelle?

Antwort Die Zweipunktschwelle ist die **Fähigkeit, zwei Reize getrennt voneinander wahrzunehmen.** Sie beschreibt das **räumliche Auflösungsvermögen** eines bestimmten Hautareals. Druck und Berührungsempfindungen lassen sich nur an bestimmten Punkten der Haut, den sogenannten Tastpunkten, auslösen. Es handelt sich dabei um die von einem Rezeptor versorgten Hautareale, die beispielsweise an den Fingern relativ zahlreich und am

Stamm relativ selten vorkommen. Dementsprechend ist die Zweipunktschwelle an verschiedenen Körperstellen unterschiedlich groß.

FRAGE 10.18

Für welche Geschmacksqualitäten gibt es Rezeptoren?

Antwort Alle Geschmacksempfindungen beruhen auf den vier Grundqualitäten süß, sauer, bitter und salzig. Aller Wahrscheinlichkeit nach sind für jede dieser Qualitäten bestimmte Rezeptortypen zuständig, die im Mund unterschiedlich verteilt sind: Die **Rezeptoren für die Qualität süß** liegen vorwiegend an der Zungenspitze, wohingegen die **„Sauer-Rezeptoren"** am Zungenrand lokalisiert sind. **Bitter-Rezeptoren** finden sich am Zungengrund und die Rezeptoren für die Qualität **salzig** liegen sowohl an der Zungenspitze als auch am vorderen seitlichen Zungenrand.

Ganz allgemein befinden sich die Rezeptoren für den Geschmackssinn in sogenannten **Geschmacksknospen.** Diese liegen in den verschiedenen Schleimhauterhebungen der Zunge, den Zungenpapillen, besonders konzentriert vor. Sie finden sich aber auch im Bereich der Mundschleimhaut, des Rachens und des Kehldeckels.

FRAGE 10.19

Aus welchen Schichten ist der Augapfel aufgebaut?

Antwort Der kugelförmige Augapfel ist zwiebelschalenartig aus drei Schichten aufgebaut: einer **äußeren, mittleren und inneren Augenhaut.**

Die äußere Haut, auch als **Lederhaut oder Sklera** bezeichnet, besteht aus festem Bindegewebe und bildet das „Weiße" im Auge. Sie umhüllt den Augapfel und geht an der ventralen Seite in die lichtdurchlässige Hornhaut über. Die mittlere Haut, die **Aderhaut oder Chorioidea,** versorgt mit ihren zahlreichen Gefäßen die Netzhaut mit Nährstoffen. An der Vorderseite des Augapfels geht die Aderhaut in den **Ziliarkörper** über, der über Ziliarmuskeln und bindegewebige Fasern den Krümmungszustand der Linse verändern kann. Noch weiter vorne schließt sich die mittlere Haut an die **Regenbogenhaut,** die Iris, an.

Zur inneren Augenhaut gehören die **Netzhaut** mit den Sinneszellen und das **Pigmentepithel,** welches die Netzhaut umkleidet und den Stoffwechsel zwischen Netz- und Aderhaut unterstützt.

FRAGE 10.20

Wie heißen die Sinneszellen der Netzhaut?

Antwort Die Sinneszellschicht der Netzhaut enthält lichtempfindliche Photorezeptorneuronen, die Zapfen und Stäbchen. **Zapfen** finden sich vor allem im Zentrum der Netzhaut. Sie nehmen vornehmlich **Farbunterschiede** und genaue Abbildungen wahr. Ihre Zuständigkeit liegt im Sehen bei Tag.

Dagegen sind die mehr in der Netzhauptperipherie angesiedelten **Stäbchen** für das Dämmerungssehen geeignet. Sie erkennen unterschiedliche **Helligkeitsstufen** sowie schemenhafte Bewegungseindrücke.

FRAGE 10.21
Wie nennt man die Anpassung der Linse an Nah- und Fernsicht?

Antwort Der Anpassungsvorgang der Linse an Nah- und Fernsicht wird **Akkommodation** genannt. Damit ein Gegenstand in geeigneter Weise auf der Netzhaut abgebildet werden kann, muss die **Brechkraft der Linse ständig über den ringartigen Ziliarmuskel variiert** werden. Beispielsweise erschlafft der Ziliarmuskel beim Sehen in die Ferne. Die Linse flacht dadurch ab, ihre Brechkraft wird entsprechend verringert.

FRAGE 10.22
Was zählt zum optischen Apparat des Auges?

Antwort Ganz allgemein umfasst der optische Apparat des Auges alle lichtbrechenden Strukturen. Zum optischen Apparat zählen die **Hornhaut,** das **Kammerwasser,** die gefäßlose und transparente **Linse** und der **Glaskörper,** der aus einer gallertartigen Masse besteht und den Innenraum des Augapfels füllt. Der optische Apparat des Auges ist mit dem Linsensystem eines Fotoapparates zu vergleichen, das einfallende Lichtstrahlen zu einem scharfen Bild bündelt.

FRAGE 10.23
Welche Schutzeinrichtungen des Auges gibt es?

Antwort Als Schutzeinrichtungen des Auges existieren die Augenbrauen, die Augenlider, die Wimpern, die Bindehaut und der Tränenapparat. Während die **Augenbrauen** einen Schutzwall, beispielsweise vor zu intensiver Sonneneinstrahlung, bilden, dienen **Augenlider und Wimpern** vor allem dem Schutz vor Fremdkörpern. Die **Bindehaut** übernimmt durch ihren Reichtum an Blutgefäßen eine Abwehrfunktion gegenüber eindringenden Erregern. Der **Tränenapparat** dient dem Schutz vor Austrocknung und auch der Ausschwemmung von Fremdkörpern.

FRAGE 10.24
Welche Strukturen befinden sich in der Paukenhöhle?

Antwort Als Hauptteil des Mittelohrs befindet sich die Paukenhöhle in einer kleinen, luftgefüllten Höhle des Felsenbeins. Quer durch die Paukenhöhle verläuft die Kette der drei **Gehörknöchelchen Hammer, Amboss und Steigbügel,** in der medizinischen Fachsprache Malleus, Incus und Stapes genannt.

Ein Anteil des Hammers liegt dem Trommelfell, ein anderer der Mittelohrwand an. Über einen Fortsatz ist der Hammer gelenkig mit dem Amboss verbunden. Dieser ist wiederum mit dem Steigbügel verknüpft, der sich mit seiner Fußplatte genau in das ovale Fenster zum Innenohr einpasst. Zusammen wandeln die Gehörknöchelchen auf das Trommelfell einwirkende **Luftschwingungen in Knochenschwingungen** um. Gleichzeitig schützen sie das Innenohr vor Schädigungen, indem sie extreme Vibrationen oder Lärm dämpfen.

FRAGE 10.25

Wo liegen die Sinnesrezeptoren für den Gehör- und Gleichgewichtssinn?

Antwort Sowohl die Sinnesrezeptoren für den Gehör- als auch die für den Gleichgewichtssinn liegen **im Innenohr.** Dieses befindet sich in einem komplizierten Hohlraumsystem, dem knöchernen **Labyrinth des Felsenbeins.** Es besteht aus den drei Abschnitten **Vorhof, Bogengänge** und **Schnecke.** Im Vorhof und in den Bogengängen befinden sich die Sinnesrezeptoren für das Gleichgewicht, während die Schnecke im **Corti-Organ** die Sinnesrezeptoren für das Gehör beherbergt.

FRAGE 10.26

Welche Formen von Schwerhörigkeit gibt es?

Antwort Je nach Ort der Schädigung kann man bei der Schwerhörigkeit eine Schallleitungs- und eine Schallempfindungs-Schwerhörigkeit unterscheiden. Während bei der **Schallleitungs-Schwerhörigkeit** eine Störung im Bereich des **äußeren Ohrs und Mittelohrs** bis hin zum ovalen Fenster vorliegt, handelt es sich bei der **Schallempfindungs-Schwerhörigkeit** um eine Schädigung im **Innenohr** oder um eine Beteiligung der **Hörnerven** oder des **ZNS.**

Bei der **Altersschwerhörigkeit** sind vor allem die hohen Töne und damit besonders das Hörvermögen für Sprache gestört. Das Hörvermögen kann in diesem Fall durch Anpassung eines Hörgerätes verbessert werden.

FRAGE 10.27

Welcher Sinnesrezeptor des Gleichgewichtsorgans nimmt Dreh- und welcher Linearbeschleunigungen wahr?

Antwort **Linearbeschleunigungen** werden von den Sinneszellen der **Makulaorgane im Vorhof des Innenohrs** wahrgenommen. Dafür enthalten sowohl das große Vorhofsäckchen, der **Utriculus,** als auch das kleine Vorhofsäckchen, der **Sacculus,** in ihrer Wand jeweils ein Sinnesfeld, die sogenannte Makula. Sie liegt im Utriculus in horizontaler, im Sacculus in vertikaler Ebene und ist über Härchen mit den Sinneszellen verbunden. Je nach Belastungsrichtung in gerader horizontaler bzw. vertikaler Richtung bewirkt die Makula

Zug oder einen Druck an den Sinneszellen und liefert so den nötigen Input. Dieser wird von den Sinneszellen registriert und als Impuls zum ZNS übermittelt.

Dagegen erzeugen **Drehbeschleunigungen** Bewegungsreaktionen **in den Ampullen des Bogengangsystems.** Diese Bewegungen der Cupula werden von den zuständigen Sinneszellen, genauer den Haarzellen, deren Härchen in die gallertartige Cupulamasse hineinragen, registriert. Die resultierenden Impulse werden über Fasern des Nervus vestibulocochlearis zum ZNS übermittelt.

FRAGE 10.28

Was ist ein Nystagmus?

Antwort Das Vestibularorgan ist eng mit den Augenmuskelkernen verschaltet, sodass sich Störungen im Vestibularbereich auch auf die Augenbewegungen auswirken können. Als typisches Symptom dafür wird bei den Betroffenen ein **unwillkürliches Augenzittern** sichtbar, das in der medizinischen Fachsprache Nystagmus genannt wird.

Physiologisch kann ein Nystagmus **bei oder nach Drehbeschleunigungen** auftreten, wobei eine reflektorische Einstellung der Augen der Orientierung im Raum dient. Dagegen ist ein **spontaner Nystagmus in der Regel pathologisch.**

KAPITEL

11 Biomechanik

11.1 Fragenübersicht

Frage 11.1

Worin liegt der Unterschied zwischen Dynamik und Kinematik?

Frage 11.2

Womit befassen sich die Dynamometrie und die Kinemetrie?

Frage 11.3

Was bedeutet die folgende Aussage: Die Reliabilität eines Muskeldehntests ist nicht sehr groß.

Frage 11.4

Warum entsprechen die Muskelaktivitäten der isokinetischen Trainingsmethoden nicht der Realität der meisten Sportarten?

Frage 11.5

Was bedeutet Kinesiologie?

Frage 11.6

Was ist der Unterschied zwischen der Masse und dem Gewicht eines Gegenstandes?

Frage 11.7

Welche Voraussetzungen gelten für die Kräfte und Drehmomente bei einer „sauberen Translation"?

Frage 11.8

Wie sehen die Bewegungen der Gelenkflächen eines Gelenkes bei physiologischen Bewegungen aus?

Frage 11.9

Erläutern Sie den biomechanischen Aspekt einer vergrößerten Spurbreite beim Gehen.

Frage 11.10

Erklären Sie das Funktionsprinzip eines Brecheisens.

Frage 11.11

Erklären Sie, wieso man im Schlingentisch einen schweren Patienten relativ leicht hochziehen kann.

Frage 11.12

Definieren Sie den Begriff „hydrostatischer Druck".

Frage 11.13

Wovon ist der Strömungswiderstand abhängig?

Frage 11.14

Was passiert mit dem Körperschwerpunkt, wenn ein Bein nach vorne gehoben wird oder wenn die Arme nach vorne gehoben werden?

Frage 11.15

Welche Muskelgruppe liefert welche Art von Muskelaktivität, wenn eine Person in die Hocke geht und wieder hochkommt?

Frage 11.16

Erklären Sie, warum ein Patient in Rückenlage nur wenig Kraft aufbringen muss, um seinen Arm vertikal zu halten.

Frage 11.17

Welche Abfederungsmechanismen tragen dazu bei, die Körperschwerpunktbewegungen während des Gehens so wenig wie möglich von der Kontinuität einer geraden Linie abweichen zu lassen?

Frage 11.18

Welche zwei Faktoren sind die wesentlichen Ursachen für die Überbelastung von Strukturen?

Frage 11.19

Nennen Sie den physiologischen Aspekt viskoelastischer Eigenschaften von biologischen Geweben.

Frage 11.20

Warum kann eine Bewegungsschiene, die nach dem Erreichen einer Endstellung sofort zur Ausgangsstellung zurückkehrt, nicht zum Dehnen bindegewebiger Strukturen verwendet werden?

Frage 11.21

Beschreiben Sie die Begriffe „hydrostatischer Druck" und „Auftrieb".

Frage 11.22

Welche Auswirkungen haben laminare und turbulente Strömung auf den Patienten im Wasser?

Frage 11.23

Erklären Sie den Unterschied zwischen Diarthrosen, Amphiarthrosen und Synarthrosen.

Frage 11.24

Was ist Synovia? Beschreiben Sie deren Entstehung und Funktion.

Frage 11.25

Wie viele Freiheitsgrade hat ein Zylindergelenk (Articulatio cylindrica) und welche Bewegungsmöglichkeiten ergeben sich in der Praxis?

Frage 11.26

Erklären Sie den Unterschied zwischen aktiver und passiver Stabilität.

Frage 11.27

Wozu dient die ICF?

Frage 11.28

Beschreiben Sie exemplarisch folgende Haltung: Stehen.

Frage 11.29

Beschreiben Sie exemplarisch folgende Aktivität: Radfahren.

11.2 Fragen und Antworten

FRAGE 11.1
Worin liegt der Unterschied zwischen Dynamik und Kinematik?

Antwort Sowohl die Dynamik als auch die Kinematik sind Teilbereiche der **Biomechanik.** Innerhalb der Bewegungsbeschreibung meint **Dynamik** eine Untersuchung von **Bewegungen und ihren Ursachen.** Es handelt sich dabei um die Lehre von den **Kräfteverhältnissen,** die dafür verantwortlich sind, ob ein Körper im Gleichgewicht bleibt oder ob Bewegung entsteht. Dagegen beschäftigt sich die **Kinematik** mit der **mathematischen Beschreibung von Bewegungen** bestimmter Systeme, ohne dabei die der Bewegung zugrundeliegenden Kräfte zu berücksichtigen.

Nicht zu verwechseln sind in diesem Zusammenhang Kinetik und Kinematik. Während Kinematik als ein Teil der Mechanik aufzufassen ist, handelt es sich bei der **Kinetik** um die Bewegungslehre, die zusammen mit der Statik, also der Gleichgewichtslehre, die Bestandteile der Dynamik bildet.

FRAGE 11.2
Womit befassen sich die Dynamometrie und die Kinemetrie?

Antwort Die Dynamometrie und die Kinemetrie sind zwei unterschiedliche Arten von **Messverfahren innerhalb der Biomechanik.** Während sich die **Dynamometrie** mit dem Biomechanik-Teilbereich der Dynamik befasst und so beispielsweise **Muskelkraft nach Größe und Richtung** bestimmt, versucht die **Kinemetrie** kinematische Aspekte, also **Bewegungsbahnen** eines Körpers in Raum und Zeit, zu erfassen.

Damit auch biomechanische Untersuchungen genaue Messwerte und Ergebnisse liefern können, die möglichst der Realität entsprechen, sollten bei den Messverfahren **wissenschaftliche Gütekriterien** Berücksichtigung finden. Besonders wichtig sind in diesem Zusammenhang die Kriterien **Validität** als Maß für die Gültigkeit der Untersuchung, **Reliabilität** als Maß für die Zuverlässigkeit der Messung und **Objektivität** als das Maß, in dem sich die Messung auf Fakten beschränkt, ohne vom Untersucher beeinflusst zu werden.

FRAGE 11.3
Was bedeutet die folgende Aussage: Die Reliabilität eines Muskeldehntests ist nicht sehr groß.

Antwort Unter der Reliabilität eines Muskeldehntests versteht man das Maß der Zuverlässigkeit, um **bei mehreren Tests am selben Muskel die gleichen Messergebnisse** zu erhalten. Dabei wird zwischen der **Intra-Beurteiler-Reliabilität,** bei der ein Untersucher die Messung mehrfach wiederholt, und der **Inter-Beurteiler-Reliabilität,** bei der verschiedene Untersucher die gleiche Messung durchführen, unterschieden.

Eine geringe Reliabilität des Muskeldehntests deutet darauf hin, dass die Testergebnisse **schlecht reproduzierbar** sind und **möglicherweise von zufälligen Faktoren beeinflusst** werden.

FRAGE 11.4

Warum entsprechen die Muskelaktivitäten der isokinetischen Trainingsmethoden nicht der Realität der meisten Sportarten?

Antwort Beim Prinzip der **Isokinetik** passt sich ein Widerstand der eingesetzten Kraft an, sodass während jeder **Gelenkwinkelstellung der Bewegung eine konstante Bewegungsgeschwindigkeit** herrscht. Für die meisten Sportarten entspricht diese Muskelaktivität allerdings nicht der Realität, weil sich die Gelenkwinkelgeschwindigkeit während der Bewegung ständig ändert. Im Sinne der isokinetischen Trainingsmethoden sind dabei zwar die Kraftverhältnisse und Kraftsteigerungen isokinetisch zu messen, allerdings nicht ohne Weiteres auf die praktische Situation zu übertragen. Lediglich bei einigen Wassersportarten, beispielsweise beim Schwimmen, sorgen die viskoelastischen Eigenschaften des Wassers weitestgehend für eine konstante Geschwindigkeit in jeder Gelenkwinkelstellung, wobei sich dann der Widerstand der angewendeten Kraft anpasst.

FRAGE 11.5

Was bedeutet Kinesiologie?

Antwort Kinesiologie ist die **Wissenschaft, die sich mit der körperlichen Seite der menschlichen Bewegung beschäftigt.** Da sie davon ausgeht, dass eine bloße mechanische Betrachtung zur Darstellung der Realität nicht ausreicht, integriert sie die Fachgebiete, die sich mit menschlichem Bewegen beschäftigen. Neben der **Biomechanik** handelt es sich dabei um die deskriptive und funktionelle **Anatomie,** die **Physiologie,** die **Zytologie,** die **Histologie** und die **Neurologie.** Das bisher wichtigste Thema der Kinesiologie war die Analyse menschlicher Haltungen und Bewegungen sowie deren praktische Konsequenz für diejenigen, die Einfluss darauf nehmen möchten.

FRAGE 11.6

Was ist der Unterschied zwischen der Masse und dem Gewicht eines Gegenstandes?

Antwort Die **Masse** eines Gegenstandes wird stets durch die **Art und Anzahl seiner Atome** bestimmt und ändert sich weder beim Ausüben einer Kraft noch bei Beschleunigung. Im Gegensatz dazu ist das Gewicht ein Maß dafür, wie stark sich die **Schwerkraft** an dem Gegenstand auswirkt.

Die Masse eines Gegenstandes ist also überall gleich, ob auf der Erde oder auf dem Mond, da sich die Menge und die Art des „Stoffes“, aus dem der Gegenstand besteht, nicht ändern. Das Gewicht eines Gegenstandes hängt dagegen davon ab, wie stark die Schwerkraft in jedem Moment auf ihn wirkt. Auf dem Mond ist sein Gewicht also geringer als auf der Erde.

FRAGE 11.7

Welche Voraussetzungen gelten für die Kräfte und Drehmomente bei einer „sauberen Translation"?

Antwort Bei einer „sauberen Translation" legen alle Punkte eines Gegenstandes in der gleichen Zeit den gleichen Weg zurück, wobei sich der Gegenstand parallel zu seiner Ursprungsfläche bewegt. Als Voraussetzung dafür müssen die **Wirkungslinien der angewendeten Kräfte exakt durch den Schwer- oder Drehpunkt des Gegenstandes verlaufen.** Das **Drehmoment ist dabei gleich null.**

FRAGE 11.8

Wie sehen die Bewegungen der Gelenkflächen eines Gelenkes bei physiologischen Bewegungen aus?

Antwort Physiologische Bewegungen der Gelenkflächen eines Gelenkes vollziehen sich in Form von kombinierten Roll-/Gleitbewegungen. Beim **konvexen Gelenkpartner** findet während der **Rollbewegung des Gelenkkopfes in eine bestimmte Richtung** eine **Translation in die entgegengesetzte Richtung** statt. Beim **konkaven Gelenkpartner** vollzieht sich das **Rollen und Gleiten in gleicher Richtung.** Am **Kontaktpunkt der Gelenkflächen** haben die Rollbewegung und die Translation die gleiche Geschwindigkeit, woraus eine **kombinierte Roll- und Gleitbewegung** resultiert, bei der der Gelenkkopf in der Gelenkpfanne bleibt.

FRAGE 11.9

Erläutern Sie den biomechanischen Aspekt einer vergrößerten Spurbreite beim Gehen.

Antwort Die **Standfestigkeit** einer Person wird durch die Größe seiner Stütz- und Unterstützungsfläche bestimmt. Im **Stehen** bedeutet eine vergrößerte Spurbreite eine **Vergrößerung der Unterstützungsfläche,** in der der lotgerecht projizierte Körperschwerpunkt gehalten werden muss, ohne aus dem Gleichgewicht zu geraten. Für das **Gehen** ist eine vergrößerte Spurbreite allerdings **wenig ökonomisch,** da es sich um einen Vorgang handelt, bei dem der Schwerpunkt des Körpers nach vorne verlagert und durch regelmäßiges Setzen der Füße über der Stützfläche gehalten wird. Bei einer verbreiterten Spurbreite muss die Person den **Schwerpunkt** nicht nur nach vorne, sondern auch entsprechend **weit zur Standbeinseite verlagern,** sodass das Spielbein nach vorne gesetzt werden kann. Die Schritte erfordern so mehr muskuläre Aktivität und der Weggewinn pro Schritt ist geringer als bei einer schmalen Spurbreite.

Sowohl ältere Menschen als auch Kinder versuchen häufig, mit einer vergrößerten Spurbreite mehr Standfestigkeit auf den Beinen zu erhalten. Beim Gehen wirkt es sich allerdings in einer typisch schwankenden, langsamen und insgesamt wenig ökonomischen Fortbewegung aus.

FRAGE 11.10

Erklären Sie das Funktionsprinzip eines Brecheisens.

Antwort Ein Brecheisen funktioniert nach dem **Prinzip eines Hebels.** Danach erzeugt eine kleine Kraft mit einem langen Hebelabstand zum Drehpunkt das gleiche Drehmoment wie eine große Kraft mit einem kurzen Abstand zum Drehpunkt. Richtig eingesetzt liegt der **Drehpunkt beim Brecheisen nahe an dem zu bewegenden Gegenstand.** Dementsprechend reicht eine relativ kleine Kraft am langen Hebelarm des Brecheisens aus, um eine äquivalent größere Kraft am Lastarm und damit am Gegenstand zu bewirken.

Die Faktoren, die das jeweilige **Drehmoment** bestimmen, sind die verwendete Kraft und der Radius, also die Länge des Weges zum Drehpunkt, auch **Hebelarm** genannt.

FRAGE 11.11

Erklären Sie, wieso man im Schlingentisch einen schweren Patienten relativ leicht hochziehen kann.

Antwort Beim Schlingentisch kommen feste, aber auch Kombinationen von festen und losen Rollen zum Einsatz. **Feste Rollen** sind so aufgehängt, dass ihr Drehpunkt einen festen Halt findet und die **Richtung einer Kraft verändern** kann. Allerdings bieten sie **keine Kraftvorteile,** da der Last- und der Kraftarm gleich lang sind. Der Einsatz einer **losen Rolle halbiert hingegen den Kraftaufwand,** wobei allerdings doppelt so viel Seil beim Hochziehen eines Gewichtes benötigt wird. Die beim Schlingentisch verwendete kombinierte Rolle kann als feste Rolle betrachtet werden, bei der die Last aus einer losen Rolle besteht, an dem ein Körperteil aufgehängt wird. Es handelt sich insgesamt also um einen **Rollen- oder auch Flaschenzug.** Dieser ermöglicht, dass Körperteile relativ leicht hochgezogen werden können. Ein **Führungsklotz** leitet dabei die Zugseile, sodass sich die richtungsveränderte Kraft frei bewegen und die Kraft, mit der die Last gehoben wird, in der gewünschten Höhe fixiert werden kann.

FRAGE 11.12

Definieren Sie den Begriff „hydrostatischer Druck".

Antwort Der hydrostatische Druck ist der **Druck, der sich innerhalb einer ruhenden Flüssigkeit unter dem Einfluss der Schwerkraft einstellt.** Er hängt von der Höhe des Flüssigkeitsspiegels über dem Messpunkt ab und steigt annähernd linear mit der Zunahme der Tiefe. Die Menge der Flüssigkeit, in der sich der Gegenstand befindet, hat jedoch keinen Einfluss auf den Druck. Im Wasser breitet sich der Druck **in gleicher Stärke in alle Richtungen gleichmäßig** aus.

FRAGE 11.13

Wovon ist der Strömungswiderstand abhängig?

Antwort Relevante Einflussfaktoren für die Größe des Strömungswiderstandes sind sowohl die **Strömungsgeschwindigkeit und die Dichte der Flüssigkeit** als auch die **Form und Oberflächenbeschaffenheit des Gegenstandes** sowie die Größe seiner **Querschnittsfläche** senkrecht zur Strömungsrichtung. Beispielsweise ist eine Tropfenform mit glatter Oberfläche eine günstige Strömungsvoraussetzung für einen Gegenstand im Wasser, weil am bzw. hinter dem Gegenstand nur wenige Turbulenzen entstehen. Da Wasser **laminar,** also in Schichten strömt, haben **Turbulenzen** einen bremsenden Effekt.

FRAGE 11.14

Was passiert mit dem Körperschwerpunkt, wenn ein Bein nach vorne gehoben wird oder wenn die Arme nach vorne gehoben werden?

Antwort Sowohl beim Heben eines Beines nach vorne als auch beim Heben der Arme nach vorne **wandert der Körperschwerpunkt nach vorne** und auch etwas nach oben. Je nach Größe der Entfernung des Teilschwerpunktes und der Masse der jeweiligen Extremität variiert das Ausmaß dieser Körperschwerpunktwanderung.

Durch den Körperschwerpunkt, also den Punkt, an dem die Schwerkraft ansetzt, **läuft die Resultierende aller Schwerkraftlinien,** unabhängig von der Lage oder Drehung des Körpers. Innerhalb einzelner Körperabschnitte lässt sich jeweils ein Teilschwerpunkt bestimmen, durch den die Resultierende aller Schwerkraftlinien des entsprechenden Abschnitts läuft. Da sich der menschliche Körper bewegt, also ungleichmäßig ist und seine Form verändern kann, verschiebt sich dementsprechend auch der Körperschwerpunkt.

FRAGE 11.15

Welche Muskelgruppe liefert welche Art von Muskelaktivität, wenn eine Person in die Hocke geht und wieder hochkommt?

Antwort Sowohl beim Hochkommen als auch beim Heruntergehen in die Hocke liegt die aktive Zuständigkeit für die Kraftentwicklung vor allem bei der **Streckmuskulatur von Knie und Hüfte.** Beim Hochkommen wird, um eine Kraft zu entwickeln, die die Gewichtskraft übersteigt, die Streckmuskulatur aktiv kontrahiert. Die entsprechende Kontraktionsform nennt man **dynamisch konzentrische Kontraktion** der Streckmuskulatur. Im Gegensatz dazu ist die Kontraktionsform **beim Heruntergehen dynamisch exzentrisch.** Die Streckmuskulatur bremst mit ihrer Kraftentwicklung die Wirkung der Gewichtskraft aktiv ab.

FRAGE 11.16

Erklären Sie, warum ein Patient in Rückenlage nur wenig Kraft aufbringen muss, um seinen Arm vertikal zu halten.

Antwort Liegt der Patient in Rückenlage und hält den gestreckten Arm vertikal in die Höhe, muss er nur wenig Kraft aufbringen, um die Position des Arms zu halten, da die **Wirkungslinie der einwirkenden Schwerkraft relativ genau durch die Drehpunkte der beteiligten Knochen in den Gelenken läuft.** Die Schwerkraft hat damit keinen oder nur einen **sehr kleinen Hebel** als Ansatzpunkt, um ein Drehmoment in den Gelenken zu erzeugen. Der Patient muss somit auch nur eine geringe muskuläre Reaktionskraft aufbringen, um den Arm in der Position zu halten.

FRAGE 11.17

Welche Abfederungsmechanismen tragen dazu bei, die Körperschwerpunktbewegungen während des Gehens so wenig wie möglich von der Kontinuität einer geraden Linie abweichen zu lassen?

Antwort Für ein ökonomisches Gehen existieren Abfederungsmechanismen bei der Vorwärtsbeschleunigung und Verzögerung, bei der auf- und absteigenden Bewegung und bei der Seitwärtsbewegung des Körperschwerpunktes.

Nachdem der Körperschwerpunkt im Einbeinstand seinen höchsten Punkt und sein Geschwindigkeitsmaximum erreicht hat, wird die **Vorwärtsbeschleunigung** dadurch verzögert, dass das andere Bein mit der **Ferse Bodenkontakt** aufnimmt. Abgerundet wird die Vorwärtsbeschleunigung durch eine **gegensinnige Rotation der Schulter** zur Beckenrotation. Die **auf- und absteigenden Bewegungen** beim Gehen werden über die Mechanismen **Beckenrotation, geringes seitliches Absinken des Beckens, geringe Knieflexion** und **Fußbewegungen** abgeflacht und so eine Instabilität des Gleichgewichts beim Ansteigen vermindert. Die wechselweise **seitliche Verlagerung** des Körperschwerpunktes über das rechte und linke Standbein wird durch den **tibiofemoralen Winkel** abgeflacht. Die Tibia hat so die Möglichkeit, relativ vertikal zu bleiben, sodass die Füße beim Gehen nah aneinander gebracht werden können.

FRAGE 11.18

Welche zwei Faktoren sind die wesentlichen Ursachen für die Überbelastung von Strukturen?

Antwort In Abhängigkeit der physikalischen Eigenschaften der belasteten Strukturen sind die wesentlichen Faktoren einer Überbelastung die Einwirkzeit und die Einwirkgeschwindigkeit der Belastung.

Die Deformation eines Gewebes ist von der **Dauer,** der **Masse** und der **Geschwindigkeit der einwirkenden Belastung** sowie von den **physikalischen Eigenschaften des betreffenden Gewebes** abhängig. Um eine Aussage über die Beanspruchung eines Gewebes machen zu können, ist es daher notwendig, die Art der Belastung sowie die physikalischen Eigenschaften des betroffenen Gewebes zu kennen.

FRAGE 11.19

Nennen Sie den physiologischen Aspekt viskoelastischer Eigenschaften von biologischen Geweben.

Antwort Biologische Materialien mit einem hohen Anteil an **kollagenen Fasern,** etwa Sehnen, Bänder und Knorpel, verfügen über kombinierte visköse und elastische Eigenschaften – sie sind viskoelastisch. Während Viskosität, also der Widerstand gegen Formveränderung, mit der Geschwindigkeit der einwirkenden Kraft zunimmt, verändern sich die mechanischen Eigenschaften eines viskoelastischen Materials mit der Belastungsgeschwindigkeit: **Schnell eintretende Belastungen** erzeugen bei viskoelastischen Materialien eine **visköse Reaktion,** also eine hohe Steifheit, während **langsam einsetzende Belastungen** eine **elastische Reaktion** hervorrufen.

FRAGE 11.20

Warum kann eine Bewegungsschiene, die nach dem Erreichen einer Endstellung sofort zur Ausgangsstellung zurückkehrt, nicht zum Dehnen bindegewebiger Strukturen verwendet werden?

Antwort Bindegewebige Strukturen beherbergen in der Regel einen hohen Anteil an **kollagenen Fasern mit viskoelastischen Eigenschaften.** Diese besonderen mechanischen Eigenschaften bestimmen das geschwindigkeits- und zeitabhängige Verhalten der Strukturen unter Belastung. Das bedeutet, dass der Erfolg einer **Formveränderung durch Dehnung sowohl von einer langsamen Einwirkgeschwindigkeit als auch von einer langen Einwirkdauer abhängt.** Kehrt die Bewegungsschiene nach dem Erreichen einer Endstellung sofort zur Ausgangsstellung zurück, werden bindegewebige Strukturen nicht gedehnt.

FRAGE 11.21

Beschreiben Sie die Begriffe „hydrostatischer Druck" und „Auftrieb".

Antwort Der **hydrostatische Druck** ist der Druck, **welcher sich innerhalb einer Flüssigkeit unter dem Einfluss der Schwerkraft einstellt.** Im schultertiefen Wasser beträgt der auf die gesamte Körperoberfläche wirkende hydrostatische Druck etwa 1.200 kg. Dadurch wird die Vitalkapazität der Lunge reduziert, die Einatmung erschwert und die Ausatmung erleichtert. In Ruhe entsteht eine Blutvolumenverschiebung in Richtung Thorax, die Herzschlagfrequenz sinkt und die Venenklappenwirkung wird unterstützt. Ferner bewirkt der hydrostatische Druck eine Steigerung der Leistung des Herzens mit einer Schlagvolumenerhöhung von 10–20 %.

Der Begriff **Auftrieb** meint die **nach oben gerichtete Kraft,** die, als Konsequenz der Schwerkraft, auf der Unterseite eines sich in einer Flüssigkeit befindlichen Körpers wirkt. Nach dem **Prinzip des Archimedes** von Syrakus ist der Auftrieb, den der Körper erfährt, **so groß wie die Gewichtskraft der von ihm verdrängten Flüssigkeit.** Der Körper taucht also auch nur so tief ins

Wasser ein, bis das Gewicht des verdrängten Volumens seinem eigenen Gewicht entspricht. Daraus folgt, dass der Körper schwimmt, sofern seine Dichte kleiner ist als die der Flüssigkeit.

FRAGE 11.22

Welche Auswirkungen haben laminare und turbulente Strömung auf den Patienten im Wasser?

Antwort **Laminare, also schichtartige Strömungen** treten nur **bei langsamen Bewegungen** auf. Die Strömungslinien verlaufen parallel, wobei die körpernahe Wasserschicht aufgrund von Adhäsionskräften der Wasserteilchen gegenüber der Körperoberfläche langsamer ist als die weiter außen liegenden Schichten. Die hautnahe Wasserschicht klebt sozusagen am Körper, sodass die Person **weniger schnell abkühlt** und auch **weniger Reibungswiderstand empfindet.** Bei zunehmender Geschwindigkeit und Unregelmäßigkeiten an den Kontaktstellen des Körpers treten **turbulente Strömungen** auf. Als Resultat der Umströmung während einer schnellen Vorwärtsbewegung entstehen **Wirbel, die den Vortrieb bremsen.**

FRAGE 11.23

Erklären Sie den Unterschied zwischen Diarthrosen, Amphiarthrosen und Synarthrosen.

Antwort **Gelenke** lassen sich **entsprechend ihrer Beweglichkeit** in Synarthrosen, Diarthrosen und Amphiarthrosen einteilen. **Synarthrosen** sind **fast unbewegliche** Knochengelenke, die, ohne einen Gelenksspalt zu bilden, mit Knorpel- oder straffem Bindegewebe ausgefüllt sind. Je nachdem welcher Gewebstyp die Gelenkpartner miteinander verbindet, können unterschiedliche Synarthrosenarten unterschieden werden. Handelt es sich um kollagenes oder elastisches Bindegewebe, wird sie **Junctura fibrosa** oder **Syndesmose** bezeichnet. Eine Verbindung aus hyalinem Knorpel, wie man sie zwischen der ersten Rippe und dem Brustbein findet, wird **Junctura cartilaginea** oder **Synchondrosis** genannt. Wird das ursprünglich faserige Bindegewebe zwischen zwei Knochen im Laufe der Entwicklung durch Knochensubstanz ersetzt, handelt es sich um eine **Synostose.** Ein Beispiel hierfür ist die verknöcherte Verbindung der fünf Sakralwirbel zum Kreuzbein.

Synovialgelenke mit einer **Gelenkhöhle und deutlicher Beweglichkeit** in mindestens einer Ebene werden **Diarthrosen** oder auch **freie Gelenke** genannt.

Die freie Beweglichkeit in den Diarthrosen wird durch einige Grundstrukturen, wie beispielsweise Gelenkfläche, Gelenkspalt und Gelenkkapsel, ermöglicht.

Sehr straffe Synovialgelenke mit **geringer Beweglichkeit** heißen **Amphiarthrosen** oder **straffe Gelenke.** Zu ihnen gehört zum Beispiel das Iliosakralgelenk, kurz ISG.

FRAGE 11.24

Was ist Synovia? Beschreiben Sie deren Entstehung und Funktion.

Antwort Synovia ist eine klare, fadenziehende, **eiweiß- und schleimhaltige Flüssigkeit.** Sie hat neben einer hohen Viskosität auch elastische Eigenschaften, **schmiert die Gelenkflächen** wie ein Getriebeöl und sorgt für die **Nährstoffversorgung** des gefäßlosen Knorpels.

Synovia wird von der inneren Schicht der Gelenkkapsel, der Membrana synovialis, gebildet. Die gefäßreiche Subintima der **Membrana synovialis** sorgt dabei für die notwendige Flüssigkeit. Die Intima der Membrana synovialis sondert die Synovialflüssigkeit in das Gelenk ab.

FRAGE 11.25

Wie viele Freiheitsgrade hat ein Zylindergelenk (Articulatio cylindrica) und welche Bewegungsmöglichkeiten ergeben sich in der Praxis?

Antwort Insgesamt gibt es zwei Typen von Zylindergelenken, das Scharniergelenk und das Dreh- und Rollgelenk. Mit je einer Rotation und einer Translation weisen beide Typen **zwei Freiheitsgrade** auf.

Scharniergelenke befinden sich beispielsweise zwischen allen Finger- und Zehengliedern. Sie haben eine **quer zur Knochenlängsrichtung stehende Drehachse.** Dabei wird eine rollenförmige, konvexe Gelenkfläche von einer konkaven Fläche schalenförmig umgriffen.

Das **Dreh- oder Rollgelenk** hat dagegen eine **parallel zur Knochenlängsrichtung stehende Drehachse.** Man unterscheidet **Zapfen- und Radgelenke.** Beim Zapfengelenk, z. B. beim proximalen Radioulnargelenk am Ellbogen, dreht sich die konvexe Gelenkfläche innerhalb eines Bandes, welches die konkave Gelenkfläche zum Ring ergänzt. Beim Radgelenk, z. B. dem distalen Radioulnargelenk, bewegt sich die konkave Gelenkfläche um die konvexe.

FRAGE 11.26

Erklären Sie den Unterschied zwischen aktiver und passiver Stabilität.

Antwort **Aktive Stabilität** wird durch die **muskuläre** Antwort auf Stand- und Bewegungsveränderungen der Gelenke gewährleistet. Eine Vielzahl von Sensoren, die sensorischen und motorischen Leitungsbahnen, das verarbeitende Zentralnervensystem und die Muskulatur sind hieran beteiligt. Aktive Stabilität erfordert außer der Notwendigkeit eines gewissen Maßes an **Kraftaufwand** auch eine gute **Koordination.**

Die **passive Stabilität** wird hingegen durch verschiedene **nicht kontraktile Strukturen** im Gelenk und um das Gelenk herum gewährleistet. Beispiele für solche Strukturen sind die **Gelenkkapsel,** die **Ligamente,** die **Menisken** oder auch die **Gelenkform an sich.** Dabei haben die Gelenkkapsel und die Ligamente außer der mechanischen auch noch eine wichtige propriosensorische Funktion für die Gewährleistung von Stabilität.

FRAGE 11.27
Wozu dient die ICF?

Antwort Die **„Internationale Klassifikation der Funktionsfähigkeit, Behinderung und Gesundheit"**, kurz ICF, ist eine von der Weltgesundheitsorganisation (WHO) erstellte und herausgegebene Mehrzweckklassifikation für unterschiedliche Anwendungsbereiche und Disziplinen. Mit einer gemeinsamen Sprache für die Beschreibung des Gesundheitszustandes und den mit Gesundheit zusammenhängenden Zuständen möchte die ICF die **Kommunikation zwischen verschiedenen Benutzern aus unterschiedlichen Fachbereichen** verbessern. Das schließt sowohl Forscher und Fachleute im Gesundheitswesen ein sowie Politiker der Öffentlichkeit und Menschen mit Behinderungen selbst. Ziel der Klassifikation ist es ebenfalls, eine **wissenschaftliche Basis für das Verständnis und Studium des Gesundheitszustandes und der mit Gesundheit zusammenhängenden Zustände** zu liefern. Die ICF möchte mit ihren Komponenten und dem Verschlüsselungssystem **Datenvergleiche zwischen Ländern, zwischen Disziplinen und Diensten im Gesundheitswesen sowie zwischen verschiedenen Zeitpunkten** in einem Zeitverlauf ermöglichen.

Im Gegensatz zu der früheren, stark biomedizinisch ausgerichteten Betrachtungsweise von Gesundheitsproblematiken werden mit der ICF gemäß des biopsychosozialen Ansatzes **sowohl biologische als auch psychische und soziale Aspekte von Gesundheitsproblematiken berücksichtigt.** Die ICF beschreibt vor allem Funktionsstörungen der Bewegung. Der Standard dient international ebenfalls der Physiotherapie.

FRAGE 11.28
Beschreiben Sie exemplarisch folgende Haltung: Stehen.

Antwort Beim **Stehen ist das Gewicht des Körpers auf beide Beine verteilt.** Die Beine sind **leicht gespreizt** und die Fußspitzen zeigen etwas nach außen. Die **Arme hängen** neben dem Körper und die **Unterarme befinden sich in einer Mittelstellung** zwischen Pronation und Supination. Die projizierte Lotlinie aus dem Körperschwerpunkt fällt ungefähr auf Höhe der Basis der Metatarsalknochen zwischen die Füße. Auch beim Stehen befindet sich diese Projektion nicht starr an einer Stelle, sondern ist bereits durch die Atembewegungen und den Herzschlag in ständiger Bewegung. Insgesamt liegt die **Projektion des Körperschwerpunkts vor den Sprunggelenken** und die Wadenmuskulatur verhindert ein Vornüberfallen. Die ventrale Muskulatur des Unterschenkels ist aktiv, um die Rückwärtsneigung des Körpers abzubremsen.

Die **Lotlinie aus dem Körperschwerpunkt verläuft durch die gestreckten Kniegelenke,** sodass im Idealfall nur wenig Kraft für das Stehen benötigt wird. Eine Überstreckung der Kniegelenke wird durch die ischiokrurale Muskulatur und den Musculus gastrocnemius verhindert, während eine leichte Spannung des Musculus quadriceps einem Durchknicken der Knie in Flexionsrichtung vorbeugt. Gemeinsam halten die Flexoren und Extensoren das

Knie in einer aktiven Streckung, sodass eine Überbelastung der passiven Strukturen verhindert wird.

Der **Teilschwerpunkt** von Rumpf, Kopf und Armen befindet sich bei einer aufgerichteten und entspannten Position vor der Wirbelsäule **im Thorax auf Höhe des zehnten Brustwirbels.** Seine Lotlinie verläuft durch die transversale Achse des Hüftgelenkes. Während vornehmlich der Musculus erector spinae die aufgerichtete Haltung des Rumpfes gewährleistet, sorgt eine abwechselnde Kontraktion der Muskeln ventral und dorsal der Hüften für eine stabile Vorwärts- und Rückwärtskippung des Beckens. In Ergänzung dazu reagieren die Hüftadduktoren mit abwechselnder Kontraktion bei Seitwärtsbewegungen.

FRAGE 11.29

Beschreiben Sie exemplarisch folgende Aktivität: Radfahren.

Antwort Auf dem Fahrradsattel sitzend, stützt man sich beim Radfahren vornübergebeugt ein wenig auf dem Fahrradlenker ab. Für die dafür notwendige **Streckung der Arme** sorgt der Musculus triceps brachii. Damit der Oberkörper nicht aus dem Schultergürtel wegsacken kann, fixieren die Musculi serratus anteriores die beiden Schulterblätter.

Die **dynamische Kraftentwicklung der unteren Extremitäten** passt sich beim Radfahren ständig der kreisförmigen Bewegungsbahn der Pedale an. Die aus der Kontraktion der Oberschenkelmuskulatur hervorgerufenen Reaktionskräfte werden durch eine isometrische Muskelanspannung von Rücken, Arm und auch Wadenmuskulatur kompensiert. Während bei der Pedalbewegung die Musculi vastus medialis und vastus lateralis von 0° bis 180° im Sinne einer aktiven Kniestreckung fungieren, setzt bereits ab ca. 90° eine Inaktivität des Musculus rectus femoris ein. Der Grund dafür liegt in der Verhinderung der Hüftgelenksstreckung bei weiterer Kontraktion. Der Wirkungsbereich des Musculus gluteus maximus liegt zwischen ca. 330° und 130°. Die Kniebeuger sind im Bereich zwischen 45° und 180°–220° aktiv. In der Streckphase des Knies werden die Knieextensoren relativ früh zugunsten der Knieflexoren inhibiert, um den aufwärts gerichteten Widerstand des Pedals zu überwinden. Der **Fuß** wird dabei **von der Wadenmuskulatur auf dem Pedal aktiv fixiert.**

Die gleichzeitige Kontraktion von Kniestrecker und Kniebeuger bewirkt insgesamt eine hohe Effizienz beim Radfahren. Bei der Koordination spielen die biartikulären Kniebeuger zur Kraftentfaltung von Knie- und Hüftextensoren eine wichtige Rolle.

KAPITEL

12 Kopf, Wirbelsäule und Thorax

12.1 Fragenübersicht

Frage 12.1

Aus welchen Teilen ist ein Wirbel aufgebaut?

Frage 12.2

Was ist der Unterschied zwischen einem Bewegungssegment nach Junghans und einem allgemeinen Segment?

Frage 12.3

Welche Strukturen sind für die passive Stabilität der Wirbelsäule verantwortlich?

Frage 12.4

Warum wird die autochthone Rückenmuskulatur als autochthon bezeichnet und was ist ihre Funktion?

Frage 12.5

Wie kann man die autochthone Rückenmuskulatur funktionell einteilen?

Frage 12.6

Was ist die normale Position des Sakrums und inwieweit können Abweichungen hiervon zu Pathologien führen?

Frage 12.7

Welche Bewegungsrichtungen sind im Iliosakralgelenk möglich?

Frage 12.8

Wie wird die passive Stabilität des Sakrums gegenüber den beiden Alae ossis ilii gewährleistet?

Frage 12.9

Was sind unspezifische lumbale Rückenschmerzen?

Frage 12.10

Wie wird die lumbale Wirbelsäule, insbesondere bei Hebe- und Beugebewegungen, aktiv stabilisiert und entlastet? Welche Muskeln spielen dabei eine Rolle?

Frage 12.11

Beschreiben Sie die Lokalisation des Musculus quadratus lumborum und seine Funktion.

Frage 12.12

Aus welchen Anteilen setzt sich der knöcherne Thorax zusammen?

Frage 12.13

Welche gelenkigen Verbindungen bestehen zwischen den Rippen und dem Sternum bzw. zwischen den Rippen und der thorakalen Wirbelsäule?

Frage 12.14

Warum hat der obere Abschnitt des Thorax beim Atmen eine andere Bewegungsrichtung als der untere Thoraxabschnitt?

Frage 12.15

Welche Muskeln sorgen für die aktive Stabilität der thorakalen Wirbelsäule?

Frage 12.16

Wo sitzen die Unkovertebralgelenke und was ist ihre positive Eigenschaft in Bezug zur zervikalen Wirbelsäule?

Frage 12.17

Welche Muskeln sind für die Gewährleistung der aktiven Stabilität der zervikalen Wirbelsäule wichtig und wie arbeiten sie zusammen?

Frage 12.18

Wie steht das Zungenbein in funktioneller Verbindung mit der zervikalen Wirbelsäule?

Frage 12.19

Wie heißen die Kopfgelenke?

Frage 12.20

Welche Beziehung gibt es zwischen dem Gebiss und der zervikalen Wirbelsäule?

Frage 12.21

Welche Knochen gehören zum Hirnschädel, welche zum Gesichtsschädel?

Frage 12.22

Wie ist das Kiefergelenk aufgebaut?

Frage 12.23

Welche Muskeln gehören zur temporomandibulären Muskulatur?

12.2 Fragen und Antworten

FRAGE 12.1

Aus welchen Teilen ist ein Wirbel aufgebaut?

Antwort Die Wirbel, in der medizinischen Fachsprache Vertebrae genannt, haben vom dritten Halswirbel bis zum fünften Lendenwirbel einen **einheitlichen Aufbau,** auch wenn sie sich je nach funktionellen Erfordernissen der einzelnen Wirbelsäulenabschnitte in Größe und Form unterscheiden. **Mit Ausnahme von Atlas und Axis,** den ersten beiden Halswirbeln, bestehen die Wirbel im Wesentlichen aus einem **Wirbelkörper,** dem Corpus vertebrae, und einem **Wirbelbogen,** dem Arcus vertebrae.

Während der **Corpus vertebrae** als massiver Bestandteil des Wirbels den **gewichttragenden Teil** der Wirbelsäule bildet, liefert der **Arcus vertebrae** mit seinen Knochenfortsätzen **Ausgangspunkte, an denen Muskeln entspringen und ansetzen** können. Bei den Knochenfortsätzen handelt es sich um den Dornfortsatz oder **Processus spinosus,** der am Rücken gut zu palpieren ist, und die Querfortsätze oder **Processus transversus** auf der linken und rechten Seite in der Frontalebene.

Der **Arcus vertebrae** setzt an der Hinterfläche des **Corpus vertebrae** an und umgibt mit seinen Anteilen das Wirbelloch. Alle Wirbellöcher zusammen ergeben den **Canalis vertebralis,** also den **Spinalkanal,** durch den das Rückenmark zieht.

FRAGE 12.2

Was ist der Unterschied zwischen einem Bewegungssegment nach Junghans und einem allgemeinen Segment

Antwort Ein **Bewegungssegment nach Junghans** setzt sich aus der **unteren Hälfte des kranial gelegenen Wirbels, der oberen Hälfte des kaudal gelegenen Wirbels** und allen dazwischenliegenden Strukturen der Wirbelsäule zusammen. Dagegen umfasst ein **allgemeines Segment alle Strukturen und Organe, die von einem Spinalnerven innerviert werden,** einschließlich des dazugehörigen vegetativen Nerven.

FRAGE 12.3

Welche Strukturen sind für die passive Stabilität der Wirbelsäule verantwortlich?

Antwort Die einzelnen Wirbel sind gegeneinander nur begrenzt beweglich, insgesamt ist die Beweglichkeit der Wirbelsäule aber sehr gut. Die passive Stabilität der Wirbelsäule wird durch **alle nichtmuskulären Wirbelverbindungen** gewährleistet. Die elastischen Verbindungen zwischen den Wirbelkörpern werden von den **Bandscheiben** gebildet. Sie erhöhen die Beweglichkeit der Wirbelsäule, indem sie sich entsprechend verformen und Stauchungen der Wirbelsäule wie Stoßdämpfer abfangen. Ferner werden die

Wirbelkörper durch eine Vielzahl von **Ligamenten** miteinander verbunden. Dabei sind die Ligamente, die über die gesamte Wirbelsäule verlaufen, von denen zu unterscheiden, die nur von einem Wirbel zum nächsten ziehen. Zu den erstgenannten zählen das **Ligamentum longitudinale anterius** und das **Ligamentum longitudinale posterius.** Sie verlaufen an der ventralen bzw. dorsalen Seite der Wirbelkörper und erhöhen im Allgemeinen die Festigkeit beim Rück- bzw. Vorwärtsneigen. Zu den segmental verlaufenden Bändern zählen das **Ligamentum flavum,** das **Ligamentum interspinale,** das **Ligamentum supraspinale** und das **Ligamentum intertransversarium.**

FRAGE 12.4

Warum wird die autochthone Rückenmuskulatur als autochthon bezeichnet und was ist ihre Funktion?

Antwort Der Begriff „autochthon" stammt aus dem Altgriechischen und bedeutet so viel wie **ortsständig.** Die autochthone Muskulatur ist die ortsständige Rückenmuskulatur, weil sie sich **im Rückenbereich entwickelt** hat. Sie wird hier **von den Rami dorsales der Spinalnerven innerviert** und besitzt teilweise noch ihre Segmentation. Sie erstreckt sich beidseitig in einem Führungskanal entlang der Wirbelsäule vom Becken über den Brustkorb zum Kopf. Die Muskeln dieses Systems **strecken die Wirbelsäule und drehen sie um die eigene Achse.** Zusammen mit dem Bandapparat haben sie eine **stabilisierende Wirkung** und **formen die physiologische Krümmung der Wirbelsäule.**

Den Gegensatz zur autochthonen Muskulatur bildet die „eingewanderte", also **allochthone Rumpf-Schultergürtelmuskulatur,** zu der beispielsweise die Musculi latissimi dorsi und der Musculus trapezius zählen.

FRAGE 12.5

Wie kann man die autochthone Rückenmuskulatur funktionell einteilen?

Antwort Autochthone Rückenmuskeln können nach ihrem **Verlauf** und der damit zusammenhängenden **Funktion** in ein interspinales, ein intertransversales, ein transversospinales und ein spinotransversales System eingeteilt werden.

- Die Muskeln des **interspinalen Systems** verlaufen gerade zwischen den Processus spinosi und bestehen aus den **Musculi spinales, Musculi interspinales** und **Musculi recti capitis.**
- Die Muskeln des **intertransversalen Systems** haben ebenfalls einen geraden Verlauf, allerdings zwischen den Processus tranversi. Sie umfassen die **Musculi iliocostales, Musculi longissimi** und **Musculi intertransversarii.**
- Im **transversospinalen System** verlaufen die Muskeln schräg von den Processus transversi kaudal zu den Processus spinosi kranial. Zu ihnen zählen die **Musculi semispinales, Musculi multifidi** und **Musculi rotatores.**
- Zum **spinotransversalen** System gehören die **Musculi splenii** und die **Musculi obliquus capitis inferiores.** Sie haben auch einen schrägen Verlauf, allerdings von den Processus spinosi kaudal zu den Processus transversi kranial.

FRAGE 12.6

Was ist die normale Position des Sakrums und inwieweit können Abweichungen hiervon zu Pathologien führen?

Antwort Die physiologische Position des Sakrums lässt sich anhand der Winkelzusammenhänge nach **De Sèze** beschreiben. Danach sollte der **lumbosakrale Winkel,** also der Übergang zwischen dem fünften Lendenwirbel und dem Os sacrum, **140°** betragen. Gleichzeitig sollte der **Sakrumneigungswinkel 30°** ergeben, welcher die Verbindung von der oberen Fläche des Sakrums zur Horizontalen bildet.

Abweichungen der Einpassung des Sakrums in das Becken können bei einer zu **steilen Stellung** zu einer vermehrten **Belastung des ventralen Wirbelsäulenabschnitts** führen. Dies erhöht das Risiko für **Bandscheibenerkrankungen.** Bei einer **horizontalen Stellung** des Sakrums kann es zu einer vermehrten **dorsalen Belastung** des Wirbelsäulenabschnitts kommen. Dadurch wird das Risiko, an **Facettengelenkerkrankungen** wie **Spondylarthrose** und **Spondylolyse** zu erkranken, erhöht.

FRAGE 12.7

Welche Bewegungsrichtungen sind im Iliosakralgelenk möglich?

Antwort Arthrokinematisch findet im Sinne klassischer Bewegungsablauftheorien der Iliosakralgelenke bei der **Nutation** eine Translation der Basis des Os sacrum nach kaudal und ventral statt. Die Alae ossis ilii kippen dabei nach dorsal, der Beckeneingang wird kleiner und der Beckenausgang größer. Bei der Gegenbewegung in Form einer **Kontranutation** kippt die Basis des Sakrums nach dorsal und kranial mit einer begleitenden Bewegung der Alae ossis ilii nach ventral. Es kommt zu einer Vergrößerung des Beckeneingangs sowie zu einer Verkleinerung des Beckenausgangs.

Bei den Iliosakralgelenken handelt es sich um **Amphiarthrosen,** also um straffe Gelenke, die von den unregelmäßigen Gelenkflächen des Os ilium bzw. des Os sacrum gebildet werden. Sie eignen sich funktionell daher **eher für federnde Stabilität als für Bewegungen.** Durch die Bogenkonstruktion und Keilform der Knochen sind die flachen Gelenke widerstandsfähig gegenüber Kompressionskräften. Insgesamt sind im Iliosakralgelenk Bewegungen, sofern sie überhaupt möglich sind, variabel und meistens von nur sehr geringem Ausmaß.

FRAGE 12.8

Wie wird die passive Stabilität des Sakrums gegenüber den beiden Alae ossis ilii gewährleistet?

Antwort Das Os sacrum fügt sich wie ein **Keil** zwischen die beiden **Darmbeinschaufeln** ein und ist mit ihnen durch **kräftige Ligamente** verbunden. Durch diese Konstellation wird es sozusagen eingeklemmt, sodass sich das Körpergewicht über den fünften Lendenwirbel auf die beiden Beckenhälften verteilen kann. Die Reaktionskräfte wirken über beide Hüften in entgegengesetzter Richtung, sodass die **Kraftlinien einen geschlossenen Ring um den Beckeneingang bilden** und ein sich selbst bremsendes System entsteht.

Auch auf transversaler Ebene wird das Sakrum eingeklemmt. Die Spannungen werden hierbei auf der Rückseite von den iliosakralen Ligamenten und vorne von der Symphysis pubica abgefangen. Bei der **Symphysis pubica** handelt es sich um eine Amphiarthrose, deren Gelenkpartner durch einen knorpelfaserigen **Discus interpubicus** voneinander getrennt werden. Dieser Diskus ist in der Mitte gespalten, die Verbindungen werden durch das **Ligamentum interosseum** gehalten. Kranial und kaudal der Symphyse befindet sich das **Ligamentum pubicum superius** bzw. das **Ligamentum arcuatum pubis.** An der ventralen und dorsalen Seite wird die straffe Verbindung durch das **Ligamentum pubicum anterius** bzw. **posterius** verstärkt.

Der **iliosakrale Bandapparat** auf der dorsalen Seite wird dabei aus folgenden Bändern gebildet: Das **Ligamentum iliolumbale superior** und das **Ligamentum iliolumbale inferior** verbinden die untersten Lendenwirbel mit dem Os ilium. Die **Ligamenta sacroiliaca interossea,** das **Ligamentum sacroiliaca posteriora** und die **Ligamenta sacroiliaca anteriora et ventralia** verstärken die Gelenkkapsel, während das **Ligamentum sacrospinale** sowie das **Ligamentum sacrotuberale** das Sakrum am Becken fixieren.

FRAGE 12.9

Was sind unspezifische lumbale Rückenschmerzen?

Antwort In vielen Fällen lassen sich lumbale Rückenschmerzen **nicht einer bestimmten Struktur zuschreiben.** Dabei sind spezifische Befunde (wie z. B. Spinalkanalstenose, Frakturen, Radikulopathien, Bandscheibenveränderungen) als Quelle für den Zustand auszuschließen. Hierbei geht es dann eher um **funktionelle Probleme** oder **psychosoziale Schmerztreiber.**

FRAGE 12.10

Wie wird die lumbale Wirbelsäule, insbesondere bei Hebe- und Beugebewegungen, aktiv stabilisiert und entlastet? Welche Muskeln spielen dabei eine Rolle?

Antwort Das **global stabilisierende System** der Wirbelsäulenmuskulatur transportiert Kräfte direkt zwischen Thorax und Becken und ist eher für das Auffangen und Ausgleichen von auf den Rumpf einwirkenden Kräften zuständig. Dagegen kontrollieren die Muskeln des **lokal stabilisierenden Systems** die Haltung und die intervertebralen Verhältnisse des spinalen Segments. Der lumbale **Musculus multifidius,** die lumbalen Anteile des **Musculus iliocostalis** und **Musculus longissimus** sowie der **Musculus transversus abdominis** sind typische Beispiele solcher lokalen Stabilisatoren der Lendenwirbelsäule. Durch ihre dichte Lage am Rotationszentrum der spinalen Segmente kontrollieren sie die intersegmentale Bewegung und bringen die größte Stabilität.

Beim **Vornüberbeugen** wird die Thoraxbewegung von den langen Muskelbündeln des thorakalen Teils des **Musculus longissimus** und **Musculus iliocostalis** kontrolliert. Diese Aufgabe übernehmen im lumbalen Abschnitt der Wirbelsäule entsprechend die **lumbalen Anteile** des **Musculus longissimus** und **Musculus iliocostalis.** Gleichzeitig lenken sie die **ventrosagittale Rotation** sowie die begleitende Translation der lumbalen Columna vertebralis, während der **Musculus multifidius** zusätzlich die **sagittale Rotation** kontrolliert.

Beim **Hebevorgang** wird am Bewegungsende der lumbalen Flexion die **Rückenmuskulatur inhibiert** und somit die Belastung der Muskulatur auf die **Ligamente** und die **Gelenkkapseln** übertragen. Beim **Aufrichten aus der gebeugten Position** werden im thorakalen Bereich der **Musculus iliocostalis** und der **Musculus longissimus aktiviert,** wobei die Lendenwirbelsäule vom **lumbalen Teil** des **Musculus multifidius stabilisiert** wird. Da dieser Muskel ein Wirbelsäulenextensor ist, muss als Voraussetzung dafür die Extension der Lendenwirbelsäule angebahnt werden.

Darüber hinaus liefern die Muskeln **der vorderen Bauchwandmuskulatur,** insbesondere der **Musculus transversus abdominis,** einen positiven Anteil zur Stabilisierung und Entlastung der Wirbelsäule in diesem Bereich. Eine Kraftkomponente der bilateralen Kontraktion des Musculus transversus abdominis zieht die Processus spinosi zusammen, wodurch eine stabilisierende Wirkung erzielt wird. Die Kontraktion bewirkt gleichzeitig eine Erhöhung des **intraabdominalen Drucks,** der zusammen mit der Kontraktion der Bauchwandmuskeln eine **hydraulische Säule** entstehen lässt, die die Funktion der autochthonen Muskulatur unterstützt.

FRAGE 12.11

Beschreiben Sie die Lokalisation des Musculus quadratus lumborum und seine Funktion.

Antwort Der Musculus quadratus lumborum befindet sich an der **Hinterwand des Bauchraumes** ventral vom Musculus erector spinae. Er entspringt am hinteren Teil des **Labium internum** der **Crista iliaca.** Nach hinten verläuft er durch die **Quadratus-Arkade,** die einen bindegewebigen Bogen bildet und den Muskel vom Diaphragma abgrenzt, bevor dieser an der **zwölften Rippe** ansetzt.

Seine weiter dorsal gelegenen Fasern **setzen an** den **Querfortsätzen der oberen vier lumbalen Wirbel an.** Die Innervation des gesamten Muskels erfolgt durch den **Nervus subcostalis,** der aus dem Plexus lumbalis stammt.

Die Funktion des Musculus quadratus lumborum besteht aus einem **Kaudalzug der zwölften Rippe.** Bei beidseitiger Kontraktion entsteht dadurch eine **Lordosierung der lumbalen Wirbelsäule,** wohingegen eine einseitige Anspannung zu einer **Lateralflexion** in diesem Bereich führt. Bei Bewegungen in der Frontalebene stabilisiert er den Lumbalbereich.

Während des Gehens, genauer gesagt während der **Schwungphase,** hat der Musculus quadratus lumborum die wichtige Funktion, das **Becken hochzuziehen bzw. fixiert zu halten.**

FRAGE 12.12

Aus welchen Anteilen setzt sich der knöcherne Thorax zusammen?

Antwort Der knöcherne Thorax, der auch als **Brustkorb** bezeichnet wird, besteht aus den **Costae,** also den **Rippen,** dem **Sternum,** auch **Brustbein** genannt, und der **thorakalen Wirbelsäule.**

Mit seiner Form eines nach oben offenen, ovalen Bienenkorbs umschließt er die Brusthöhle und den oberen Anteil der Bauchhöhle.

FRAGE 12.13

Welche gelenkigen Verbindungen bestehen zwischen den Rippen und dem Sternum bzw. zwischen den Rippen und der thorakalen Wirbelsäule?

Antwort Zwischen den Rippen und dem Sternum befinden sich die **Sternokostalgelenke,** also **Synovialgelenke,** die aus den Gelenkpartnern der knorpeligen Anteile der **2.–7. Rippe** und der konkaven **Incisura** des **Corpus sterni** gebildet werden. Dagegen steht die **erste Rippe mit** dem **Manubrium sterni** als **Synchondrose** in Verbindung.

Zwischen den Rippen und den Wirbelkörpern gibt es gelenkige Verbindungen in Form der Kosto**vertebral**gelenke. Verbindungen zwischen den Rippen und den Querfortsätzen sind die Kosto**transversal**gelenke.

FRAGE 12.14

Warum hat der obere Abschnitt des Thorax beim Atmen eine andere Bewegungsrichtung als der untere Thoraxabschnitt?

Antwort Die Ursache für die Unterschiedlichkeit der Bewegungsrichtung zwischen oberem und unterem Thoraxabschnitt liegt in der **Stellung** der gemeinsamen **Bewegungsachse** der **Kostovertebral-** und der **Kostotransversalgelenke.** Biomechanisch funktionell ergibt sich die Bewegungsachse, indem man eine Linie durch die beiden gelenkigen Verbindungen zwischen Rippen und Wirbelkörper zieht. Bei den **oberen Rippen** liegt diese in der **Frontalebene,** wodurch beim Atmen eine **Brustkorberweiterung nach ventral** erfolgt. Dagegen liegt die Bewegungsachse der **unteren Rippen** in der **Sagittalebene,** was eine **Brustkorberweiterung nach lateral** bedingt. Bei den **mittleren Rippen** befindet sich die Bewegungsachse in einer **Mittelstellung** zwischen Frontal- und Sagittalebene.

FRAGE 12.15

Welche Muskeln sorgen für die aktive Stabilität der thorakalen Wirbelsäule?

Antwort Neben der **autochthonen Rückenmuskulatur,** die zusammen mit dem Bandapparat die Wirbelsäule im Ganzen stabilisiert und formt, ermöglicht die **Atemmuskulatur** sowohl die aktive Stabilität als auch die Bewegungen der Kostovertebral-, Kostotransversal- und Sternokostalgelenke.

Die Atemmuskulatur umfasst neben der **Thoraxmuskulatur** mit dem **Musculus serratus posterior inferior,** dem **Musculus serratus posterior superior** und dem **Musculus transversus thoracis** auch die **Interkostalmuskulatur** mit den **Musculi intercostales externi,** den **Musculi intercostales interni** und den **Musculi subcostali** sowie das **Diaphragma.**

Insgesamt hat die **Interkostalmuskulatur** eine besonders **stabilisierende Wirkung,** weil sie die Rippen gegenseitig schient.

FRAGE 12.16

Wo sitzen die Unkovertebralgelenke und was ist ihre positive Eigenschaft in Bezug zur zervikalen Wirbelsäule?

Antwort Unkovertebralgelenke befinden sich ausschließlich in der **zervikalen Wirbelsäule.** Ihr Name stammt von den **Processus uncinati,** kleinen Erhebungen nahe der dorsolateralen Seite des zervikalen Wirbelkörpers, die sich in der Kindheit durch Aufrichtung der Wirbelkörperseiten und Spaltung der Disci entwickeln. Die kleinen Halbgelenke an der Halswirbelsäule zwischen den Processus uncinati benachbarter Wirbelkörper sorgen in ihrer positiven Eigenschaft für **laterale Stabilität** der zervikalen Wirbelsäule sowie für **Schutz** vor einem **Diskusprolaps nach lateral.**

An den Unkovertebralgelenken lässt sich meist der erste radiologische Nachweis einer Überbelastung in Form einer **Unkovertebralarthrose** feststellen.

FRAGE 12.17

Welche Muskeln sind für die Gewährleistung der aktiven Stabilität der zervikalen Wirbelsäule wichtig und wie arbeiten sie zusammen?

Antwort Für die aktive Stabilität der zervikalen Wirbelsäule ist ein kräftig ausgeprägtes Muskelsystem sehr wichtig. Neben **der autochthonen Rückenmuskulatur,** die dorsolateral gelegen über mehrere Segmente der mittleren und unteren zervikalen Wirbelsäule verläuft, sind es sowohl Anteile der feingliedrigen **Halsmuskulatur** als auch der **skapulothorakalen Muskulatur,** welche die Stabilität in der HWS gewährleisten. Sogar Anteile der **Muskulatur des Kiefergelenks** können eine Rolle bei der Stabilisierung der Halswirbelsäule spielen.

Das **flektierende Drehmoment** in der HWS wird dadurch erzeugt, dass sich der Schwerpunkt des Kopfes ventral der Bewegungsachse der Wirbelsäulengelenke befindet. Dieses Drehmoment wird von den **zervikalen Extensoren,** etwa dem **Musculus semispinalis** und dem **Musculus trapezius,** gehalten. Die **Musculi scaleni** und der **Musculus levator scapulae** stabilisieren die zervikale Wirbelsäule **gegen ventrale und dorsale Translationskräfte.** Bei der **Aufrichtung** arbeiten der **Musculus sternocleidomastoideus** sowie der **Musculus longus colli** eng zusammen.

Die **obere und untere Zungenbeinmuskulatur flektiert dynamisch** die HWS, wirkt allerdings zusammen mit dem **Musculus longus colli** auch **statisch der Hyperlordosierung der HWS entgegen,** zumindest sofern gleichzeitig das Kiefergelenk muskulär stabilisiert wird.

FRAGE 12.18

Wie steht das Zungenbein in funktioneller Verbindung mit der zervikalen Wirbelsäule?

Antwort Das Zungenbein, in der medizinischen Fachsprache als **Os hyoideum** bezeichnet, ist der einzige Knochen des Körperstamms, der **nicht in direkter Nachbarschaft oder gar in gelenkiger Verbindung mit einem anderen Knochen steht.**

Funktionell ist das Zungenbein allerdings über viele **Muskeln mit dem Mundboden und dem Griffelfortsatz des Os temporale, dem Kehlkopf, dem Brustbein** und sogar **dem Schulterblatt verbunden.** Die funktionelle Verbindung mit der zervikalen Wirbelsäule ist also muskulärer Art, wobei insbesondere die untere Zungenbeinmuskulatur eine Rolle spielt und daher auch zu der Gruppe der vorderen Halsmuskeln gezählt wird.

Die untere Zungenbeinmuskulatur, auch als **infrahyoidale Muskulatur** bezeichnet, umfasst die vier Muskeln: **Musculus sternohyoideus, Musculus sternothyreoideus, Musculus thyreohyoideus** und **Musculus omohyoideus.**

FRAGE 12.19

Wie heißen die Kopfgelenke?

Antwort Das **obere Kopfgelenk,** also die gelenkige **Verbindung zwischen dem Okziput und dem Atlas,** ist das **Atlantookzipitalgelenk,** Articulatio atlantooccipitalis. Es wird auf der rechten und linken Seite von je einer Gelenkfläche des Atlas und des Okziput gebildet. Funktionell gesehen handelt es sich bei dem Gelenk um ein **Eigelenk.**

Das **untere Kopfgelenk** verbindet den **Atlas mit dem** darunterliegenden zweiten Wirbelkörper der HWS, dem **Axis,** und heißt dementsprechend **Atlantoaxialgelenk** oder Articulatio atlantoaxialis. Es besteht aus den Anteilen **Articulatio atlantoaxialis lateralis, Articulatio atlantoaxialis dorsalis** und **Articulatio atlantoaxialis ventralis.** Die laterale gelenkige Verbindung zwischen Atlas und Axis wird auf der rechten und linken Seite von je einer Gelenkfläche des Atlas und des Axis gebildet, wohingegen beim dorsalen und ventralen Gelenk der **Dens axis** mit dem **Ligamentum transversum atlantis** bzw. mit der konkaven **Fovea dentis** des Arcus anterior atlantis artikuliert. Funktionell handelt es sich bei dem Atlantoaxialgelenk um ein **Drehgelenk.**

FRAGE 12.20

Welche Beziehung gibt es zwischen dem Gebiss und der zervikalen Wirbelsäule?

Antwort Neben einer unterstützenden Funktion beim Schluckakt **balanciert die Zungenbeinmuskulatur den Kiefer gegen die Kaumuskulatur aus.** Stellungsveränderungen der HWS haben dabei Einfluss auf den Unterkiefer, in der medizinischen Fachsprache Mandibula genannt: Bei einem **Ventralschub** wird die untere Zungenbeinmuskelgruppe auf Spannung gebracht, sodass die **Mandibula zurückgehalten und nach dorsokranial in die Fossa glenoidalis gedrückt** wird. Infolgedessen **verändert sich die Okklusion,** also der Schlussbiss zwischen den Zahnreihen von Ober- und Unterkiefer.

Ist die **Zungenbeinmuskulatur dauerhaft gedehnt,** schwächt sie ab und bedingt damit eine **Tonuserhöhung im Bereich der Kaumuskulatur.**

FRAGE 12.21

Welche Knochen gehören zum Hirnschädel, welche zum Gesichtsschädel?

Antwort Zum Hirnschädel, dem **Neurocranium,** gehören das **Stirnbein (Os frontale)**, das **Scheitelbein (Os parietale)**, das **Schläfenbein (Os temporale)**, das **Hinterhauptsbein (Os occipitale),** das **Keilbein (Os sphenoidale),** das **Siebbein (Os ethmoidale)** sowie die **obere und mittlere Nasenmuschel (Concha nasalis superior und media).**

Zum Gesichtsschädel, dem **Viscerocranium,** gehören das **Tränenbein (Os lacrimale),** der **Oberkiefer (Os maxillare),** das **Jochbein (Os zygomaticum),** das **Gaumenbein (Os palatinum),** die **untere Nasenmuschel (Concha nasalis inferior),** das **Pflugscharbein (Vomer)** und der **Unterkiefer (Os mandibulare).**

FRAGE 12.22

Wie ist das Kiefergelenk aufgebaut?

Antwort Die **Articulatio temporomandibularis** setzt sich aus dem **Caput mandibulare,** einer konvexen Gelenkfläche am hinteren Gelenkfortsatz der Mandibula, und der zwei- bis dreimal größeren **Fossa mandibularis,** einer konkaven Gelenkfläche des Os temporale, zusammen. Zwischen den beiden Gelenkflächen befindet sich der **Discus articularis,** der aus einem **vorderen Band,** einer **intermediären Zone,** einem **hinteren Band** und einer **bilaminaren Zone** besteht.

Funktionell betrachtet handelt es sich bei dem Kiefergelenk um ein **Eigelenk,** dessen **Gelenkflächenachse von ventrolateral nach dorsomedial** verläuft.

FRAGE 12.23

Welche Muskeln gehören zur temporomandibulären Muskulatur?

Antwort Die temporomandibuläre Muskulatur besteht im Wesentlichen aus dem **Musculus temporalis,** der am Schläfenbein hinab zum Unterkiefer zieht, dem **Musculus masseter,** der vom Jochbein entspringt und am Ramus mandibulae und Processus coronoideus ansetzt, dem **Musculus pterygoideus medialis,** der von der Fossa pterygoidea zum Unterkieferwinkel zieht sowie dem **Musculus pterygoideus lateralis,** der vom Keilbein und der Außenfläche des Processus pterygoideus zur Fovea pterygoidea und zum Discus articularis verläuft.

Diese vier Muskeln gewährleisten hauptsächlich die **notwendigen Bewegungen beim Kauen** und damit das Öffnen und Schließen des Mundes, das seitliche Verschieben und Zurückziehen des Unterkiefers und die kreisförmigen Mahlbewegungen.

KAPITEL

13 Die obere Extremität

13.1 Fragenübersicht

Frage 13.1

Welche vier Knochen bilden den Schultergürtel?

Frage 13.2

Nennen Sie vier skapulothorakale Muskeln.

Frage 13.3

Nennen Sie zwei thorakohumerale Muskeln.

Frage 13.4

Aus welchen Gelenken setzt sich der Schultergürtel zusammen?

Frage 13.5

Welche Strukturen sind für die aktive und welche für die passive Stabilität des Glenohumeralgelenks zuständig?

Frage 13.6

In welche Richtung gleitet die Gelenkfläche des Caput humeri bei der Abduktion?

Frage 13.7

Welche Strukturen werden komprimiert, wenn der Humeruskopf bei der Abduktion nicht physiologisch gleitet?

Frage 13.8

Ordnen Sie die Bewegungen des Sternoklavikulargelenks den entsprechenden Bewegungsachsen zu.

Frage 13.9

Beschreiben Sie die Armabduktion bei aktiver Instabilität im skapulothorakalen Gelenk.

Frage 13.10

Wo werden der M. teres major und M. teres minor palpiert und wie kann man die beiden Muskeln voneinander differenzieren?

Frage 13.11

Beschreiben Sie den venösen Abfluss aus der Schulterregion.

Frage 13.12

Nennen Sie die Knochen des Ellenbogengelenks.

Frage 13.13

Nennen Sie drei humeroulnare Muskeln.

Frage 13.14

Nennen Sie drei humeroradiale Muskeln.

Frage 13.15

Aus welchen Gelenken setzt sich der Ellenbogen zusammen?

Frage 13.16

Welche Strukturen gewährleisten die passive Stabilität des Humeroulnargelenks?

Frage 13.17

In welche Richtung gleitet die Gelenkfläche der Ulna im Humeroulnargelenk bei Flexion?

Frage 13.18

Warum entsteht eine Valgusstellung (X-Form) des Armes bei der Streckung des Ellenbogens?

Frage 13.19

Welche Strukturen gewährleisten die passive Stabilität des Radioulnargelenks?

Frage 13.20

Worin äußert sich die passive Instabilität des Humeroulnargelenks?

Frage 13.21

Wo palpiert man den Musculus brachioradialis und den Musculus extensor carpi radialis brevis? Wie differenziert man diese beiden Muskeln?

Frage 13.22

Beschreiben Sie die arterielle Versorgung der Ellenbogenregion.

Frage 13.23

Welche Knochen sind am Aufbau des Handgelenks beteiligt?

Frage 13.24

Nennen Sie drei Muskeln, die das Handgelenk steuern.

Frage 13.25

Nennen Sie drei Unterarm-Finger-Muskeln.

Frage 13.26

Aus welchen Gelenken setzt sich das Handgelenk zusammen?

Frage 13.27

Welche Strukturen gewährleisten die passive Stabilität des Radiokarpalgelenks?

Frage 13.28

In welche Richtung gleiten die Gelenkflächen der proximalen Karpalknochen des Radiokarpalgelenks bei einer Extension der Hand?

Frage 13.29

Was sind die „Zügel des Handgelenks“ und welche Bedeutung haben sie?

Frage 13.30

Auf welche Weise kann das Os scaphoideum Ursache für eine eingeschränkte Palmarflexion und Radialabduktion des Handgelenks sein?

Frage 13.31

Warum können die Finger bei einer 90°-Beugung der metakarpophalangealen Gelenke nicht gespreizt werden?

Frage 13.32

Nennen Sie zwei Anzeichen einer Fingerinstabilität und erklären Sie deren Unterschiede.

Frage 13.33

Beschreiben Sie die arterielle Versorgung von Hand und Fingern.

13.2 Fragen und Antworten

FRAGE 13.1
Welche vier Knochen bilden den Schultergürtel?

Antwort Der knöcherne Schultergürtel besteht auf der rechten und der linken Körperseite jeweils aus der **Klavikula** und der **Skapula,** also aus dem Schlüsselbein und dem Schulterblatt. Diese insgesamt vier Knochen (**zwei Schlüsselbeine, zwei Schulterblätter**) bilden zusammen den Schultergürtel, der allerdings funktionell erst **vom Brustbein auf der ventralen Seite und durch bestimmte Muskeln auf der dorsalen Seite geschlossen** wird.

Der Schultergürtel **verbindet die Extremitäten mit dem Körperstamm.** Die Befestigung erfolgt hauptsächlich durch oberflächlich gelegene Muskeln der Rumpfwand, die gleichzeitig stabilisierende und bewegende Funktionen übernehmen.

FRAGE 13.2
Nennen Sie vier skapulothorakale Muskeln.

Antwort Bei den skapulothorakalen Muskeln handelt es sich um die **Muskulatur des Schultergürtels, die vom Thorax zur Skapula zieht.** Sie lässt sich in eine ventrale und eine dorsale Gruppe von Muskeln einteilen.

Zur **ventralen Gruppe** gehören unter anderem der Musculus pectoralis minor und der Musculus subclavius. Der **Musculus pectoralis minor** entspringt an der ventralen Seite der 3.–5. Rippe, setzt am Processus coracoideus der Skapula an und wird vom **Nervus pectoralis medialis** innerviert. In seiner Funktion zieht er das Schulterblatt in die Protraktion und Depression, unterstützt die Retroversion des Armes und fungiert als Atemhilfsmuskel. Der **Musculus subclavius** zieht, von der Oberseite der ersten Rippe kommend, zur Unterseite des Schlüsselbeins. Seine nervale Versorgung übernimmt der **Nervus subclavius.** Bei einer Kontraktion zieht der Musculus subclavius die Klavikula an das Sternum, sodass das Sternoklavikulargelenk fixiert ist.

Zur **dorsalen Muskelgruppe** der skapulothorakalen Muskulatur gehören unter anderem der Musculus levator scapulae und der Musculus rhomboideus major. Der **Musculus levator scapulae** entspringt am Querfortsatz der ersten vier Halswirbel und zieht zum oberen Winkel und oberen Teil des mittleren Randes des Schulterblatts. Innerviert wird er vom **Nervus dorsalis scapulae** und in seiner Funktion vollzieht er eine Elevation und Mediorotation der Skapula. Zervikal wird von ihm eine Lateralflexion und eine homolaterale Rotation verursacht.

Der **Musculus rhomboideus major** zieht von den Dornfortsätzen der ersten vier Brustwirbel zum mittleren Rand der Skapula. Nerval wird er vom **Nervus dorsalis scapulae** versorgt. Seine Funktion ist die Elevation, Retraktion und Mediorotation des Schulterblatts.

FRAGE 13.3

Nennen Sie zwei thorakohumerale Muskeln.

Antwort Thorakohumerale Muskeln sind die **Muskeln des Schultergürtels, die vom Thorax zum Humerus, also zum Oberarmknochen ziehen.** Zu ihnen gehört der Musculus latissimus dorsi sowie der Musculus pectoralis major. Der **Musculus latissimus dorsi** entspringt an den Dornfortsätzen des 7.–12. Brustwirbels, der Fascia thoracolumbalis, dem hinteren Teil der Crista iliaca und der 10.–12. Rippe. Er setzt an der Crista tuberculi minoris humeri an und wird vom **Nervus thoracodorsalis** innerviert. In seinen Funktionen zieht er die Schulter in eine Depression und Retraktion und den Arm in eine Retroversion, Adduktion und Endorotation. Ferner kann er bei fixierten Armen, beispielsweise bei einem Klimmzug, den Körper an die Arme heranziehen.

Der **Musculus pectoralis major** gliedert sich in die drei Abschnitte **Pars clavicularis, Pars sternocostalis** und **Pars abdominalis.** Von der medialen Klavikula bzw. der ventralen Sternumseite und dem 2.–6. Rippenknorpel bzw. der Rektusscheide ziehen alle drei Anteile zur Crista tuberculi majoris und werden von den **Nervi pectorales mediales et laterales** innerviert. Der klavikuläre Anteil vollzieht eine Anteversion, Adduktion und Endorotation des Armes, der sternokostale Anteil eine Anteversion und Endorotation und der abdominale Anteil eine Adduktion und Endorotation sowie eine Skapuladepression.

FRAGE 13.4

Aus welchen Gelenken setzt sich der Schultergürtel zusammen?

Antwort Der Schultergürtel setzt sich aus dem Brustbein-Schlüsselbein-Gelenk, also dem **Sternoklavikulargelenk,** und dem Schultereckgelenk, auch **Akromioklavikulargelenk oder AC-Gelenk** genannt, zusammen.

Nicht zu verwechseln sind die Gelenke des Schultergürtels mit dem Schultergelenk. Genau genommen besteht das Schultergelenk aus einer funktionellen Einheit von fünf unterschiedlichen Gelenken: Akromioklavikulargelenk, Sternoklavikulargelenk, Skapulothorakalgelenk, Glenohumeralgelenk und suprahumerale bzw. subakromiale Fläche.

FRAGE 13.5

Welche Strukturen sind für die aktive und welche für die passive Stabilität des Glenohumeralgelenks zuständig?

Antwort Das Glenohumeralgelenk ist das **beweglichste Kugelgelenk des Menschen.** Stabilisiert und mechanisch gesichert wird es vor allem durch die **Muskulatur der Schulter,** wobei der Großteil der Stabilität von den **Sehnen der skapulohumeralen Muskulatur** getragen wird, die das Gelenk manschettenförmig umgeben. Deshalb werden die Muskeln auch als **Rotatorenmanschette** zusammengefasst. Zu dieser Manschette gehören der **Musculus**

supraspinatus, der **Musculus infraspinatus,** der **Musculus subscapularis** und der **Musculus teres minor.** Die stabilisierende Wirkung wird von der **Sehne des Musculus biceps brachii, Caput longum,** unterstützt. Daneben tragen auch noch einige der überwiegend bewegenden **Arm- und Schultermuskeln** zur Stabilität des Glenohumeralgelenks bei. Dazu zählen der Musculus biceps brachii, Caput breve, der Musculus coracobrachialis, der Musculus triceps brachii, Caput longum, der Musculus deltoideus, Pars clavicularis und spinalis, und der Musculus pectoralis major, Pars clavicularis.

Die **passive Stabilität** der Articulatio glenohumeralis wird durch den **Kapselapparat** und einen die Gelenkpfanne vergrößernden Knorpelring, dem **Labrum glenoidale,** gewährleistet. In enger Verbindung mit der Kapsel stehen die Ligamente des Glenohumeralgelenks, die vor allem zur Bewegungsführung sowie zur Gelenkfixierung in Endstellungen beitragen. Es handelt sich um das **Ligamentum glenohumerale superius,** das **Ligamentum glenohumerale inferius,** das **Ligamentum glenohumerale medius** und das **Ligamentum coracohumerale.**

FRAGE 13.6

In welche Richtung gleitet die Gelenkfläche des Caput humeri bei der Abduktion?

Antwort Arthrokinetisch **gleitet** die Gelenkfläche des Caput humeri bei der Armbewegung in die Abduktion **nach kaudal und lateral.** Da es sich bei der Gelenkbewegung allerdings um eine kombinierte Roll-Gleitbewegung handelt, **rollt der Humeruskopf dabei gleichzeitig auch nach kranial und medial.**

Insbesondere die Gleitbewegung des Humeruskopfes nach kaudal wird durch die Aktivität der Rotatorenmanschette verstärkt und mit einer Exorotation kombiniert. Auf diese Weise wird die Voraussetzung dafür geschaffen, dass das Tuberculum majus frei unter dem Schulterdach hergleiten kann.

FRAGE 13.7

Welche Strukturen werden komprimiert, wenn der Humeruskopf bei der Abduktion nicht physiologisch gleitet?

Antwort Wenn der Humeruskopf bei der Abduktion nicht physiologisch nach kaudal gleitet, besteht die Gefahr, dass Strukturen zwischen ihm und dem Schulterdach eingeklemmt werden. Das betrifft vor allem das **Tuberculum majus,** das nicht mehr frei unter dem Schulterdach gleiten kann, sowie die **dort ansetzenden Muskeln.** Insbesondere die **Sehne des Musculus supraspinatus,** aber teilweise auch die des Musculus infraspinatus sowie des Musculus teres minor können dann im Engpass zwischen Caput humeri und Akromion komprimiert werden. Da das Glenohumeralgelenk auch mit verschiedenen Schleimbeuteln in Verbindung steht, können auch diese, genauer gesagt die **Bursa subacrominalis,** komprimiert werden.

Unter dem Begriff **„Impingement-Syndrom"** werden in der klinischen Praxis die Krankheitsbilder subsummiert, die einen schmerzhaften Bogen (**„painful arc"**) gemeinsam haben, also Schmerzen bei einer Abduktion zwischen 60° und 90° oder bei der einer Anteversion ab 90°. Als Hauptursache der Beschwerden werden die Einklemmung der Supraspinatussehne oder der Bursa subacromialis angenommen.

FRAGE 13.8

Ordnen Sie die Bewegungen des Sternoklavikulargelenks den entsprechenden Bewegungsachsen zu.

Antwort Das Sternoklavikulargelenk ist **streng genommen ein Sattelgelenk** mit zwei Freiheitsgraden. Die Gelenkfläche des Sternums ist **konvex** für die **kraniale und kaudale Bewegungsrichtung** und **konkav** für die **ventrale und dorsale Bewegungsrichtung.** Das Bewegungssystem des Gelenks besitzt also zwei senkrecht zueinander ausgerichtete Bewegungsachsen, wobei die eine Achse der Konkavkrümmung der Klavikula entspricht und die andere Achse der Konkavkrümmung des Sternums.

Funktionell gesehen handelt es sich beim Sternoklavikulargelenk um ein **Kugelgelenk,** da die Gelenkkapsel sowie die Bänder einen sehr großen Bewegungsspielraum zulassen.

FRAGE 13.9

Beschreiben Sie die Armabduktion bei aktiver Instabilität im skapulothorakalen Gelenk.

Antwort Eine Instabilität im skapulothorakalen Gelenk, beispielsweise durch eine Schwäche des Musculus serratus anterior, stört den physiologischen skapulohumeralen Rhythmus und kann bei einer Armabduktion als **Scapula alata,** also einem flügelartigen Abstehen des Schulterblatts vom Thorax, sichtbar werden. Die Stabilität im skapulothorakalen Gelenk wird hauptsächlich durch eine koordinierte muskuläre Anspannung erreicht. Diese Form der **Stabilisierung wird von einem System aus Muskelschlingen gewährleistet,** die jeweils aus zwei Muskeln oder Muskelanteilen bestehen, von denen einer als Agonist und der andere als Antagonist fungiert. Bei einer Instabilität sind die zuständigen **Muskeln während der Abduktion nicht mehr in der Lage, das Schulterblatt adäquat zu protrahieren und zu exorotieren.** Da die Stabilität des skapulothorakalen Gelenks gleichzeitig auch eine essenzielle Grundlage für die Arthrokinematik des Glenohumeralgelenks ist, funktioniert diese auch nicht mehr in physiologischer Art und Weise, wodurch es zu einem Impingement-Syndrom kommen kann.

FRAGE 13.10

Wo werden der M. teres major und M. teres minor palpiert und wie kann man die beiden Muskeln voneinander differenzieren?

Antwort Sowohl der Musculus teres minor als auch der weiter kaudal gelegene Musculus teres major lassen sich **unterhalb des Musculus infraspina-**

tus palpieren. Gemeinsam mit dem Musculus latissimus dorsi bildet der Musculus teres major die **hintere Achselfalte.**

Der unterhalb der Spina scapulae gelegene Musculus infraspinatus kann zwischen der Pars ascendens des Musculus trapezius und dem Musculus deltoideus palpiert werden. Bei in Exorotation und horizontaler Adduktion gehaltenem Arm lässt sich sein Verlauf bis zum Ansatz des Tuberculum majus verfolgen, der etwa 2 cm distal des hinteren Akromionwinkels liegt.

Die bessere Differenzierung der Muskeln Musculus teres major und Musculus teres minor erfolgt nach ihrer unterschiedlichen Teilfunktion in Endo- bzw. Exorotation. Der **Musculus teres major vollzieht unter anderem eine Endorotation,** wohingegen der **Musculus teres minor unter anderem eine Exorotation** vollzieht. Erschwert ist vor allem die Palpation des Musculus teres major, da sein **kaudaler Rand vom Musculus latissimus dorsi bedeckt** wird.

FRAGE 13.11

Beschreiben Sie den venösen Abfluss aus der Schulterregion.

Antwort Der venöse Abfluss der Schulterregion wird hauptsächlich aus den tief liegenden **Venae brachialis und cephalica** gebildet, die gemeinsam **über die Vena axillaris in der Vena jugularis enden.** Über die **Venae communicantes** sind sie dabei **mit den weiter oberflächlich gelegenen Venen verbunden.**

Die aus dem Ellenbogenbereich kommende **Vena brachialis** verläuft an der medialen Seite im Sulcus bicipitalis nach proximal und zieht tief in der Achsel unter dem Musculus pectoralis major nach ventromedial. Dort verläuft sie als Vena axillaris weiter zur Rippe und zieht zwischen der Klavikula, dem Musculus subclavius sowie der ersten Rippe durch, bevor sie kraniolateral vom Sternum, gerade oberhalb der Klavikula, in die Jugularisvene mündet.

Die **Vena cephalica** verläuft lateral am Oberarm zwischen dem Musculus biceps brachii und dem lateralen Kopf des Musculus triceps brachii nach proximal, dann etwas nach ventromedial bis unter den kaudomedialen Rand des Musculus deltoideus. Im weiteren Verlauf über der ventralen Seite des Musculus deltoideus, oberhalb der Fossa infraclavicularis, zieht sie nach ventromedial. Unterhalb der Klavikula, im Trigonum deltoideopectorale, trifft sie dann mit der vom kranialen Schulterblatt herunterziehenden Vena thoracoacromialis zusammen, bevor sie nach medial umknickt und unterhalb der Klavikula in die Vena axillaris mündet.

FRAGE 13.12

Nennen Sie die Knochen des Ellenbogengelenks.

Antwort Das Ellenbogengelenk, in der medizinischen Fachsprache als **Articulatio cubiti** bezeichnet, besteht aus dem **Humerus,** der **Ulna** und dem **Radius.** Diese Knochen bilden zusammen eine funktionelle Einheit, die insgesamt aus den drei Gelenken **Articulatio humeroulnaris, Articulatio humeroradialis** und **Articulatio radioulnaris proximalis** besteht.

FRAGE 13.13

Nennen Sie drei humeroulnare Muskeln.

Antwort Bei den humeroulnaren Muskeln handelt es sich um Muskulatur, die **zwischen dem Humerus und der Ulna,** also zwischen dem Oberarm und der Elle, verläuft. Insgesamt zählen der **mediale und laterale Anteil des Musculus triceps brachii, der Musculus anconeus und der Musculus brachialis** zu der humeroulnaren Muskulatur.

Der **Musculus triceps brachii** entspringt mit seinem medialen und lateralen Anteil an der Facies posterior humeri, der mediale Anteil proximal und der laterale Anteil distal des Sulcus Nervus radialis. Alle Anteile ziehen zum Olekranon, werden vom **Nervus radialis** innerviert und vollziehen bei einer Kontraktion eine Streckung im Ellenbogengelenk.

Der **Musculus anconeus** zieht vom Epicondylus lateralis humeri und dem Ligamentum collaterale radiale zum proximalen Bereich der Facies posterior ulnae. Er wird ebenfalls vom **Nervus radialis** innerviert und vollzieht bei kräftiger Anspannung eine Ellenbogenextension.

Der **Musculus brachialis** verläuft von der ventralen Humerusseite zur Tuberositas ulnae und zur Gelenkkapsel des Ellenbogens. Er wird vom **Nervus musculocutaneus** versorgt und fungiert als Ellenbogenflexor.

FRAGE 13.14

Nennen Sie drei humeroradiale Muskeln.

Antwort Humeroradiale Muskeln sind Muskeln, die **zwischen dem Humerus und dem Radius,** also zwischen dem Oberarm und der Speiche verlaufen. Insgesamt zählen der Musculus pronator teres, der Musculus brachioradialis und der Musculus supinator zu der humeroradialen Muskulatur.

Der **Musculus pronator teres** entspringt am Epicondylus medialis humeri, am Margo medialis humeri sowie an der medialen Seite der Tuberositas ulnae. Er setzt an der Facies lateralis radii an, wird vom **Nervus medianus** innerviert und vollzieht bei einer Kontraktion eine Ellenbogenflexion und Pronation.

Der **Musculus brachioradialis** zieht vom lateralen Rand des Oberarms zur radialen Fläche des Processus styloideus radii, wird vom **Nervus radialis** versorgt und fungiert als Flexor, Pronator und Supinator.

Der **Musculus supinator** hat seinen Ursprung am lateralen Epikondylus des Oberarms, an der Crista musculi ulnae, am Ligamentum collaterale radii und am Ligamentum anulare radii. Er zieht zum proximalen Bereich der Facies lateralis radii, wird vom **Nervus radialis** innerviert und vollzieht bei einer Anspannung eine Supination.

FRAGE 13.15

Aus welchen Gelenken setzt sich der Ellenbogen zusammen?

Antwort Der Ellenbogen setzt sich aus einer **funktionellen Einheit von drei Gelenken** zusammen. Es handelt sich dabei um die Articulatio humeroulnaris, die Articulatio humeroradialis und die Articulatio radioulnaris proximalis.

Das Gelenk **zwischen Oberarm und Elle,** also die **Articulatio humeroulnaris,** ist anatomisch betrachtet ein **Scharniergelenk,** das man in funktioneller Hinsicht auch als Sattelgelenk auffassen kann. Die **Articulatio humeroradialis,** also das Gelenk **zwischen Oberarm und Speiche,** ist ein **Kugelgelenk** und das Gelenk **zwischen Elle und Speiche,** die **Articulatio radioulnaris,** ist ein **Zapfengelenk.** Erst die funktionelle Kombination dieser Gelenke ermöglicht es, die Bewegungsmechanismen Pronation und Supination sowie Flexion und Extension im Ellenbogen gleichzeitig durchführen zu können.

FRAGE 13.16

Welche Strukturen gewährleisten die passive Stabilität des Humeroulnargelenks?

Antwort Für einen Teil der passiven Stabilität des Humeroulnargelenks sorgt bereits die **Form der beteiligten knöchernen Strukturen.** Auf der dorsalen Seite umfasst die **Incisura trochlearis ulnae** die Trochlea humeri und ventral wird die Gelenkpfanne durch den **Processus coronoideus** vergrößert. Die direkte stabilisierende Verbindung zwischen Oberarm und Elle wird durch das **Ligamentum collaterale ulnare** gewährleistet, das vom Epicondylus medialis humeri zur Ulna zieht. Es verhindert Valgusbewegungen im Ellenbogengelenk, wohingegen das **Ligamentum collaterale radiale,** das über das Ligamentum anulare radii indirekt ebenfalls an der Ulna ansetzt, Varusbewegungen eindämmt.

Von einer **Varusstellung** spricht man, wenn Gelenke zur lateralen Seite hin, also nach außen gewölbt sind, während sie bei einer **Valgusstellung** zur medialen Seite hin, also nach innen gewölbt sind.

FRAGE 13.17

In welche Richtung gleitet die Gelenkfläche der Ulna im Humeroulnargelenk bei Flexion?

Antwort Die **Incisura trochlearis,** also die Gelenkfläche der Elle im Humeroulnargelenk, **gleitet und rollt bei einer Flexion nach ventral.** Sie artikuliert mit der Trochlea des Humerus und trägt in der Mitte einen leicht erhabenen, longitudinal verlaufenden First, der nach proximal bis zum Olekranon und nach distal bis zum Processus coronoideus reicht. So entstehen streng genommen zwei konkave Gelenkflächen an der Incisura trochlearis, die den Konvexflächen der Trochlea humeri anliegen.

FRAGE 13.18

Warum entsteht eine Valgusstellung (X-Form) des Armes bei der Streckung des Ellenbogens?

Antwort Die **Incisura trochlearis** besitzt in der Mitte einen leicht erhabenen, **longitudinal verlaufenden First,** der nach proximal bis zum Olekranon und nach distal bis zum Processus coronoideus reicht. So entstehen streng genommen zwei konkave Gelenkflächenflächen an der Incisura trochlearis, die den Konvexflächen der Trochlea humeri entsprechen. Der First fügt sich exakt in die **spiralförmig verlaufende Rinne der Trochlea humeri** ein und aufgrund des gewundenen Verlaufs der Trochlea weicht die Ulna bei der Streckung des Ellenbogens nach lateral ab, also in die Valgusstellung. Bei Frauen ist diese meist stärker ausgeprägt als bei Männern.

FRAGE 13.19

Welche Strukturen gewährleisten die passive Stabilität des Radioulnargelenks?

Antwort Für die passive Stabilität des Radioulnargelenks sorgen ligamentäre Strukturen. Vor allem das kräftige **Ligamentum anulare radii,** das trichterförmig die Circumferentia articularis radii umgibt, verhindert ein Abgleiten des Radius nach distal. Es steht mit den Kollateralbändern in Verbindung und auch das Ligamentum quadratum, das kaudal der Circumferentia inseriert, strahlt in das Ligamentum anulare radii am Radius ein.

Darüber hinaus gibt es zwischen Radius und Ulna zwei stabilisierende Bandstrukturen, die **Chorda obliqua** und die **Membrana interossea.** Die Chorda obliqua verläuft von unterhalb der Incisura radialis ulnae zum Radius, distal der Tuberositas, und verhindert eine distale Verschiebung des Radius gegenüber der Ulna. Die schräg gekreuzt verlaufenden Fasern der Membrana interossea zwischen Radius und Ulna werden bei der Supination angespannt und verhindern vor allem eine Verschiebung des Radius nach distal, gegebenenfalls aber auch nach proximal.

FRAGE 13.20

Worin äußert sich die passive Instabilität des Humeroulnargelenks?

Antwort Strukturen, die direkt die passive Stabilität des Humeroulnargelenks gewährleisten, verhindern sowohl Valgus- als auch Varusbewegungen im Ellenbogengelenk. Im Umkehrschluss kann also **eine vermehrte Valgus- oder Varusstellung** im Ellenbogengelenk oder eine unphysiologisch **vergrößerte Beweglichkeit** in die entsprechenden Richtungen auf eine Instabilität des Humeroulnargelenks hindeuten. Dabei ist jedoch zu beachten, dass ein Teil der passiven Stabilität des Gelenks bereits durch die beteiligten Knochen gewährleistet wird und dass die umgebende Muskulatur ebenfalls stabilisierenden Einfluss auf das Gelenk hat.

FRAGE 13.21

Wo palpiert man den Musculus brachioradialis und den Musculus extensor carpi radialis brevis? Wie differenziert man diese beiden Muskeln?

Antwort Bei in Mittelstellung gehaltenem Unterarm sowie bei starker **Anspannung in Ellenbogenflexionsrichtung** springt der **Musculus brachioradialis an der radialen Unterarmseite** deutlich hervor und kann nach distal bis zu seinem Ansatz, dem Processus styloideus radii, palpiert werden. Der Musculus extensor carpi radialis brevis befindet sich etwas weiter auf der dorsolateralen Seite des Unterarms, direkt unterhalb des Musculus extensor radialis longus. **Bei proniertem Arm und einer statischen Anspannung der Hand in dorsoradialer Richtung** tritt **laterodistal des Musculus brachioradailis** der Bauch des Musculus extensor radialis longus hervor. Etwas weiter laterodistal befindet sich der **Musculus extensor radialis brevis,** dessen proximale Sehne im Verlauf am besten bei maximal proniertem und um 135° gestrecktem Ellenbogen mit Finger oder Daumen langsam nach innen gleitend ertastet werden kann.

Da der Musculus brachioradialis im Gegensatz zum Musculus extensor carpi radialis brevis in seiner Funktion keine direkte Bewegungswirkung auf das Handgelenk hat, lassen sich die **Muskeln bei einer statischen Anspannung der Hand in dorsoradialer Richtung differenzieren.**

FRAGE 13.22

Beschreiben Sie die arterielle Versorgung der Ellenbogenregion.

Antwort Zur arteriellen Versorgung der Ellenbogenregion teilt sich die **Arteria brachialis,** die als Fortsetzung der Arteria axillaris durch die innere Bizepsfurche verläuft, unterhalb der Ellenbeuge in die Arteria radialis und die Arteria ulnaris. Die **Arteria radialis** zieht über den Musculus pronator teres zur lateralen Seite des Unterarms und läuft dort medial vom Musculus brachioradialis nach distal. Proximal gibt sie eine **Arteria recurrens radialis** ab, die sich mit der vom proximalen Oberarm kommenden **Arteria collateralis radialis** verbindet. Die **Arteria ulnaris** zieht zuerst unter den Musculus pronator teres, anschließend unter dem Musculus flexor digitorum superficialis zur medialen Unterarmseite und läuft dann ab der Mitte des Unterarms an der lateralen Seite des Musculus flexor carpi ulnaris weiter nach kaudal. Die Arteria ulnaris gibt proximal zuerst die **Arteria recurrens ulnaris** ab, die über kleine Zweige mit der vom proximalen Oberarm kommenden **Arteria collateralis ulnaris superior** und **Arteria collateralis ulnaris inferior** verbunden ist. Etwas weiter distal entspringt die **Arteria interossea communis,** die sich in die **Arteria interossea anterior** und **Arteria interossea posterior** aufteilt, und ventral sowie dorsal zur Membrana interossea zieht. Proximal wird noch eine **Arteria interossea recurrens** abgegeben, die mit den Oberarmarterien anastomosiert.

FRAGE 13.23

Welche Knochen sind am Aufbau des Handgelenks beteiligt?

Antwort Das Handgelenk besteht aus einer funktionellen Einheit mehrerer gelenkiger Verbindungen, die zusammen die am Aufbau beteiligten Knochen bestimmen: Das **proximale Handgelenk,** auch **Articulatio radiocarpalis** genannt, wird **aus der Speiche und einem Teil der unteren Handwurzelknochenreihe** gebildet. Zusammen mit der Elle bildet der Radius auch noch das **distale Radioulnargelenk,** das ebenfalls zum Handgelenk gezählt werden kann. Ferner gehört auch das **distale Handgelenk,** die **Articulatio mediocarpalis,** zum Handgelenk. Es befindet sich **zwischen den beiden Reihen der Handwurzelknochen,** also dem Os scaphoideum, dem Os lunatum, dem Os triquetrum und dem Os pisiforme einerseits und dem Os trapezium, dem Os trapezoideum, dem Os capitatum und dem Os hamatum andererseits.

FRAGE 13.24

Nennen Sie drei Muskeln, die das Handgelenk steuern.

Antwort Bei dem Musculus flexor carpi radialis, dem Musculus flexor carpi ulnaris und dem Musculus extensor carpi radialis longus handelt es sich um Muskeln, die in ihrer Funktion das Handgelenk steuern können.

Der **Musculus flexor carpi radialis** zieht, vom Epicondylus medialis humeri kommend, zur Basis des Os metacarpale II. Er wird vom **Nervus medianus** innerviert und sorgt im Ellenbogen für eine Pronation sowie im Handgelenk für eine Palmarflexion und Radialabduktion. Der **Musculus flexor carpi ulnaris** entspringt ebenfalls am medialen Epicondylus humeri sowie zusätzlich am medialen Olekranon und am hinteren Rand der Ulna. Er setzt am Os pisiforme, am Hamulus ossis hamati und an der Basis des Os metacarpale V an und wird vom **Nervus ulnaris** versorgt. Neben einer Palmarflexion bewirkt er bei Anspannung in seiner Funktion eine Ulnarabduktion. Der **Musculus extensor carpi radialis longus,** der vom **Nervus radialis** innerviert wird, verläuft vom Margo lateralis humeri zur Basis des Os metacarpale II. Zusätzlich zur Pronation und Supination im Ellenbogen bewirkt er bei einer Kontraktion eine Dorsalextension und Radialabduktion im Handgelenk.

FRAGE 13.25

Nennen Sie drei Unterarm-Finger-Muskeln.

Antwort **Antebrachiodigitale Muskeln** sind Muskeln der oberen Extremität, die zwischen dem Unterarm und den Fingern verlaufen. Zu ihnen zählen unter anderem der Musculus extensor indicis, der Musculus abductor pollicis longus und der Musculus extensor pollicis brevis.

Der **Musculus extensor indicis** entspringt am distalen Teil der Facies posterior ulnae und der Membrana interossea und setzt an der Dorsalaponeurose des Zeigefingers an. Er wird vom **Nervus radialis** innerviert und bewirkt in seinen Funktionen eine Dorsalextension im Handgelenk sowie ein Extension des Zeigefingers im Metakarpophalangealgelenk und in den Interphalangealgelenken. Der **Musculus abductor pollicis longus** zieht von der Facies posterior der Ulna und des Radius sowie von der Membrana interossea zur Basis der radialen Seite des Os metacarpale I. Er wird ebenfalls vom **Nervus radialis** innerviert und führt bei einer Kontraktion zu einer Palmarflexion und Radialabduktion im Handgelenk sowie zu einer Extension und Abduktion im karpometakarpalen Gelenk des Daumens. Auch der **Musculus extensor pollicis brevis** wird vom **Nervus radialis** innerviert. Er verläuft von der Facies posterior des Radius sowie der Membrana interossea zur Basis der Grundphalanx des Daumens und bewirkt bei einer Anspannung im Handgelenk eine Palmarflexion und Radialabduktion. Ferner sorgt der Muskel für eine karpometakarpale Extension des Daumens sowie für eine Abduktion und Reposition mit einer metakarpophalangealen Extension.

FRAGE 13.26

Aus welchen Gelenken setzt sich das Handgelenk zusammen?

Antwort Das Handgelenk besteht aus einer **funktionellen Einheit mehrerer gelenkiger Verbindungen.** Das **proximale Handgelenk,** auch **Articulatio radiocarpalis** genannt, wird aus dem **Radius und der unteren Reihe der Handwurzelknochen,** genauer gesagt dem Os scaphoideum, dem Os lunatum und dem Os triquetrum, gebildet. Zusammen mit der Ulna bildet der Radius auch noch das distale **Radioulnargelenk,** das ebenfalls zum Handgelenk zugehörig aufgefasst werden kann. Ferner gehört auch das **distale Handgelenk,** in der medizinischen Fachsprache **Articulatio mediocarpalis,** zum Handgelenk. Es befindet sich **zwischen den beiden Reihen der Handwurzelknochen,** also dem Os scaphoideum, dem Os lunatum, dem Os triquetrum und dem Os pisiforme einerseits und dem Os trapezium, dem Os trapezoideum, dem Os capitatum und dem Os hamatum andererseits. Im weiteren Sinne kann man auch noch die festen Verbindungen der Handwurzelknochen untereinander zum Handgelenk zählen, da sie eine stabilisierende Funktion übernehmen.

FRAGE 13.27

Welche Strukturen gewährleisten die passive Stabilität des Radiokarpalgelenks?

Antwort Die passive Stabilität der **Articulatio radiocarpalis** als Bestandteil des Handgelenks wird durch ein System aus Bändern gewährleistet, das in **Außen- und Innenbänder** eingeteilt wird. Da die inneren Bänder sowohl ihren Ansatz als auch ihren Ursprung an den Mittelhandknochen haben, spielen sie für die Stabilität des Radiokarpalgelenks eher eine indirekte Rolle. Ein großer Anteil der **äußeren Ligamente** verläuft allerdings direkt über die beteiligten Gelenkpartner der Articulatio radiocarpalis und hat daher eine **direkt stabilisierende Wirkung.** Zu den äußeren Bändern gehören neben einem Teil des **ulnokarpalen Komplexes** an der palmaren Seite vor allem das **Ligamentum collaterale carpi radiale** sowie die **Ligamenta radiocarpales**

palmares. Die äußeren Bänder an der dorsalen Seite werden von den **Ligamenta radiocarpales dorsales** und auch den dorsalen **Ligamenta radioulnares** gebildet.

FRAGE 13.28

In welche Richtung gleiten die Gelenkflächen der proximalen Karpalknochen des Radiokarpalgelenks bei einer Extension der Hand?

Antwort Die Gelenkflächen der proximalen Karpalknochen gleiten bei einer Extension der Hand **nach palmar und etwas nach proximal.** Gleichzeitig findet eine **Rollbewegung des Karpus nach dorsal und etwas distal** statt.

Diese Arthrokinematik begründet sich darin, dass die artikulierenden Gelenkflächen auf der Seite des Radius und des Discus articularis konkav sind. Auf der Seite des Karpus, bestehend aus Os scaphoideum, Os lunatum und Os triquetrum, sind sie dagegen konvex.

FRAGE 13.29

Was sind die „Zügel des Handgelenks" und welche Bedeutung haben sie?

Antwort Die „Zügel des Handgelenks" bestehen aus **fünf Muskeln, die ventral, dorsal, radial und ulnar ausschließlich das Handgelenk kontrollieren und gemeinsam stabilisieren.** Es handelt sich dabei um den **Musculus extensor carpi radialis longus** sowie den **Musculus extensor carpi radialis brevis,** den **Musculus extensor carpi ulnaris,** den **Musculus flexor carpi radialis** und den **Musculus flexor carpi ulnaris.**

Außer diesen Muskeln haben auch noch die langen Fingermuskeln und der Musculus palmaris longus Einfluss auf das Handgelenk.

FRAGE 13.30

Auf welche Weise kann das Os scaphoideum Ursache für eine eingeschränkte Palmarflexion und Radialabduktion des Handgelenks sein?

Antwort Die Bewegungen im Handgelenk entspringen immer einem Zusammenspiel des Radiokarpal- und Mediokarpalgelenks. Dabei **überwiegt der Anteil des Mediokarpalgelenks bei der Palmarflexion und der Radialabduktion,** während die **Dorsalextension und die Ulnarabduktion überwiegend im Radiokarpalgelenk** stattfinden. Während der Flexion und Extension sowie der Ulnar- und Radialabduktion des Handgelenks findet eine dorsopalmar gerichtete Bewegung des Os scaphoideum statt, die man als Skaphoidkippung bezeichnet. Diese ist für die Palmarflexion und die Radialabduktion gleichsinnig.

Zusammengenommen kann sich also eine **Verhinderung der Skaphoidkippung** besonders auf die Palmarflexion und die Radialabduktion des Handgelenks auswirken.

FRAGE 13.31

Warum können die Finger bei einer 90°-Beugung der metakarpophalangealen Gelenke nicht gespreizt werden?

Antwort Für das Spreizen und Auseinanderziehen der Finger in den Grundgelenken sorgen die **Musculi interossei palmares et dorsales,** die jeweils von den Mittelhandknochen zum ersten Fingerglied ziehen. Gemeinsam mit den Musculi lumbricales bewirken sie in ihren Funktionen auch eine Fingerbeugung in den Grundgelenken sowie eine Fingerstreckung in den Mittel- und Endgelenken. Bei einer 90°-Beugung der Finger in den Grundgelenken sorgen diese Muskeln gemeinsam für eine **stabile, fixierte Fingerposition in der Flexion.** Das hat allerdings gleichzeitig zur Konsequenz, dass sie **in ihrem kontrahierten Zustand die isolierte Teilfunktion des Spreizens bzw. Auseinanderziehens nicht mehr bewirken** können.

FRAGE 13.32

Nennen Sie zwei Anzeichen einer Fingerinstabilität und erklären Sie deren Unterschiede.

Antwort Destabilisierende Prozesse der Fingergelenke können bei rheumatischen Erkrankungen als Knopflochdeformität oder als Schwanenhalsdeformität erscheinen. Bei der **Knopflochdeformität** handelt es sich um eine Kontraktur mit einer **Extension im Metakarpophalangealgelenk, einer Flexion im proximalen Interphalangealgelenk und einer Extension im distalen Interphalangealgelenk.** Der Deformierungsprozess beginnt mit einer dorsalen Synovitis und einer Schwellung der Kapsel im proximalen Interphalangealgelenk. Danach verlängert sich der Streckapparat und die Ligamente des Extensorenapparats gleiten nach palmar ab.

Unter einer **Schwanenhalsdeformität** wird eine Kontraktur mit einer **Flexion im Metakarpophalangealgelenk, einer Extension im proximalen Interphalangealgelenk und einer Flexion im distalen Interphalangealgelenk verstanden.** Die Deformierung beginnt in der Regel mit einer palmaren Synovitis mit einer anschließenden Schädigung der Beugesehene. Dadurch erhöht sich die Flexorenspannung, sodass die Musculi interossei in ihrer Wirkung überwiegen.

FRAGE 13.33

Beschreiben Sie die arterielle Versorgung von Hand und Fingern.

Antwort Die arterielle Versorgung von Hand und Fingern erfolgt im Wesentlichen über die **Arteria radialis** und **Arteria ulnaris.** Die Arteria radialis verläuft im Handgelenkbereich medial des Musculus brachioradialis und lateral des Musculus flexor carpi radialis. Dort gibt sie, genau wie die Arteria ulnaris, einen Ramus carpalis palmaris und einen Ramus carpalis dorsalis ab, die das Handgelenk umgeben. Die dorsalen Zweige der Arteria radialis und Arteria ulnaris anastomosieren zusammen mit den Endzweigen der Arteria interossea ventralis und Arteria interossea dorsalis. Die Arteria radialis zieht unter der Sehne des Musculus abductor pollicis longus und des Musculus extensor pollicis brevis weiter nach dorsal tief unter der Tabatière anatomique, bis sie zwischen den Muskelbäuchen der Musculi interossei hindurch nach ventral zur Palmarseite der Hand gelangt. Hier anastomosiert sie im **Arcus palmaris profundus** der **Arteria radialis** mit dem **Ramus profundus** der **Arteria ulnaris.** Aus dem Arcus palmaris profundus der Arteria radialis entspringt die Arteria princeps pollicis, die zum Daumen zieht und als **Arteria radialis indicis** weiter zur radialen Seite des Zeigefingers.

Die Arteria ulnaris verläuft zwischen der Sehne des Musculus flexor carpi ulnaris sowie der lateralen Seite des Musculus flexor digitorum superficialis zum Handgelenk, bevor sie oberhalb des Retinaculum flexorum zur palmaren Handseite zieht. Dort bildet der **Arcus palmaris superficialis** der **Arteria ulnaris** eine Anastomose mit dem **Ramus palmaris superficialis** der **Arteria radialis.** Aus dem Arcus entspringen auch die drei zu den Fingern verlaufenden **Arteriae digitales palmares communes** und die **Arteria digitalis palmaris propria** für die ulnare Kleinfingerseite. Am Anfang der Finger teilen sich die Arteriae palmares digitales palmares communes in je zwei Arteriae digitales palmares propriae, die an den Seiten der Finger entlangziehen. Sie dienen als Vaskulation der zueinander gekehrten Seiten des zweiten bis fünften Fingers.

KAPITEL

14 Die untere Extremität

14.1 Fragenübersicht

Frage 14.1

Welche drei Knochen bilden den Beckengürtel?

Frage 14.2

Welche drei Knochen bilden das Os coxae?

Frage 14.3

Nennen Sie die Kanten und Flächen der Tibia.

Frage 14.4

Zählen Sie alle Fußknochen auf.

Frage 14.5

Welche Ligamente hemmen die Flexion und Extension der Hüfte?

Frage 14.6

Nennen Sie fünf Faktoren, die für die passive Stabilität der Hüfte eine Rolle spielen.

Frage 14.7

Nennen Sie fünf biartikuläre Muskeln am Oberschenkel.

Frage 14.8

Welche Muskeln erzeugen durch ihre gemeinsame Kontraktion eine achsengerechte Extension der Hüfte?

Frage 14.9

Welche Auswirkung hat eine fehlende aktive Stabilität der rechten Hüfte innerhalb der Frontalebene beim Einbeinstand auf dem rechten Bein?

Frage 14.10

Welche Bewegung muss bei flektierter Ausgangsstellung der Hüfte ausgeführt werden, um eine Dehnung des Musculus piriformis zu erreichen?

Frage 14.11

Wie palpiert man die SIPS und wie kann die Palpation eventuell erleichtert werden?

Frage 14.12

Welche Bedeutung hat die Arteria circumflexa femoris?

Frage 14.13

Nennen Sie die Knochen, die das Kniegelenk bilden.

Frage 14.14

Nennen Sie die achsengerechten passiven Bewegungen des Kniegelenks. Aus welchen Ausgangsstellungen lassen sich diese endgradig ausführen?

Frage 14.15

Erklären Sie das Verhältnis zwischen Roll- und Gleitbewegungen während der Flexion und Extension des Kniegelenks.

Frage 14.16

Beschreiben Sie die Verformung des lateralen und medialen Meniskus während einer Knieflexion mit Exorotation.

Frage 14.17

Welche Strukturen gewährleisten die passive und aktive Stabilität im dorsalen Teil des lateralen Kompartiments?

Frage 14.18

Welche intraartikulären Ligamente gibt es im Kniegelenk?

Frage 14.19

Benennen Sie mehr als drei das Kniegelenk überspannende monoartikuläre Muskeln.

Frage 14.20

Was verursacht eine relative Instabilität der Patella? Welche Strukturen stabilisieren die Patella?

Frage 14.21

Welche Ausgangsposition erweist sich für die Palpation des Ligamentum collaterale laterale als günstig?

Frage 14.22

Aus welchem Gefäß speisen sich die Arteria tibialis anterior, die Arteria tibialis posterior und die Arteria peronea?

Frage 14.23

Bestimmen Sie alle Gelenke, die, funktionell gesehen, zum Fußgelenk gehören.

Frage 14.24

Wohin rollt und gleitet der Talus bei einer Dorsalextension?

Frage 14.25

Aus welchen Teilbewegungen setzt sich die Inversion des Fußes zusammen? Welche Gelenke sind daran beteiligt?

Frage 14.26

Aus welchen Gelenken setzt sich das untere Sprunggelenk zusammen?

Frage 14.27

Beschreiben Sie die Stützpunkte und Gewölbe des Fußes.

Frage 14.28

Nennen Sie einen Dorsalextensor und fünf Plantarflexoren, die das Sprunggelenk bewegen, nicht jedoch die Zehen.

Frage 14.29

Erklären Sie die stabilisierende Funktion der Musculi interossei und Musculi lumbricales für die Zehen.

Frage 14.30

Welche Muskeln stabilisieren den medialen Fußbogen?

Frage 14.31

Wie palpiert man das Os cuboideum und welche Orientierungspunkte können dafür benutzt werden?

Frage 14.32

Wie erfolgt der venöse Abfluss des Fußes?

14.2 Fragen und Antworten

FRAGE 14.1

Welche drei Knochen bilden den Beckengürtel?

Antwort Der Beckengürtel wird aus dem **Os sacrum** sowie den beiden **Hüftbeinen,** die man in der medizinischen Fachsprache als **Ossa coxae** bezeichnet, gebildet. Er verbindet die unteren Extremitäten mit dem Rumpfskelett. Das Os sacrum bildet dabei die Rückwand des knöchernen Beckens und liegt zwischen den beiden Hüftbeinen. Die Ausläufer der Hüftbeine führen in einem Bogen nach vorne und sind dort über eine knorpelige Verbindung, die **Symphyse** oder auch **Schambeinfuge,** miteinander verbunden.

FRAGE 14.2

Welche drei Knochen bilden das Os coxae?

Antwort Das Os coxae, also das **Hüftbein,** besteht sowohl auf der rechten als auch auf der linken Seite aus drei miteinander verschmolzenen Knochen: dem **Os ischii,** dem **Os ilium** und dem **Os pubis,** auch **Sitz-, Darm-, und Schambein** genannt. Im Laufe der Wachstumsperiode wachsen diese Knochen zusammen, sodass ihre Begrenzungen im Erwachsenenalter nicht mehr zu erkennen sind.

FRAGE 14.3

Nennen Sie die Kanten und Flächen der Tibia.

Antwort Die Tibia, auch Schienbein genannt, hat im Querschnitt die Form eines **nach vorne spitz zulaufenden Dreiecks.** Dieser Form entsprechend besitzt der Tibiaschaft drei Kanten, eine **Vorderkante,** ein etwas nach dorsal gerichteter **Margo medialis** und ein ebenfalls etwas nach dorsal gerichteter **Margo lateralis.** Am Margo lateralis setzt auf der gesamten Länge die Membrana interossea an, die den Spalt zwischen der Tibia und der Fibula überbrückt, deshalb wird dieser Rand häufig auch als **Margo interosseus** bezeichnet. Die drei Ränder unterteilen die Tibia in drei Flächen: eine **Facies medialis,** eine **Facies lateralis** und eine **Facies posterior.**

FRAGE 14.4

Zählen Sie alle Fußknochen auf.

Antwort Der Fuß besteht aus **sieben Fußwurzelknochen, fünf Mittelfußknochen und fünf Zehen,** bei denen die Großzehe aus zwei, die anderen Zehen jeweils aus drei Phalangen bestehen.

Zu den **Fußwurzelknochen** zählen der **Calcaneus,** der **Talus,** das **Os naviculare,** das **Os cuboideum,** das **Os cuneiforme laterale,** das **Os cuneiforme mediale** und das **Os cuneiforme intermedium.**

Die **fünf Mittelfußknochen,** also die **Ossa metatarsi I bis V** schließen strahlenförmig an die Ossa cuneiformia und an das Os cuboideum an.

Die **Zehenknochen,** auch als **Phalangen** bezeichnet, bestehen beim Hallux aus einer **Phalanx proximalis** sowie einer **Phalanx distalis** und werden bei den Zehen II bis V durch eine zusätzliche **Phalanx media** ergänzt.

FRAGE 14.5

Welche Ligamente hemmen die Flexion und Extension der Hüfte?

Antwort Während die Stabilität des Hüftgelenks auf der dorsalen Seite überwiegend von Muskeln gewährleistet wird, sind es auf der ventralen Seite eher die Ligamente, welche die stabilisierende Funktion übernehmen. Die **Hüftgelenksflexion hat dementsprechend keine ligamentäre Hemmung.** Die Kapselligamente werden hierbei entspannt und die Muskulatur sorgt für die nötige Stabilität.

Die Spannung des Kapselbandapparates erhöht sich allerdings bei der Hüftgelenksextension. Die **Streckbewegungen** werden **vom Ligamentum iliofemorale superius et inferius,** dem **Ligamentum pubofemorale** und dem **Ligamentum ischiofemorale eingeschränkt.** Das **Ligamentum iliofemorale** verläuft von der Spina iliaca anterior inferior und dem Azetabulumrand zur Linea intertrochanterica und wird in seinem Verlauf in eine Pars superior und eine Pars inferior eingeteilt. Das **Ligamentum pubofemorale** zieht von der Crista obturatoria und der angrenzenden Membran zur Zona orbicularis und von dort weiter zum Femur. Das **Ligamentum ischiofemorale** entspringt unterhalb des Azetabulums am Os ischii und verläuft zur Zona orbicularis und zur Pars inferior des Ligamentum iliofemorale in Richtung Linea intertrochanterica.

FRAGE 14.6

Nennen Sie fünf Faktoren, die für die passive Stabilität der Hüfte eine Rolle spielen.

Antwort Ein wesentlicher Faktor für die passive Stabilität der Hüfte ist ein **System aus Ligamenten, das die engste Stelle des Collum femoris wie ein Kragen umgibt.** Die Bänder des Hüftgelenks, also die **Ligamenta iliofemorale superius et inferius,** das **Ligamentum pubofemorale** und das **Ligamentum ischiofemorale** sind eng mit der Gelenkkapsel verbunden und dienen als Kapselverstärkung. Die Spannung des Kapselbandapparates hängt dabei von der Hüftgelenksstellung ab. Sie erhöht sich bei einer Extension und Endorotation und verringert sich entsprechend bei einer Flexion. Ferner spielt die **Kontaktfläche von Kopf und Pfanne im Hüftgelenk** als stabilisierender Faktor eine wichtige Rolle. Bei Kindern weisen die Hüftgelenke aufgrund einer Hypoplasie von Kopf und Pfanne eine geringere Stabilität auf. Die Schwerkraft komprimiert den Kopf in die Pfanne, wobei im Normalfall der obere Quadrant des Caput femoris am stärksten belastet wird. Ein vergrößerter **Collum-Diaphysenwinkel** sowie ein vergrößerter **Antetorsionswinkel** können die Stabilität des Hüftgelenks allerdings verringern und sogar eine Luxationsgefahr darstellen.

Unter physiologischen Verhältnissen, beispielsweise bei Zugkräften, wird die Luxationsgefahr durch einen Unterdruck im Gelenk verringert.

FRAGE 14.7

Nennen Sie fünf biartikuläre Muskeln am Oberschenkel.

Antwort Bei den biartikulären Muskeln handelt es sich um **Muskulatur, die über zwei Gelenke verläuft.** Am Oberschenkel zählt sie zu der **pelvikruralen Muskulatur,** da sich ihr Verlauf über das Hüft- und das Kniegelenk erstreckt. Beispiele für pelvikrurale Muskeln sind der Musculus semimembranosus, der Musculus semitendinosus, der lange Kopf des Musculus biceps femoris, der Musculus gracilis und der Musculus rectus femoris.

Der **Musculus semimembranosus** entspringt genau wie der **Musculus semitendinosus** und der **lange Kopf des Musculus biceps femoris** vom Tuber ischiadicum. Diese drei Muskeln werden alle vom **Nervus tibialis** innerviert. Mit ihren Ansätzen an der Tibia, der Fibula und teilweise dem Ligamentum popliteum obliquum vollziehen sie in ihren Funktionen eine Extension in der Hüfte sowie eine Knieflexion und Endorotation. Der **Musculus gracilis** verläuft vom inferioren Ast des Os pubis zur medialen Facies der Tibia. Er wird vom **Nervus obturatorius** innerviert und bewirkt bei einer Kontraktion eine Hüftadduktion sowie Knieflexion und Endorotation. Der **Musculus rectus femoris** ist der biartikuläre Teil des Musculus quadriceps femoris. Er verläuft von der Spina iliaca anterior inferior und dem Oberrand des Azetabulums zur Tuberositas tibiae. Bei einer Kontraktion bewirkt er sowohl eine Hüftflexion als auch eine Knieextension. Er wird durch den **Nervus femoralis** innerviert.

FRAGE 14.8

Welche Muskeln erzeugen durch ihre gemeinsame Kontraktion eine achsengerechte Extension der Hüfte?

Antwort Die Streckmuskeln der Hüfte ziehen hinter dem Hüftgelenk vom Becken zum Oberschenkelknochen. **Alle Hüftextensoren haben zusätzlich eine Abduktions- oder Adduktionsfunktion** und lassen sich dementsprechend in zwei Gruppen einteilen: Die Gruppe mit einer **Extension-Abduktionskomponente** besteht aus den **hinteren Faserbündeln der Musculi glutei medius und minimus** und den **kranialen Fasern des Musculus gluteus maximus.** Die Gruppe mit der zusätzlichen **Adduktionskomponente** besteht aus den **Musculi ischiocrurales,** den hinter der Frontalebene verlaufenden Fasern der **Adduktoren** und dem Großteil des **Musculus gluteus maximus.** Für eine achsengerechte Extension der Hüfte müssen beide Gruppen gleichermaßen kontrahieren.

FRAGE 14.9

Welche Auswirkung hat eine fehlende aktive Stabilität der rechten Hüfte innerhalb der Frontalebene beim Einbeinstand auf dem rechten Bein?

Antwort Die aktive Stabilität des Hüftgelenks wird in der Frontalebene **von den Abduktoren, im Wesentlichen den Musculi glutei medius und minimus, gewährleistet.** Dabei haben im Zweibeinstand die homolaterale Abduktion und die kontralaterale Adduktion eine synergistische Funktion, während im Einbeinstand nur die homolateralen Abduktoren die Stabilität sichern. Ein Fehlen dieser Stabilität führt im Einbeinstand auf dem rechten Bein zu **einem seitlichen Absacken des Beckens auf der linken Seite.** Das Becken auf der rechten Seite kann dann beispielsweise nicht für einen Schritt beim Gehen heruntergezogen bzw. auf der linken Seite angehoben werden.

Das Absacken des Beckens beim Gehen resultiert häufig in einem typischen Gangbild, dem **Watschelgang.** Sackt das Becken dabei an einer Seite ab, bezeichnet man dies als **Trendelenburg-Zeichen.** Wird das Absacken des Beckens durch eine Lateralflexion des Oberkörpers zur Gegenseite kompensiert, nennt man das **Duchenne-Zeichen.**

FRAGE 14.10

Welche Bewegung muss bei flektierter Ausgangsstellung der Hüfte ausgeführt werden, um eine Dehnung des Musculus piriformis zu erreichen?

Antwort Der Hüftmuskel Musculus piriformis gehört zur sakrofemoralen Muskulatur und führt in seinen Funktionen eine **Hüftexorotation, Flexion und Abduktion** aus. **Bei mehr als 60° Flexion** werden Teile dieser Funktionen jedoch umgekehrt, sodass der Muskel eine **Abduktion, Endorotation und Extension** bewirkt. Das bedeutet, dass man zur Dehnung des Musculus piriformis bei einer mehr als 60° flektierten Ausgangsstellung der Hüfte eine Bewegung in Adduktion und Exorotation ausführen muss.

Als Eigendehnübung empfiehlt es sich, in Rückenlage zunächst eine maximal flektierte Position einer Hüfte einzunehmen, um dann das Bein zu adduzieren und eine Außenrotation durchzuführen.

FRAGE 14.11

Wie palpiert man die SIPS und wie kann die Palpation eventuell erleichtert werden?

Antwort Die SIPS, also die **Spinae iliacae posteriores superiores,** sind etwa **in Höhe der beiden Beckengrübchen** zu palpieren. Sie lassen sich deutlich ertasten, wenn man mit leichtem Druck beider Daumen oder Fingerspitzen von kaudal nach kranial schiebt. Eine **nach vorn gebeugte Position des Patienten** kann dabei die Palpation der SIPS erleichtern.

Im Gegensatz zu den relativ gut ertastbaren SIPS sind die etwa zwei Zentimeter darunter liegenden Spinae iliacae posteriores inferiores (SIPI) kaum palpierbar.

FRAGE 14.12

Welche Bedeutung hat die Arteria circumflexa femoris?

Antwort Die Arteria circumflexa femoris ist ein wesentlicher Bestandteil der arteriellen **Blutversorgung des Schenkelhalses und des angrenzenden -kopfes.** Die aus ihr entspringenden zervikalen Arterien gewährleisten etwa vier Fünftel der Blutversorgung des Caput femoris. Für das verbleibende Fünftel sorgt der aus der Arteria obturatoria abzweigende Ramus acetabularis, der direkt in das Caput femoris eindringt.

Bei einer Schädigung oder Unterbrechung der Arteria circumflexa femoris, beispielsweise durch eine Schenkelhalsfraktur, können **aseptische Nekrosen des Caput femoris** entstehen.

FRAGE 14.13

Nennen Sie die Knochen, die das Kniegelenk bilden.

Antwort Das Kniegelenk, in der medizinischen Fachsprache **Articulatio genus** genannt, wird vom **Femur, der Tibia und der Patella** gebildet. Diese knöchernen Strukturen bilden zwei Gelenke, die **Articulatio tibiofemoralis** und die **Articulatio femoropatellaris,** die funktionell das Kniegelenk ausmachen. Anatomisch gesehen zählt auch die Articulatio tibiofibularis zum Kniegelenk, sie wird allerdings funktionell dem oberen Sprunggelenk zugeordnet.

Das Kniegelenk ist das größte Gelenk des Körpers. Mögliche Bewegungen im Kniegelenk sind vornehmlich Beugung und Streckung, im gebeugten Zustand ist zusätzlich eine geringgradige Endo- und Exorotation möglich.

FRAGE 14.14

Nennen Sie die achsengerechten passiven Bewegungen des Kniegelenks. Aus welchen Ausgangsstellungen lassen sich diese endgradig ausführen?

Antwort Insgesamt sind im Kniegelenk nur Bewegungen um zwei Achsen möglich, um die Horizontal- und die Longitudinalachse. Die achsengerechten passiven Bewegungen des Kniegelenks bestehen aus **Beugung und Streckung, im gebeugten Zustand ist zusätzlich eine geringgradige Endo- und Exorotation** möglich.

Das Kniegelenk ist eine funktionelle Einheit aus der Articulatio tibiofemoralis und der Articulatio femoropatellaris. Dabei stellt die **Articulatio tibiofemoralis** ein **Drehscharniergelenk** zwischen den konvexen Condyli femorales und dem Tibiaplateau dar. Bei der **Articulatio femoropatellaris** ist die **Patella frei beweglich** und wird durch ein kreuzförmiges Weichteilsystem aus aktiven und passiven Elementen stabilisiert und geführt.

FRAGE 14.15

Erklären Sie das Verhältnis zwischen Roll- und Gleitbewegungen während der Flexion und Extension des Kniegelenks.

Antwort In der **ersten Phase der Knieflexion rollt der laterale Femurkondylus bis ca. 30° nach dorsal,** während **der mediale Kondylus nur bis ca. 15°** in die gleiche Richtung rollt. Gleichzeitig führt die bei gestrecktem Knie exorotierte **Tibia eine Endorotation** aus. In der **zweiten Phase** beginnt zunehmend eine **Gleitbewegung der Femurkondylen nach ventral,** bis sich das Rollen und das Gleiten am Ende der Bewegungsbahn gegenseitig aufgehoben haben.

In der **ersten Phase der Knieextension rollen die Femurkondylen nach ventral und gleiten nach dorsal,** gleichzeitig findet eine **Tibiaexorotation** statt. In der **zweiten Phase rollen beide Femurkondylen weiterhin nach ventral,** wobei sich der mediale Kondylus nicht ganz so weit wie der laterale Kondylus bewegt. Auf diese Weise entsteht eine **Exorotation** der Tibia, die man auch als **Schlussrotation** bezeichnet.

FRAGE 14.16

Beschreiben Sie die Verformung des lateralen und medialen Meniskus während einer Knieflexion mit Exorotation.

Antwort Der nahezu kreisförmig geschlossene laterale Meniskus ist beweglicher als der halbmondförmige mediale Meniskus. Bei einer Kombination von Beuge- und Streckbewegungen mit Rotation nehmen die auf die Menisken einwirkenden Zug- und Kompressionskräfte deutlich zu und führen zu einer stärkeren Verformung der Menisken. Die **Exorotation** bewirkt dabei eine **größere Kompressionsbelastung des medialen Hinterhorns,** die **bei zunehmend flektiertem Knie weiter ansteigt.** Im **lateralen Hinterhorn** herrscht bei gleichen Bedingungen dagegen **eine Zugspannung.** Bei einer **Flexion mit Endorotation** kehren sich die Kompressions- und Zugverhältnisse um, sodass eine **Kompressionsbelastung im Hinterhorn des lateralen Meniskus sowie eine Zugbelastung im medialen Hinterhorn** auftreten.

FRAGE 14.17

Welche Strukturen gewährleisten die passive und aktive Stabilität im dorsalen Teil des lateralen Kompartiments?

Antwort Sowohl die passiv als auch die aktiv **stabilisierenden Strukturen am Knie** können in Kompartimente mit weiteren Untereinteilungen eingeteilt werden. Man unterscheidet **ein mediales, ein laterales und ein zentrales Kompartiment.** Im dorsalen Teil des lateralen Kompartiments gewährleisten das **Ligamentum meniscofemorale,** das **Ligamentum meniscotibiale,** das **Ligamentum collaterale laterale** und die **Tendoaponeurose des Musculus popliteus** die Stabilität. Gemeinsam mit dem Hinterhorn des lateralen Meniskus bezeichnet man den dorsalen Teil des lateralen Kompartiments auch als **passive Komponenten der dorsolateralen Ecke.** Hinzu kommen als aktiv stabilisierende Komponenten der laterale Muskelbauch des Musculus gastrocnemius, der Musculus popliteus und der Musculus biceps femoris.

FRAGE 14.18

Welche intraartikulären Ligamente gibt es im Kniegelenk?

Antwort Im ganzen Körper gibt es eher wenige Ligamente, welche sich im Gelenk, also intraartikulär befinden. Im Knie liegen das **vordere Kreuzband** (LCA) und das **hintere Kreuzband** (LCP). Sie liegen innerhalb der Capsula fibrosa, aber außerhalb der Capsula synovialis. Beide haben eine stabilisierende Wirkung, sind für die Führung der Gelenkbewegungen verantwortlich und spielen eine wichtige Rolle für die Propriozeption (Tiefenwahrnehmung).

FRAGE 14.19

Benennen Sie mehr als drei das Kniegelenk überspannende monoartikuläre Muskeln.

Antwort Drei wesentliche monoartikuläre Muskeln, die über das Kniegelenk ziehen, sind der **Musculus vastus medialis,** der **Musculus vastus intermedius** und der **Musculus vastus lateralis.** Zusammen mit dem biartikulären Musculus rectus femoris bilden sie den Musculus quadriceps femoris, der mit allen Anteilen über die gemeinsame Patellarsehne an der Tuberositas tibiae sowie über die Retinaculi patellae an der Gelenkkapsel ansetzt. Der jeweilige Ursprung der benannten Muskeln ist jedoch unterschiedlich: Der Musculus vastus medialis entspringt am Labium mediale der Linea aspera, der Musculus vastus intermedius am ventralen Corpus femoris und der Musculus vastus lateralis am Trochanter major und am Labium laterale der Linea aspera. Zusammen bewirken sie eine **Extension im Kniegelenk.**

Ein weiterer monoartikulärer Muskel des Kniegelenks ist der **Musculus popliteus.** Er zieht vom Epicondylus lateralis femoris, dem lateralen Meniskus und der Hinterseite der Gelenkkapsel zur Facies posterior des Schienenbeins und wird vom Nervus tibialis innerviert. Bei einer Kontraktion bewirkt er eine **Knieflexion sowie eine Endorotation** und zieht den lateralen Meniskus nach dorsal.

FRAGE 14.20

Was verursacht eine relative Instabilität der Patella? Welche Strukturen stabilisieren die Patella?

Antwort Im Ganzen wird die Patella sowohl durch passive als auch durch aktive Strukturen stabilisiert.

Bei den **passiven Strukturen** sind es vor allem das **Ligamentum patellae,** die **Ligamenta femoropatellares** und die **Ligamenta lata,** welche die Stabilität gewährleisten. Sie verhindern hauptsächlich eine mediale Verschiebung der Patella, während die **Form der lateralen Facette der Facies patellaris** in erster Linie der lateralen Verschiebung entgegenwirkt.

Die wesentlichen **aktiv stabilisierenden Strukturen** für die Patella sind die Anteile des **Musculus quadriceps femoris.** Sie verursachen aufgrund ihres Verlaufes und ihrer gemeinsamen Insertion eine nach lateral gerichtete luxierende Kraft, deren Größe vom Quadrizepswinkel, dem Q-Winkel, abhängig ist. Ein vergrößerter Q-Winkel, der beispielsweise durch eine Hyperextension im Kniegelenk, eine Exorotation der Tibia oder eine angeborene laterale Verschiebung der Tuberositas tibiae verursacht werden kann, führt zur Fehlstellung der Patella und damit zu einer relativen Instabilität. Auch eine Insuffizienz des M. vastus medialis kann eine Verschiebung der Patella verursachen. Dabei wirken das mediale Retinakulum, der Musculus vastus medialis und die prominente laterale Trochlea-Gelenkfläche im Normalfall dieser nach lateral gerichteten Verschiebung entgegen. Ferner zählen die **Patella alta,** der Kniescheibenhochstand, und die **Patella baja,** der Tiefstand der Kniescheibe, zu den möglichen Fehlstellungen, die sich auf die Stabilität der Patella auswirken können.

Der **Q-Winkel** ergibt sich aus der Linie von der Spina iliaca anterior superior durch die Mitte der Patella und der Linie von der Tuberositas tibiae durch die Mitte der Patella. Bei Frauen ist er für gewöhnlich größer als bei Männern. Frauen haben aufgrund ihrer größeren Beckenbreite eine ausgeprägte Valgusstellung der Kniegelenke, um eine ebenso physiologische Gangspurbreite zu erreichen.

FRAGE 14.21

Welche Ausgangsposition erweist sich für die Palpation des Ligamentum collaterale laterale als günstig?

Antwort Das **Ligmentum collaterale laterale** ist als runder, sehnenartiger Strang **zwischen dem lateralen Femurkondylus und dem Fibulaköpfchen** in der Position des Vierer-Zeichens gut zu tasten. Das **Vierer-Zeichen** wird **im Sitz** ausgeführt. Dabei wird das zu untersuchende **Bein in Sprunggelenkhöhe mit exorotierter Hüfte auf dem anderen Bein positioniert.** Besonders diese Ausgangsstellung eignet sich für die Palpation des Kollateralbands, da es so gedehnt wird und deutlich hervorspringt.

FRAGE 14.22

Aus welchem Gefäß speisen sich die Arteria tibialis anterior, die Arteria tibialis posterior und die Arteria peronea?

Antwort Die Arteria tibialis anterior, die Arteria tibialis posterior und die Arteria peronea werden aus der **Arteria poplitea** gespeist. Die aus dem Adduktorenkanal von kranial kommende Arteria femoralis verläuft dafür als Arteria politea **durch den Hiatus adductorius zur Mitte der Kniekehle,** bevor sie unterhalb der Kniekehle **unter dem Arcus tendineus des Musculus soleus in die tiefe dorsale Unterschenkelloge** zieht und sich dort in die drei genannten Arterien aufteilt.

Die Arteria tibialis anterior, die Arteria tibialis posterior und die Arteria peronea sind allerdings nicht die einzigen Arterien, die aus der Arteria poplitea entspringen. Oberhalb des Knies zweigen beispielsweise die Arteria descendens genus medialis, die Arteria superior lateralis genus und die Arteria superior medialis genus ab, unterhalb des Knies sind es unter anderem die Arteria inferior medialis genus und die Arteria inferior lateralis genus.

FRAGE 14.23

Bestimmen Sie alle Gelenke, die, funktionell gesehen, zum Fußgelenk gehören.

Antwort Das Fußgelenk wird aus einem oberen und einem unteren Sprunggelenk gebildet. Beim **oberen Sprunggelenk** bilden die Facies articularis distalis tibiae und die Facies articularis malleolaris zusammen eine konkave Gelenkfläche, die mit der konvexen Trochlea tali artikuliert. In der medizinischen Fachsprache wird dieses Scharniergelenk, mit dem der **Fuß gehoben und gesenkt** werden kann, als **Articulatio talocruralis** bezeichnet.

Für das **untere Sprunggelenk** artikuliert der Kalkaneus zusammen mit dem oben aufliegenden Talus sowie dem sich medial anschließenden Os naviculare. Genau genommen besteht das untere Sprunggelenk aus einem **vorderen Gelenk,** der **Articulatio talocalcaneonavicularis** und einem **hinteren** Gelenk, der **Articulatio subtalaris.** Im unteren Sprunggelenk wird der **Fuß supiniert und proniert,** allerdings finden Supination und Pronation bei physiologischen Bewegungen des Fußes nie isoliert statt. Es handelt sich eher um Kombinationsbewegungen, an denen das untere Sprunggelenk, die Articulatio calcaneocuboidea und der Mittelfuß beteiligt sind. Die **physiologischen Kombinationsbewegungen** werden **Eversion und Inversion** genannt.

Funktionell gehören also neben dem oberen und unteren Sprunggelenk **alle gelenkigen Verbindungen zwischen den Tarsalknochen und den Metatarsalknochen,** also auch das proximale und das distale Tarsalgelenk, zum Fußgelenk.

Die **Articulatio tibiofibularis distalis,** eine syndesmotische Verbindung von Schien- und Wadenbein, ist ebenfalls ein funktioneller Bestandteil des Fußgelenks und sogar die **Articulatio tibiofibularis proximalis** gehört in funktioneller Hinsicht zum Fuß, obwohl sie sich anatomisch gesehen nahe am Kniegelenk befindet.

FRAGE 14.24

Wohin rollt und gleitet der Talus bei einer Dorsalextension?

Antwort Bei einer Dorsalextension **rollt** die Trochlea tali im oberen Sprunggelenk **nach ventral und etwas nach proximal,** gleichzeitig **gleitet** sie auch **nach dorsal und etwas nach distal.**

Die Trochlea tali ist ventral etwas breiter als dorsal und besitzt eine sagittale Rinne, die nach ventrolateral zeigt. Bei einer Dorsalextension liegt der breite Teil der Trochlea tali in der Malleolengabel, sodass das Gelenk in dieser Position stabilisiert wird. Bei der **Plantarflexion** kann diese **Stabilität durch die Gelenkpartnerform nicht gewährleistet** werden.

FRAGE 14.25

Aus welchen Teilbewegungen setzt sich die Inversion des Fußes zusammen? Welche Gelenke sind daran beteiligt?

Antwort Supination und Pronation finden bei physiologischen Bewegungen des Fußes nie isoliert statt. Es handelt sich eher um Kombinationsbewegungen, an denen das untere Sprunggelenk, die Articulatio calcaneocuboidea und der Mittelfuß beteiligt sind. Die physiologischen Kombinationsbewegungen werden als Eversion und Inversion bezeichnet. Die Inversion besteht dabei aus **drei Bewegungen: Subtalar** findet eine **Varisierung bzw. Supination** statt, während sich **im Chopart-Gelenk,** also dem **proximalen Tarsalgelenk,** eine **Plantarflexion, eine Adduktion und eine Supination** vollziehen. **Tarsometatarsal,** also auf Höhe der Lisfranc-Gelenklinie, findet ebenfalls eine **Supination** statt.

FRAGE 14.26

Aus welchen Gelenken setzt sich das untere Sprunggelenk zusammen?

Antwort Beim unteren Sprunggelenk artikuliert der **Kalkaneus** mit dem oben aufliegenden **Talus** sowie mit dem sich medial anschließenden **Os naviculare.** Genau genommen besteht das untere Sprunggelenk aus einem **vorderen Gelenk,** der Articulatio talocalcaneonavicularis und einem **hinteren Gelenk,** der Articulatio subtalaris.

Die **Articulatio talocalcaneonavicularis** besteht aus zwei Teilen, der Pars talocalcanearis und der Pars talonavicularis. Die **Pars talocalcanearis** wird wiederum aus den Facies articularis talaris anterior und media des Kalkaneus sowie den Facies articularis calcanea anterior und media des Talus gebildet. Die **Pars talonavicularis** setzt sich aus der Facies articularis talaris des Os naviculare und der Facies articularis navicularis des Talus zusammen.

Die **Articulatio subtalaris** wird aus der Facies articularis calcanea posterior des Talus und der Facies articularis talaris posterior des Kalkaneus gebildet.

FRAGE 14.27

Beschreiben Sie die Stützpunkte und Gewölbe des Fußes.

Antwort Das Fußskelett besitzt **ein Quer- und ein Längsgewölbe.** Sie werden **durch straffe Bänder, Sehnen und Muskeln überbrückt.** Gleichzeitig gewährleisten sie aber auch eine gewisse Flexibilität, um auf den Fuß einwirkende Kräfte federnd abpuffern zu können. Der Fuß besitzt darüber hinaus **drei Stützpunkte: das Caput metatarsale I, das Caput metatarsale V und den Kalkaneus.** Zwischen diesen Stützpunkten befinden sich die **drei Fußbögen,** welche zusammen die zwei Fußgewölbe bilden.

Das **Längsgewölbe,** das an der Innenseite des Fußes am deutlichsten ausgeprägt ist, wird vom Talus, dem Os naviculare, den Ossa cuneiformia und den Mittelfußknochen gebildet.

Das **Quergewölbe** verläuft zwischen den lateralen und medialen Anteilen der Fußwurzel- und Mittelfußknochen quer zum Längsgewölbe. Unterstützt wird das System aus Bändern und Sehnen zwischen den Knochen des Quergewölbes durch straffe Bänder, die sämtliche Fußwurzel- und Mittelfußknochen untereinander verbinden.

Das Körpergewicht wird über den Talus auf den Fuß übertragen, wobei die **Stützpunkte** des Fußes einen unterschiedlichen **Belastungsanteil** übernehmen. **50 %** des Körpergewichts entfallen auf den Kalkaneus, **35 %** auf das Caput metatarsale I. Auf dem Caput metatarsale V lasten die verbleibenden **15 %.**

FRAGE 14.28

Nennen Sie einen Dorsalextensor und fünf Plantarflexoren, die das Sprunggelenk bewegen, nicht jedoch die Zehen.

Antwort Ein **Dorsalextensor,** der das Sprunggelenk, nicht aber die Zehen bewegt, ist der **Musculus tibialis anterior.** Er entspringt an der Tibia, genauer am Condylus, der Facies lateralis und der Membrana interossea und zieht zum Os cuneiforme I sowie zur Basis des Os metatarsale I. Er wird vom **Nervus peroneus profundus** innerviert. Neben der Dorsalextension supiniert er den Fuß und unterstützt das Quergewölbe.

Zu den **Plantarflexoren** zählen der Musculus soleus, der Musculus gastrocnemius, der Musculus tibialis posterior, der Musculus fibularis longus und der Musculus fibularis brevis. Der **Musculus soleus** verläuft von der dorsalen Tibia, der Fibula sowie dem Arcus tendineus zum Tuber calcanei. Er wird, genau wie der Musculus gastrocnemius, vom **Nervus tibialis** innerviert und vollzieht bei einer Kontraktion neben der Plantarflexion eine Supination. Der **Musculus gastrocnemius** entspringt an der Facies poplitea, am Condylus medialis und lateralis des Oberschenkels und setzt ebenfalls am Tuber calcanei an. Zusätzlich zur Funktion der Plantarflexion und Supination bewirkt er bei seiner Anspannung eine Knieflexion. Der **Musculus tibialis posterior** zieht von der Facies posterior tibiae et fibulae sowie der Membrana interossea zum Os naviculare, zur plantaren Seite der Ossa cuneiformia, zum Os cuboideum und zu den Basen der Metakarpalknochen II–V. Der Muskel wird vom **Nervus tibialis** innerviert und fungiert zusätzlich auch als Supinator. Der **Musculus fibularis longus** entspringt am lateralen Condylus der Tibia, dem Caput fibulae und der proximalen Facies lateralis fibulae und setzt am Os cuneiforme I sowie dem Os metatarsale I an. Der **Musculus fibularis brevis** verläuft von der distalen Facies lateralis fibulae zum Os metatarsale V. Sowohl der Musculus fibularis longus als auch der Musculus fibularis brevis werden vom **Nervus peroneus superficialis** innerviert und bewirken zusätzlich zur Plantarflexion eine Pronation.

FRAGE 14.29

Erklären Sie die stabilisierende Funktion der Musculi interossei und Musculi lumbricales für die Zehen.

Antwort Wie bei der Hand verlaufen auch an der Fußsohle Musculi lumbricales und Musculi interossei, die an den Sehnen der tiefen Zehenbeuger bzw. an den Mittelfußknochen entspringen. Sie ziehen jeweils zu den Grundgelenken der Zehen und **unterstützen die Beugung, die Abduktion und die Adduktion in den Zehengrundgelenken.** Ferner bewirken sie in den **proximalen und distalen Interphalangealgelenken eine Extension.**

Die Musculi interossei und Musculi lumbricales sind für die Stabilisation der Zehen bedeutsam. **Während der aktiven Dorsalextension im oberen Sprunggelenk geben sie den Zehenextensoren eine feste Basis durch die Beugeaktivität im Grundgelenk.** Die Zehen behalten dadurch eine gestreckte Position und eine Hyperextension im Metatarsophalangealgelenk wird verhindert.

FRAGE 14.30

Welche Muskeln stabilisieren den medialen Fußbogen?

Antwort An der aktiven Stabilität des medialen Fußbogens sind mehrere Muskeln beteiligt, **die entweder bestimmte Knochen in eine günstige Posi-**

tion ziehen oder den Fußbogen unterspannen. Im Wesentlichen handelt es sich dabei um den **Musculus tibialis posterior,** den **Musculus peroneus longus,** den **Musculus flexor hallucis longus** sowie den **Musculus flexor digitorum longus,** den **Musculus abductor hallucis,** den **Musculus flexor digitorum brevis** und den **Musculus quadratus plantae.**

Beispielsweise zieht der Musculus tibialis posterior das Os naviculare nach kaudal proximal, und durch eine Verflechtung mit den plantaren Ligamenten wird ein Zug an den medialen Ossa metatarsi verursacht. Der Musculus abductor zählt hingegen mit seinem Verlauf vom Kalkaneus zur Basis der Grundphalanx I zu den Muskeln, die den medialen Fußbogen unterspannen und dadurch ihre stabilisierende Wirkung entfalten.

FRAGE 14.31

Wie palpiert man das Os cuboideum und welche Orientierungspunkte können dafür benutzt werden?

Antwort Das Os cuboideum kann **auf der lateralen Seite des Fußrückens** palpiert werden. Ausgehend von der Tuberositas ossis metatarsi V, die sich am proximalen Anteil des fünften Metatarsalknochen befindet, gleitet der tastende Finger dazu medialwärts in Richtung des Fußrückens. Als **Palpationshilfe** kann die **Sehne des Musculus peroneus brevis** dienen, die oberflächlich am lateralen Fußrücken verläuft und an der Tuberositas ossis metatarsalis V ansetzt. Die Sehne lässt sich gut hinter dem lateralen Malleolus nach distal verfolgen. Entlang dieser Sehne kann die Gelenkspalte des Os cuboideum mit dem Kalkaneus etwa 1–2 cm vor dem lateralen Malleolus ertastet werden.

FRAGE 14.32

Wie erfolgt der venöse Abfluss des Fußes?

Antwort Am Fußrücken gibt es einen bogenförmig über den Vorfuß verlaufenden **Arcus venosus dorsalis pedis,** in den die **Venae digitales dorsales pedis** und die **Vena perforans** münden. Er bildet mit der lateral und medial weiterziehenden **Vena marginalis** eine Anastomose. Die **Vena saphena** magna beginnt an der ventralen Seite des Malleolus medialis als Fortsetzung der Vena marginalis medialis aus der dorsomedialen Fußseite. Sie zieht an der ventralen Seite des Malleolus medialis weiter. An der medialen Seite des Unterschenkels zieht die Vena saphena magna zwischen der medialen Tibiaseite und der Wadenmuskulatur in Richtung Knie. An der distalen lateralen Fußseite zieht die Vena marginalis lateralis hoch bis unter den lateralen Malleolus. Hier endet sie in der **Vena saphena parva,** die hinter dem lateralen Malleolus entlang nach dorsolateral zieht, um in der Mitte des Unterschenkels zwischen beiden Gastroknemius-Köpfen zum Knie hoch zu verlaufen.

An der plantaren Fußseite liegt der Arcus **venosus plantaris pedis,** dessen medialer und lateraler Teil sich an der medialen Fußseite zur **Vena tibialis posterior** vereinigen.

KAPITEL

15 Das Herz

15.1 Fragenübersicht

Frage 15.1

Welchen Weg nimmt ein rotes Blutkörperchen, wenn es durch Herz und Lunge gelangen muss? Welche Binnenräume werden passiert und welche Klappen?

Frage 15.2

Wie unterscheiden sich Klappenstenosen von Klappeninsuffizienzen?

Frage 15.3

Was bezeichnet man als Klappen- bzw. Ventilebene?

Frage 15.4

Aus welchen Gewebsschichten besteht die Herzwand?

Frage 15.5

Welche Besonderheit kennzeichnet die Herzmuskulatur im Vergleich zu anderen Muskelarten?

Frage 15.6

Was versteht man unter dem Begriff „kritisches Herzgewicht"?

Frage 15.7

In welche Phasen ist der Herzzyklus eingeteilt?

Frage 15.8

Beschreiben Sie die vier Phasen des Kammerzyklus.

Frage 15.9

Hört man bei der Auskultation der Aortenklappe das Geräusch dort am lautesten, wo die Klappe ihre anatomische Position hat?

Frage 15.10

Begründen Sie die Autonomie der Herztätigkeit.

Frage 15.11

Beschreiben Sie den physiologischen Erregungsablauf des Herzens.

Frage 15.12

Welchen Sinn hat die leicht verzögerte Erregungsleitung im AV-Knoten?

Frage 15.13

Was wird mit dem EKG erfasst? Welche Aussagen über die Herzfunktion sind mit dem EKG möglich?

Frage 15.14

Was versteht man unter dem Alles-oder-Nichts-Prinzip des Herzens?

Frage 15.15

Warum ist die Refraktärzeit für den Herzmuskel und für die Pumpfunktion des Herzens so wichtig?

Frage 15.16

Welche Folgen haben eine Hypo- oder Hyperkaliämie für den Herzmuskel?

Frage 15.17

Warum hört das Herz meist auch dann nicht auf zu schlagen, wenn der Sinusknoten ausfällt oder eine vollständige Störung der Erregungsleitung vom Sinus- zum AV-Knoten vorliegt?

Frage 15.18

Definieren Sie Extrasystolen.

Frage 15.19

Was ist mit HZV und HMV gemeint?

Frage 15.20

Was versteht man unter den Begriffen Vor- und Nachlast?

Frage 15.21

Wie funktioniert der Frank-Starling-Mechanismus?

Frage 15.22

Welche Anpassungsvorgänge regeln die Herznerven?

Frage 15.23

Was sind Symptome einer Herzinsuffizienz?

Frage 15.24

Beschreiben Sie die Blutversorgung des Herzens.

Frage 15.25

Nennen Sie die Symptome der KHK.

15.2 Fragen und Antworten

FRAGE 15.1

Welchen Weg nimmt ein rotes Blutkörperchen, wenn es durch Herz und Lunge gelangen muss? Welche Binnenräume werden passiert und welche Klappen

Antwort Ein rotes Blutkörperchen gelangt über das Venensystem des Körperkreislaufs in die rechte Herzhälfte, genauer: über die untere oder die **obere Hohlvene** zunächst in den **rechten Vorhof** des Herzens. Von dort erreicht es über die **Trikuspidalklappe** die **rechte Herzkammer** und wird von dort über die **Pulmonalklappe** in die **Lungenschlagader** und somit in den **Lungenkreislauf** gepumpt. Nachdem es in der Lunge mit Sauerstoff angereichert wurde, erreicht das rote Blutkörperchen über die **Lungenvenen** die linke Herzhälfte, genauer: zunächst den **linken Vorhof** des Herzens. Von dort wird es über die **Mitralklappe** in die **linke Herzkammer** und von dort über die **Aorta** in den **Körperkreislauf** gepumpt.

Die Abschnitte, die sich von der rechten zur linken Herzhälfte erstrecken, verlaufen auch über die Lunge und gehören zum Lungenkreislauf, den man auch als **kleinen Kreislauf** bezeichnet. Dagegen zählen alle Gefäßabschnitte, die vom linken Herzen durch den Körper zum rechten Herzen führen, zum Körperkreislauf, den man auch **großen Kreislauf** nennt.

FRAGE 15.2

Wie unterscheiden sich Klappenstenosen von Klappeninsuffizienzen?

Antwort Man spricht von einer **Klappenstenose,** wenn sich die Segel bzw. die Taschen einer Klappe **nicht weit genug öffnen,** sodass der Durchgang der Klappe zu eng bleibt. Das Herz muss, um das Blut durch die kleineren Öffnungen zu pumpen, einen **höheren Druck aufbringen,** was auf Dauer zu einer Herzleistungsschwäche, einer Herzinsuffizienz, führen kann. Bei einer **Klappeninsuffizienz schließen die Klappen nicht mehr richtig** und es fließt nach jedem Herzschlag ein Teil des ausgeworfenen Bluts zurück in die Kammern. Das **hin- und herpendelnde Blut verursacht eine starke Mehrarbeit für das Herz,** sodass es als Folge zu einer Herzinsuffizienz kommen kann.

FRAGE 15.3

Was bezeichnet man als Klappen- bzw. Ventilebene?

Antwort Das Herz besitzt insgesamt vier Klappen, zwei Segel- und zwei Taschenklappen. Diese vier Klappen sind alle an bindegewebigen Ringen aufgehängt und liegen **an der Grenze zwischen den Vorhöfen und Kammern bzw. den Kammern und Schlagadern.** Zusammen bilden sie so die **Klappenebene,** und da sie wie Ventile arbeiten, nennt man diese Ebene auch **Ventilebene.**

Um das Blut in die Schlagadern zu pressen, kontrahieren die Kammern. Dabei senkt sich die Klappenebene und saugt Blut aus den Venen in die Vorhöfe. Entspannt sich die Kammermuskulatur, hebt sich die Klappenebene und Blut wird von den Vorhöfen in die Kammern verschoben.

FRAGE 15.4

Aus welchen Gewebsschichten besteht die Herzwand?

Antwort Die Herzwand lässt sich von innen nach außen in Schichten gliedern: Die **Innenhaut,** das **Endokard,** kleidet den gesamten Herzinnenraum aus und ist weniger als einen Millimeter dick. Die **Muskelschicht** oder das **Myokard** ist im linken Ventrikel ca. 8–11 Millimeter, im rechten Ventrikel 2–4 Millimeter dick, in den Vorhöfen misst sie weniger als einen Millimeter in der Stärke. Die Muskelfasern dieser Muskelschicht nehmen eine Zwischenstellung zwischen glatter und quer gestreifter Muskulatur ein, da sie sowohl Spontanaktivität besitzen als auch so schnell wie Skelettmuskelfasern kontrahieren können. Das **Epikard,** die **Außenhaut,** bildet das innere Blatt des Herzbeutels und misst in der Stärke weniger als einen Millimeter. Das äußere Blatt des Herzbeutels, welches das gesamte Herz umschließt, stellt das **Perikard** dar. Zum Herzinneren hin besteht es aus einer serösen Schicht und nach außen hin aus einer derben Bindegewebsschicht. Beide zusammen sind weniger als einen Millimeter dick.

FRAGE 15.5

Welche Besonderheit kennzeichnet die Herzmuskulatur im Vergleich zu anderen Muskelarten?

Antwort Mikroskopisch betrachtet besteht die Herzmuskulatur aus einem **Netz quer gestreifter, sich verzweigender Muskelfasern,** die die Herzhöhle spiralförmig umwickeln. Die Fasern nehmen dabei eine **Zwischenstellung zwischen glatter und quer gestreifter Muskulatur** ein, da sie **sowohl Spontanaktivität** besitzen (zur Kontraktion also keine Nervenimpulse von außen benötigen) als auch **so schnell wie Skelettmuskelfasern kontrahieren** können.

Als Folge einer inneren Impulssteuerung **kontrahiert die Herzmuskulatur unwillkürlich, kontinuierlich und rhythmisch,** in Ruhe etwa 75-mal pro Minute. Das Herzmuskelgewebe besitzt eine **hundertfach längere Refraktärzeit als die Skelettmuskulatur,** wodurch dem Herzen eine Erholung zwischen den Herzschlägen ermöglicht wird. Gleichzeitig wird so einer tetanischen Dauererregung vorgebeugt, die tödlich wäre, da kein Blut mehr aus dem Herzen gepresst würde.

FRAGE 15.6

Was versteht man unter dem Begriff „kritisches Herzgewicht"?

Antwort Der Herzmuskel kann sich an lange andauernde Belastungen adaptieren, indem die einzelnen **Muskelfasern länger und dicker werden.** Dies wird in der medizinischen Fachsprache als **Hypertrophie** bezeichnet und kann beispielsweise bei einem Ausdauersportler physiologisch sein. Pathologisch ist eine Herzhypertrophie jedoch bei erhöhter Herzarbeit, die beispielsweise bei länger bestehendem Bluthochdruck besteht. Die Herzhypertrophie kann medizinische Probleme mit sich bringen, da die Herzkranzgefäße, welche die Muskulatur mit dem essenziellen Sauerstoff und Nährstoffen versorgen, nicht entsprechend mitwachsen. Die **Transportstrecke für den Sauerstoff und die Nährstoffe wird dann so lang,** dass das Innere der Muskelfasern nicht ausreichend versorgt werden kann. In der Regel ist dies **ab einem Herzgewicht von ca. 500 Gramm** der Fall. Deshalb wird dieser Wert auch als kritisches Herzgewicht bezeichnet. Ist dieser Wert überschritten, drohen Herzinsuffizienz und Herzinfarkt.

FRAGE 15.7

In welche Phasen ist der Herzzyklus eingeteilt?

Antwort Sowohl die Vorhöfe als auch die Kammern unterliegen einem ständigen Wechsel von Kontraktion und Erschlaffung. So kann man theoretisch zwischen dem Vorhof- und dem Kammerzyklus unterscheiden. Die Phasen des Kontraktionszyklus von Vorhöfen und Kammern sind exakt aufeinander abgestimmt, um dem Herzen eine optimale Auswurfleistung zu ermöglichen. Die Vorhofmuskulatur kontrahiert sich dabei etwa 0,12 bis 0,20 Sekunden vor der Kammermuskulatur, damit am Ende der Diastole noch möglichst viel Blut in die Kammern gepresst werden kann. Die Vorhoffüllung ist durch die Kontraktion der Kammermuskulatur und die gleichzeitige Senkung der Klappenebene bedingt.

Die Kontraktionsphase der Herzhöhlen nennt man **Systole.** Sie gliedert sich in eine **Anspannungs- und eine Austreibungsphase.** Die **Erschlaffungsphase** wird als **Diastole** bezeichnet. Im Gegensatz zur Systole, die gut 0,25 Sekunden dauert, ist ihre Dauer frequenzabhängig.

FRAGE 15.8

Beschreiben Sie die vier Phasen des Kammerzyklus.

Antwort Der Kammerzyklus kann insgesamt in vier Phasen, nämlich in zwei Phasen der Kammersystole und zwei Phasen der Kammerdiastole, eingeteilt werden: Die **erste Phase der Kammersystole** ist die **Anspannungsphase,** in der durch Anspannung des Myokards Druck auf die gefüllten Kammern ausgeübt wird. In der **zweiten Kammersystolenphase,** der **Austreibungsphase,** ist der intraventrikuläre Druck durch die Kontraktion des Myokards höher als der Druck in der Lungenschlagader und in der Aorta. Infolgedessen werden die **Taschenklappen aufgestoßen** und das Blut aus dem Herzen in die großen Arterien getrieben. Sobald der Druck in den Arterien den Druck der Kammern übersteigt, **schließen sich die Klappen wieder.**

Die Systole ist damit beendet und die Diastole beginnt. Die **erste Phase der Kammerdiastole** ist die **Entspannungsphase.** Das Kammermyokard erschlafft, die Kammerdrücke sinken und die Klappen sind verschlossen. In der darauffolgenden **Füllungsphase** sinkt der Kammerdruck unter den Druck im Vorhof, sodass sich die **Segelklappen öffnen** und das Blut aus den Vorhöfen in die Kammern strömt. Die Füllungsphase verläuft überwiegend passiv und endet mit dem Verschluss der Segelklappen – vor dem Beginn der erneuten Systole.

FRAGE 15.9

Hört man bei der Auskultation der Aortenklappe das Geräusch dort am lautesten, wo die Klappe ihre anatomische Position hat?

Antwort Während der erste Herzton die Anspannungsphase der Systole darstellt, kommt der zweite Herzton durch das Schließen der Aorten- und Pulmonalklappe zustande und kennzeichnet daher das Ende der Systole. Dabei werden die Schwingungen, welche durch die ruckhafte Herztätigkeit erzeugt werden, auf den Brustkorb übertragen. Diese Schwingungen kann man bei der Auskultation des Herzens, einer Untersuchung, bei der die übertragenen Schwingungen am Brustkorb mit einem Stethoskop abgehorcht werden, untersuchen. Das Geräusch der Aortenklappe ist also **nicht unbedingt dort am lautesten, wo die Klappe ihre anatomische Position hat, sondern dort, wo die Schwingungen am besten zum Tragen kommen.**

FRAGE 15.10

Begründen Sie die Autonomie der Herztätigkeit.

Antwort Der **Antrieb für die Herztätigkeit liegt im Herzen selbst.** Es wird also nicht, wie es bei der Skelettmuskulatur der Fall ist, unmittelbar durch das zentrale Nervensystem erregt. Allerdings erhält es auch über den Sympathikus und den Nervus vagus beeinflussende Impulse vom ZNS. Diese vegetativen Impulse beeinflussen je nach Bedarf die Herzschlagfrequenz und die Kontraktionskraft, das Herz würde aber auch ohne sie weiterarbeiten. Das ist sinnvoll, weil das Herz mit seiner Tätigkeit essenzielle, also lebenswichtige Organe versorgt. Beispielsweise wird **bei einer Bewusstlosigkeit das Gehirn weiterhin mit Sauerstoff versorgt,** um den Organtod des Gehirns und damit den Tod des Individuums zu verhindern.

Die Autonomie der Herztätigkeit kann sich **sogar über den Hirntod hinaus** erstrecken. Eine Anpassung der Herztätigkeit an wechselnde Anforderungen bleibt dann aufgrund fehlender vegetativer Einflüsse aus. Im Gegensatz zum klinischen Tod endet mit dem Tod des Gehirns das stoffliche Dasein der personalen Existenz des Menschen und damit unwiderruflich sein Leben.

FRAGE 15.11

Beschreiben Sie den physiologischen Erregungsablauf des Herzens.

Antwort Physiologisch gehen vom Sinusknoten, der wichtigsten Struktur für die Erregungsbildung, alle Impulse für die rhythmische Kontraktion des Herzens aus. Es handelt sich dabei um ein Geflecht aus spezialisierten Herzmuskelfasern, das sich in der Wand des rechten Vorhofes, unmittelbar an der Mündungsstelle der oberen Hohlvene, befindet. Da der **Sinusknoten als Steuerzentrum** die Herzfrequenz hauptsächlich bestimmt, wird er als **Schrittmacher des Herzens** bezeichnet. Ihm nachgeordnet sind die sekundären Erregungszentren: der **AV-Knoten als sekundärer Schrittmacher,** das **His-Bündel als tertiärer Schrittmacher** und die Purkinje-Fasern.

Die **Erregung wandert, vom Sinusknoten** ausgehend, **über die normale Vorhofmuskulatur zum AV-Knoten,** der sich am Boden des rechten Vorhofes dicht an der Vorhofscheidewand befindet. Er nimmt die Erregung der Vorhofmuskulatur auf und leitet sie **weiter zum His-Bündel,** welches sehr kurz ist und am Boden des rechten Vorhofes in Richtung Kammerscheidewand verläuft. Dort teilt es sich **in einen rechten und einen linken Kammerschenkel, auch Tawara-Schenkel** genannt. Diese ziehen **an beiden Seiten der Kammerscheidewand herzspitzenwärts** und zweigen sich weiter auf. Von den Endabzweigungen, den **Purkinje-Fasern,** geht die Erregung direkt auf die **Kammermuskulatur** über.

FRAGE 15.12

Welchen Sinn hat die leicht verzögerte Erregungsleitung im AV-Knoten?

Antwort Die Verzögerung im AV-Knoten **sorgt dafür, dass sich erst der Vorhof und dann die Kammer zusammenziehen.** Auf diese Weise wird die Kammer zunächst noch stärker mit Blut aus dem Vorhof gefüllt, bevor sie sich kontrahiert und das Blut in den entsprechenden Kreislauf pumpt.

Die Kontraktionsrichtungen der Vorhöfe und auch der Kammern sind jeweils auf die Klappen gerichtet. Sinngemäß werden die Vorhöfe durch den Sinusknoten als Ausgangspunkt erregt, die Kammern von der Herzspitze aus.

FRAGE 15.13

Was wird mit dem EKG erfasst? Welche Aussagen über die Herzfunktion sind mit dem EKG möglich?

Antwort Das Elektrokardiogramm, kurz EKG, ist die Stromflusskurve des Herzens, die mit dem Elektrokardiographen erfasst wird. Das EKG gibt **Auskunft über den Herzrhythmus und über Veränderungen an der Arbeitsmuskulatur des Herzens,** das Myokard. Stirbt beispielsweise ein Teil des Muskelgewebes ab, wird der Strom an dieser Stelle nicht mehr weitergeleitet. Das Gebiet ist elektrisch stumm, was sich in typischen Veränderungen des EKGs widerspiegelt.

Bei einem gesunden Menschen spiegeln sich die Herzaktionen in elektrischen Spannungsschwankungen im EKG wider. Die **P-Welle,** mit welcher der elektrische Herzzyklus beginnt, entspricht der Vorhoferregung, der **QRS-Komplex** der Kammererregung und die **T-Welle** der Erregungsrückbildung in den Kammern. Der Abstand vom Beginn der P-Welle bis zum Beginn der Q-Zacke ist das Maß für die **AV-Überleitungszeit.** Bei einem AV-Block ist sie verlängert.

FRAGE 15.14

Was versteht man unter dem Alles-oder-Nichts-Prinzip des Herzens?

Antwort Zwischen der Erregbarkeit eines Skelettmuskels und der Erregbarkeit des Herzmuskels gibt es einen wichtigen Unterschied. Hat der impulsgebende Stromstoß einen bestimmten Wert überschritten, so kontrahiert sich der Skelettmuskel. Wird der Reiz vergrößert, kann eine stärkere Kontraktion beobachtet werden. Beim Herzmuskel hingegen verhält es sich nach dem Alles-oder-Nichts-Prinzip. Das bedeutet, dass der **Reiz entweder eine stets gleiche oder gar keine Kontraktion erzeugt.** Steigerungen der Reizintensität erzeugen beim Herzmuskel aufgrund des Alles-oder-Nichts-Prinzips also keine stärkere Kontraktion.

FRAGE 15.15

Warum ist die Refraktärzeit für den Herzmuskel und für die Pumpfunktion des Herzens so wichtig?

Antwort In der Refraktärzeit ist der Herzmuskel vorübergehend nicht erregbar. Dies ist unmittelbar nach einer Aktion des Herzmuskels der Fall, dauert **etwa 0,3 Sekunden** und **schützt den Muskel vor einer schnellen Folge von Kontraktionen.** Die Refraktärzeit ist sinnvoll, weil das Herz die **Ruhepause benötigt, um sich wieder mit Blut zu füllen.**

Kurz vor Ende der Refraktärzeit befinden sich die Muskelzellen des Myokards allerdings in einem besonders empfindlichen Zustand. Trifft ein Reiz in dieser **vulnerablen Phase** die Muskelzellen, so können sie in schneller Abfolge immer wieder erregt werden. Auf diese Weise kann eine Tachykardie, also eine Frequenz von mehr als 100 Schlägen pro Minute, bis hin zum Kammerflimmern entstehen.

FRAGE 15.16

Welche Folgen haben eine Hypo- oder Hyperkaliämie für den Herzmuskel?

Antwort Ein niedriger Kaliumspiegel im Blut, also eine **Hypokaliämie, fördert die Erregungsbildung und beschleunigt die Erregungsausbreitung.** Ein zu hoher Blut-Kaliumspiegel, eine **Hyperkaliämie,** kann dagegen das **Herz lähmen** und im Extremfall sogar einen Herzstillstand verursachen.

Insgesamt ist es für eine ungestörte Herztätigkeit wichtig, dass die Elektrolyte im Blut nicht zu niedrig und auch nicht zu hoch konzentriert sind. Das gilt besonders für das Kalium- und das Kalziumion. Zu beachten ist dabei, dass einige Herzmedikamente als Nebenwirkung insbesondere den Kaliumspiegel beeinflussen können.

FRAGE 15.17

Warum hört das Herz meist auch dann nicht auf zu schlagen, wenn der Sinusknoten ausfällt oder eine vollständige Störung der Erregungsleitung vom Sinus- zum AV-Knoten vorliegt?

Antwort Der Sinusknoten und alle nachfolgenden Erregungsleitungsstränge können unregelmäßig arbeiten oder sogar ganz ausfallen. Sind beispielsweise die Kammerschenkel blockiert – man spricht dann von einem Schenkelblock – werden die Kammern trotzdem weiterhin erregt, weil die dem Sinusknoten nachgeordneten Erregungszentren des Herzens eigenständig Erregungen bilden können. Fällt der Sinusknoten also aus, übernehmen die sekundären und tertiären Erregungszentren die Erregungsbildung. In der Regel nimmt dann der AV-Knoten diese Aufgabe wahr, der mit 40 bis 60 Schlägen pro Minute die höchste Eigenfrequenz hat.

Insgesamt **werden in allen Herzzentren, die zur Erregungsbildung fähig sind, ständig Erregungen gebildet.** Im Normalfall ist der Sinusknoten allerdings schneller als die nachgeordneten Zentren und hat dementsprechend den Vorrang.

FRAGE 15.18

Definieren Sie Extrasystolen.

Antwort Extrasystolen sind **Herzschläge, die zusätzlich zum normalen Grundrhythmus auftreten** und diesen vorübergehend verändern. Sie können ihren Erregungsursprung im Vorhof, also **supraventrikulär,** oder in der Kammer selbst, also **ventrikulär,** haben. Je nach Art und Ausmaß sind sie behandlungsbedürftig. Supraventrikuläre Extrasystolen sind harmloser als ventrikuläre. Letztere können Ausdruck einer schwerwiegenden Herzerkrankung, z. B. einer Herzmuskelvergrößerung oder einer koronaren Herzerkrankung, sein. Gefährlich werden Extrasystolen, wenn sie in **„Salven"** gehäuft in rascher Folge aufeinander fallen.

FRAGE 15.19

Was ist mit HZV und HMV gemeint?

Antwort Die Abkürzung **HZV** steht für **Herzzeitvolumen** und beinhaltet das Produkt aus Schlagvolumen und Herzfrequenz, also die **Blutmenge, die das Herz innerhalb eines bestimmten Zeitraums ausstößt.** Die Abkürzung **HMV** steht für **Herzminutenvolumen** und meint das **Herzzeitvolumen auf Minutenbasis.** Es errechnet sich aus dem **Schlagvolumen multipliziert mit der Herzfrequenz** pro Minute. Bei 70 Milliliter und 70 Schlägen pro Minute ergibt das ein Herzminutenvolumen von 4.900 Milliliter pro Minute. Unter normalen, ruhigen Bedingungen pumpt das Herz also etwa fünf Liter Blut pro Minute in den Lungen- und Körperkreislauf.

FRAGE 15.20

Was versteht man unter den Begriffen Vor- und Nachlast?

Antwort Der Begriff **Vorlast** bezeichnet im Zusammenhang mit der Herzmuskelkontraktion die **Beziehung zwischen der Länge der Herzmuskelfaser vor der Kontraktion und der Fähigkeit dieser Faser, aktiv Spannung zu entwickeln.** Eine vorgedehnte Herzmuskelfaser kontrahiert demnach erheblich kräftiger als eine kurze. Bei zu starker Dehnung lässt die Kraft der Herzmuskelfaser jedoch wieder nach. Zur Beschreibung der Vorlast beim Herzen dient der **enddiastolische Füllungsdruck in der linken Kammer.** Mit zunehmender Anfangsfüllung steigt zunächst die Fähigkeit des Herzens, Spannung zu entwickeln, um nach Überschreiten des Optimums wieder abzusinken.

Der Begriff **Nachlast** bezeichnet im Zusammenhang mit der Herzmuskelkontraktion den **Auswurfwiderstand, den die Kammer überwinden muss,** um das Blut in die Arterie zu pressen. Das klinische Maß für die Nachlast ist der **enddiastolische Aortendruck.** Je höher dieser ist, desto schwerer ist es für das Herz, das Blut auszuwerfen.

FRAGE 15.21

Wie funktioniert der Frank-Starling-Mechanismus?

Antwort Gemäß dem Frank-Starling-Mechanismus ist das Herz auch unabhängig von der Nervensteuerung in der Lage, das **Schlagvolumen selbstständig zu regulieren.** Herrscht beispielsweise in der **Aorta ein erhöhter Druck,** hat es die linke Herzkammer schwerer, das Blut auszuwerfen. Als Folge davon bleibt eine größere Menge Blut im Herzen zurück und **vergrößert die Vorlast.** Da das Herz aber im physiologischen Zustand unterhalb des Vordehnungsoptimums arbeitet, wirkt sich die Vorlastvergrößerung günstig aus. Die **Muskelfasern des Myokards können sich nun stärker kontrahieren,** das Blut wird mit größerer Kraft ausgeworfen und das Schlagvolumen erhöht sich auf das normale Volumen.

Das Prinzip des Frank-Starling-Mechanismus verliert jedoch seine Wirkung, wenn die Herzmuskelfasern dauerhaft überdehnt werden.

FRAGE 15.22

Welche Anpassungsvorgänge regeln die Herznerven?

Antwort Die Herznerven sind von großer Bedeutung bei den Anpassungsvorgängen für kurz anhaltende Belastungen. Durch sie werden die **Schlagfrequenz,** die **Schlagkraft** und auch die **Erregungsleitungsgeschwindigkeit** geregelt. Dabei wirkt das vegetative Nervensystem mit seinen beiden Anteilen, dem Sympathikus und dem Parasympathikus, ständig auf das Herz ein. Überwiegt der Einfluss des **Sympathikus,** so schlägt das Herz schneller und kräftiger und die Erregungsleitungsgeschwindigkeit wird beschleunigt. Im Gegensatz dazu wirkt sich eine überwiegende Aktivität des **Parasympathikus**

als Senkung der Herzfrequenz, Verringerung der Kontraktionskraft des Herzens und Verlangsamung der Erregungsleitungsgeschwindigkeit aus.

FRAGE 15.23

Was sind Symptome einer Herzinsuffizienz?

Antwort Ist das **Herz nicht mehr in der Lage, die zur Versorgung des Körpers erforderliche Pumpleistung zu erbringen,** spricht man von einer Herzinsuffizienz. Für die Betroffenen macht sich diese Insuffizienz vor allem in einer **verminderten körperlichen Belastbarkeit** mit einer unphysiologischen **Kurzatmigkeit** bemerkbar. Als typische Symptome können ferner **zyanotische Zustände, Ödeme, häufiges Wasserlassen,** eine Herzvergrößerung, **Herzrhythmusstörungen** und **Tachykardie** auftreten. In der Regel hängt die Intensität der Symptome davon ab, ob das Herz die Insuffizienz über Anpassungsmechanismen kompensieren kann. Man spricht dann von einer **kompensierten** Herzinsuffizienz. Sind die Zeichen einer Herzschwäche bereits bei leichten Belastungen deutlich ausgeprägt, so handelt es sich um eine **dekompensierte** Herzinsuffizienz.

Darüber hinaus wird differenziert, ob die Auswurfleistung der linken Kammer, der rechten Kammer oder des gesamten Herzens herabgesetzt ist. Zu den bereits dargelegten gemeinsamen Symptomen lassen sich spezifische Symptome zuordnen: Bei einer **Linksherzinsuffizienz** ist der Betroffene typischerweise schwach, hat Atemnot bei Belastung und ggf. auch in Ruhe, er ist zyanotisch und hat Rasselgeräusche in der Lunge, etwa beim Husten. Der von einer **Rechtsherzinsuffizienz** Betroffene hat hingegen typischerweise gestaute Halsvenen, Ödeme, vor allem am Bauch und an den Füßen, eine Leberschwellung und steigendes Körpergewicht.

FRAGE 15.24

Beschreiben Sie die Blutversorgung des Herzens.

Antwort Das Herz wird über zwei Gefäße versorgt, die kurz hinter der Aortenklappe von der Aorta abzweigen. Die zwei Gefäße umschließen mit ihren Verzweigungen das Herz wie ein Kranz und werden deshalb als **Herzkranzarterien oder Koronararterien** bezeichnet. Die **rechte Koronararterie** versorgt bei den meisten Menschen den rechten Vorhof, die rechte Kammer, die Herzhinterwand und einen kleineren Teil der Kammerscheidewand mit Blut. Der Großteil der Kammerscheidewand wird von der **linken Koronararterie** mit Blut versorgt. Diese Herzkranzarterie teilt sich in zwei Äste, den **Ramus circumflexus** und den **Ramus interventricularis anterior,** auf und sorgt darüber hinaus für die Durchblutung des linken Vorhofs und der linken Kammer.

Das venöse System des Herzens verläuft in etwa parallel zum arteriellen und mündet als **Sinus coronarius** in den rechten Vorhof.

FRAGE 15.25

Nennen Sie die Symptome der KHK.

Antwort Die koronare Herzkrankheit, kurz KHK, ist ein **Sauerstoffmangel des Herzmuskels aufgrund einer Mangeldurchblutung,** bedingt durch eine Einengung oder Verlegung der Koronararterien. Die KHK kann sich in **Herzrhythmusstörungen,** einer **Herzinsuffizienz** und in **Angina-pectoris-Anfällen,** aber auch in einem **Herzinfarkt** oder sogar in **Kammerflimmern,** bis hin zum **plötzlichen Herztod,** äußern.

Treten Angina-pectoris-Anfälle schon bei leichter Belastung auf, so sind die Koronararterien sehr stark verengt und es kann leicht, beispielsweise durch ein kleines Blutgerinnsel, zum Verschluss der Arterie kommen. Sinkt die Sauerstoffversorgung durch einen vollständigen Verschluss der Koronararterien weiter ab, kommt es zum Tod des entsprechenden Herzmuskelgewebes, zu einem Myokardinfarkt.

KAPITEL

16 Das Kreislauf- und Gefäßsystem

16.1 Fragenübersicht

Frage 16.1

Welchen Weg nimmt das Blut von der linken zur rechten Herzkammer?

Frage 16.2

Wie ist der Wandaufbau der Gefäße?

Frage 16.3

In welche Abschnitte werden die Gefäße funktionell eingeteilt?

Frage 16.4

Was versteht man unter der Windkesselfunktion der Aorta?

Frage 16.5

Welche Funktionen haben die Arteriolen?

Frage 16.6

Welche Eigenschaften kennzeichnen die Kapillaren?

Frage 16.7

Welche Mechanismen in den Venen verhindern, dass das Blut in den Beinen „versackt"?

Frage 16.8

Welche Risikofaktoren begünstigen die Entstehung der Arteriosklerose?

Frage 16.9

Was ist ein Aneurysma?

Frage 16.10

Wie entstehen Krampfadern?

Frage 16.11

Welche Ursachen können zu Ödemen führen?

Frage 16.12

Wie viele Abgänge hat der Aortenbogen?

Frage 16.13

An welchen Stellen kann der Puls gemessen werden?

Frage 16.14

Was ist das Pfortadersystem?

Frage 16.15

Welche Faktoren beeinflussen die Blutströmung?

Frage 16.16

Wovon ist der Strömungswiderstand abhängig?

Frage 16.17

Wie kann die lokale Durchblutung reguliert werden?

Frage 16.18

Wie kommen systolischer und diastolischer Blutdruck zustande?

Frage 16.19

Wodurch wird das Renin-Angiotensin-Aldosteron-System reguliert?

Frage 16.20

Was bedeutet essenzielle Hypertonie?

Frage 16.21

Was sind die Hauptursachen der Hypertonie?

Frage 16.22

Welche Gefahr besteht bei zu niedrigem Blutdruck?

Frage 16.23

Wie wird die Körperkerntemperatur reguliert?

Frage 16.24

Was ist Fieber?

16.2 Fragen und Antworten

FRAGE 16.1
Welchen Weg nimmt das Blut von der linken zur rechten Herzkammer?

Antwort Die **linke Herzkammer** pumpt das Blut in die **Aorta,** die größte Schlagader des Körpers. Diese teilt sich in mehrere andere große Schlagadern, die **Arterien,** auf. So wird sauerstoffreiches Blut vom Herzen in die verschiedenen Körperregionen transportiert, wobei sich die Arterien in immer kleinere Äste, die **Arteriolen,** aufzweigen. Die Arteriolen gehen wiederum in hauchdünne Gefäße über, die man als **Kapillaren** bezeichnet. Die dünne, durchlässige Wand der Kapillaren dient dem Austausch von Sauerstoff, Nährstoffen und Stoffwechselprodukten zwischen Gewebe und Blut. Sie sind gleichzeitig das Verbindungsglied zwischen Arterien und Venen. Die **Venolen** sammeln dann das sauerstoffarme Blut aus den kleinen Gefäßen und vereinigen sich zu immer größeren **Venen,** bis die beiden größten Venen des Körpers, die **obere und untere Hohlvene,** das Blut schließlich in den **rechten Herzvorhof** leiten. Von dort gelangt es über die Trikuspidalklappe in die **rechte Herzkammer** und wird von dort über die Pulmonalklappe durch die **Lungenschlagader** in den **Lungenkreislauf** gepumpt. Nachdem es in der Lunge mit Sauerstoff angereichert wurde und Kohlendioxid abgegeben hat, gelangt das Blut über die **Lungenvenen** in die linke Herzhälfte, genauer: in den **linken Vorhof** des Herzens. Von dort gelangt es über die Mitralklappe in die **linke Herzkammer** und wird von dort wieder über die Aorta in den Körperkreislauf gepumpt.

FRAGE 16.2
Wie ist der Wandaufbau der Gefäße?

Antwort Der Wandaufbau der Gefäße umfasst drei Wandschichten, die zusammen das Gefäßlumen umgeben. Die innere Schicht ist die **Tunica interna,** deren flache Zellen das Gefäßlumen auskleiden und damit das **Gefäßendothel** bilden. Die Tunica interna umfasst auch die unter dem Endothel liegenden Bindegewebsfasern und eine elastische Membran. In der mittleren Schicht, der **Tunica media,** verlaufen **glatte Muskelzellen und elastische Fasern.** Bei Arterien ist die Tunica media stark ausgeprägt, da über ihren Tonus die Gefäßweite reguliert wird.

Die **Tunica externa** ist die äußere Schicht der Gefäßwand und besteht aus **Bindegewebe und elastischen Fasern.** Bei sehr großen Arterien verlaufen in dieser Schicht auch die Nerven zur Versorgung der Gefäßwand sowie eigene Gefäße, die man Vasa vasorum nennt.

FRAGE 16.3
In welche Abschnitte werden die Gefäße funktionell eingeteilt?

Antwort Aufgrund ihrer unterschiedlichen Funktionen kann man Gefäßabschnitte in **elastische Gefäße, Widerstandsgefäße, Sphinktergefäße, Austauschgefäße, Kapazitätsgefäße und Nebenschlussgefäße** unterteilen.

In Herznähe überwiegen beispielsweise die elastischen Gefäße. In ihrer Tunica media kommen viele elastische Fasern vor, sodass sie mit der **Windkesselfunktion** einen wichtigen Beitrag zur Gleichmäßigkeit des Blutstroms leisten können. Bei Arterien in der Körperperipherie überwiegen hingegen die glatten Muskelzellen in der Tunica media. Diese **Arterien vom muskulären Typ** können durch Kontraktion oder Entspannung die Weite ihres Lumens beeinflussen. Damit haben sie sowohl Einfluss auf die Durchblutung der von ihnen versorgten Organe als auch auf den Blutdruck insgesamt.

FRAGE 16.4

Was versteht man unter der Windkesselfunktion der Aorta?

Antwort Der vom Herzen während der Systole **ruckartig ausgeworfene Blutstrom dehnt die Gefäßwand der Schlagadern in der Nähe des Herzens,** vornehmlich der Aorta, auf. Während der Herzmuskel sich **in der Diastole** entspannt, **zieht sich auch die Gefäßwand wieder zusammen und schiebt so das in ihr gespeicherte Blut weiter.** Die Eigenschaft der elastischen Gefäße **sorgt so für einen gleichmäßigen Blutstrom.** Wäre die Aorta unflexibel, stünde nach Beendigung jeder Herzaktion der Blutstrom wieder still. In Anlehnung an die Ausgleichs- und Speicherbehälter hinter einer Kolbenpumpe wird dieser Mechanismus als Windkesselfunktion bezeichnet.

FRAGE 16.5

Welche Funktionen haben die Arteriolen?

Antwort Die Arteriolen sind die Verbindungsstücke zwischen den Arterien und den Kapillaren. Sie werden den **Widerstandsgefäßen** zugeordnet. Ihre Wand besteht aus einem Gitterfasernetz und einer einschichtigen Muskelzellschicht. Das Nervensystem steuert den Spannungszustand der glatten Muskulatur und kann dadurch sowohl die **Stärke der Durchblutung der von ihr versorgten Organe als auch den Blutdruck insgesamt steuern.**

FRAGE 16.6

Welche Eigenschaften kennzeichnen die Kapillaren?

Antwort Arteriolen gehen in hauchdünne Gefäße über, die man Kapillaren nennt. Die dünne, durchlässige Wand der Kapillaren dient dem **Austausch von Sauerstoff, Nährstoffen und Stoffwechselprodukten zwischen Gewebe und Blut.** Die Kapillaren sind gleichzeitig das Verbindungsglied zwischen Arterien und Venen. Die dünne Kapillarwand ist sozusagen porös, sie besteht nur aus der inneren, durchlässigen Zellschicht und einer dünnen Basalmembran. Die

Kapillarwände bilden so eine semipermeable Membran, die den Stoffaustausch zwischen Blut und Interstitium gewährleistet.

Die Kapillaren bilden ein über den gesamten Körper ausgedehntes, unterschiedlich dicht geknüpftes Netz. Dabei hat **Gewebe mit hohem Sauerstoffbedarf, beispielsweise die Muskeln, viele Kapillaren,** wohingegen Sehnen oder vergleichbares Gewebe mit geringem Sauerstoffbedarf wenige Kapillaren besitzen. Alle diese feinen Gefäße zusammen haben den größten Gesamtquerschnitt im Körper und der **Blutstrom ist in ihnen besonders langsam.**

FRAGE 16.7

Welche Mechanismen in den Venen verhindern, dass das Blut in den Beinen „versackt"?

Antwort Die innere Schicht der Venen bildet bei den mittelgroßen und kleinen Venen Ausstülpungen, die **Taschenklappen.** Zwei oder drei dieser Ausstülpungen bilden, sofern sie sich gegenüberliegen, zusammen eine Art Ventil, das den Blutstrom zum Herzen hin freigibt. Strömt das Blut jedoch in die andere Richtung, so entfalten sich die Taschenklappen und verhindern den Rückfluss. Unterstützt wird dieses Klappensystem durch die Skelettmuskulatur, die eine Vene umgibt. Kontrahiert sich die umliegende Muskulatur, drückt sie die Vene zusammen und presst dadurch das Blut zum Herzen. Dieser Mechanismus wird als **Muskelpumpe** bezeichnet.

FRAGE 16.8

Welche Risikofaktoren begünstigen die Entstehung der Arteriosklerose?

Antwort Bei der Entstehung der Arteriosklerose, einer krankhaften Veränderung der Arterien mit Verhärtung, Verdickung und Elastizitätsverlust der Gefäßwand sowie einer damit einhergehenden Einengung der Gefäßlichtung, spielen neben einer **genetischen Disposition** vor allem die jeweiligen Lebensbedingungen eine entscheidende Rolle. Nach heutigem Wissensstand zählen **Fettstoffwechselstörungen mit zu hoher Blutfettkonzentration, Rauchen, Hypertonie, Diabetes mellitus und Bewegungsmangel** zu den Risikofaktoren.

Arteriosklerose, im Volksmund Gefäßverkalkung genannt, ist die größte Gefahr für ein gesundes Gefäßsystem in unserer Gesellschaft. Sie führt zu Herz- und Kreislauferkrankungen, welche die Lebensqualität der Betroffenen stark senken, und ist mit 50–55 % aller Todesursachen die häufigste Todesursache weltweit.

FRAGE 16.9

Was ist ein Aneurysma?

Antwort Als Aneurysma bezeichnet man eine **umschriebene Ausweitung eines arteriellen Gefäßes.** Die begrenzte Gefäßwandaussackung kann angeboren sein oder sich im Laufe des Lebens entwickeln. **Mögliche Ursachen** können **Arteriosklerose,** Spätfolgen der **Syphilis** oder auch ein **Unfall** sein. Häufig entwickelt sich beim **Marfan-Syndrom,** einer angeborenen Kollagenosestörung, ein thorakales Aortenaneurysma.

Jedes Aneurysma ist eine Gefahr für den Betroffenen, da es jederzeit reißen und zu einem lebensbedrohlichen Blutverlust führen kann. Insgesamt kommen Aneurysmen **am häufigsten in der Aorta** vor, 85 % davon im Bauch-, 15 % im Brustabschnitt.

FRAGE 16.10

Wie entstehen Krampfadern?

Antwort Wenn in den Venen kein ausreichender Spannungszustand der Venenwand vorhanden ist, entfernen sich die Enden der Klappen voneinander und **die Venenklappen schließen nicht mehr vollständig.** Der **Rückfluss** dehnt die Venenwand zusätzlich auf, sodass Krampfadern, in der medizinischen Fachsprache Varizen genannt, entstehen. Der Betroffene leidet dann unter der **Varikose,** dem Krampfaderleiden.

FRAGE 16.11

Welche Ursachen können zu Ödemen führen?

Antwort **Krankhafte Flüssigkeitsansammlungen im Gewebe** bezeichnet man als Ödeme. Bei ihrer Entstehung herrscht ein **Ungleichgewicht zwischen der Filtration einerseits und der Resorption einschließlich Lymphabfluss andererseits.** Ursachen dafür können ein verminderter kolloidosmotischer Druck, ein erhöhter hydrostatischer Druck in den Kapillaren, eine Störung des Lymphabflusses oder eine erhöhte Durchlässigkeit der Kapillarwände sein.

Beim **verminderten kolloidosmotischen Druck,** etwa durch einen niedrigen Albumingehalt im Blut, wird weniger Wasser in den Kapillaren zurückgehalten und strömt somit ins Interstitium. Ein **erhöhter hydrostatischer Druck** in den Kapillaren, beispielsweise bei einer Hypertonie, steigert ebenfalls die Filtration. Sobald die Transportkapazität der Lymphgefäße erschöpft ist, entsteht ein Ödem. Bei **Störungen oder Verlegungen des Lymphabflusses,** zum Beispiel durch einen Tumor, entstehen Ödeme im Einflussbereich der gestörten Bahnen. Eine **erhöhte Permeabilität der Kapillarwände,** etwa bei einer Allergie oder einer Entzündung, führt ebenfalls zu Ödemen, die sich allerdings durch ihren Proteinreichtum von den anderen beschriebenen Formen unterscheiden.

FRAGE 16.12

Wie viele Abgänge hat der Aortenbogen?

Antwort Dem Aortenbogen entspringen **drei große Arterien,** zunächst der Truncus brachiocephalicus, dann die Arteria carotis sinistra, gefolgt von der Arteria subclavia sinistra.

Der **Truncus brachiocephalicus** teilt sich nach wenigen Zentimetern in die Arteria carotis communis dextra und die Arteria subclavia dextra, von der wiederum die Arteria vertebralis dextra abzweigt. Auf der linken Körperseite entspringt die Arteria vertebralis sinistra aus der Arteria subclavia sinistra.

Die beiden Kopfschlagadern, also die **Arteria carotis communis dextra und sinistra,** ziehen jeweils auf einer Seite kopfwärts. In der Karotisgabel am oberen Kehlkopfrand teilen sie sich jeweils in die Arteria carotis externa und interna auf. Während die Arteria carotis externa das Gesicht, die Kaumuskulatur, den Kehlkopf, die Mundhöhle und die Schilddrüse versorgt, speist die Arteria carotis interna das Auge und den größten Teil des Gehirns.

FRAGE 16.13

An welchen Stellen kann der Puls gemessen werden?

Antwort Am häufigsten wird der Puls **an der Arteria radialis am handgelenksnahen Speichenende** gemessen. Weitere Stellen zur Pulsmessung, vor allem bei schlechter Kreislaufsituation, sind die **Arteria carotis am Hals** und die **Arteria femoralis in der Leistengegend.** Die Messung am Hals ist in einer Schocksituation allerdings eher erfahrenen Untersuchern vorbehalten, da die Reizung der dort liegenden Pressorezeptoren zu einem Blutdruckabfall führen kann.

Ferner lässt sich der Puls **an der Arteria tibialis posterior am Fußinnenknöchel und an der Arteria dorsalis pedis am Fußrücken** messen. Zusammen mit der Leistenbeuge und der Kniekehle sind diese Stellen klinisch gut geeignet, um **Hinweise auf Gefäßverschlüsse,** beispielsweise bei Rauchern, zu finden.

FRAGE 16.14

Was ist das Pfortadersystem?

Antwort Das venöse Blut aus den Bauchorganen fließt nicht direkt zum rechten Herzen zurück, sondern vereinigt sich zunächst in einer großen Vene, der Pfortader oder auch Vena portae. Diese führt das **nährstoffreiche Blut aus den Verdauungsorganen zur Leber,** wo es sich mit sauerstoffreichem Blut der Leberarterie vermischt. Dazu fließt das Blut von der Pfortader und Leberarterie in das **kapillare Netzwerk der Leber,** um nach der Leberpassage über **die untere Hohlvene** in die rechte Herzkammer zu gelangen. Dieser Abschnitt innerhalb des venösen Körperkreislaufs wird als Pfortadersystem bezeichnet.

Die Leber dient neben der Entgiftung und der Bilirubinsekretion auch der Bildung von Galle sowie der Speicherung von Vitaminen, Kohlehydraten und Fetten. Sie hat vielfältige Aufgaben im Eiweiß-, Kohlehydrat- und Fettstoffwechsel.

FRAGE 16.15

Welche Faktoren beeinflussen die Blutströmung?

Antwort Die Blutströmung entsteht durch Druckdifferenzen im Kreislaufsystem. Aus zentralen Regionen mit hohem Druck fließt das Blut in periphere Gefäßabschnitte mit niedrigerem Druck. Die Fließgeschwindigkeit hängt dabei vor allem vom **Blutdruck** und vom **Strömungswiderstand** ab. Steigt der Blutdruck, so erhöht sich die Strömungsgeschwindigkeit.

Die Größe des Strömungswiderstandes wird wiederum durch den Durchmesser eines Blutgefäßes, die Viskosität des Blutes, die Länge des Gefäßabschnittes und die Anzahl der Gefäßabgänge bestimmt.

Die Summe aller Widerstände der einzelnen, hintereinander geschalteten Gefäßabschnitte ergibt den totalen peripheren Widerstand, der, zusammen mit dem Herzzeitvolumen und dem Blutvolumen, den arteriellen Blutdruck bestimmt. Nimmt also der periphere Widerstand zu, so steigt notgedrungen auch der arterielle Blutdruck.

FRAGE 16.16
Wovon ist der Strömungswiderstand abhängig?

Antwort Die Blutströmung ist vom Widerstand der Gefäße, dem Strömungswiderstand abhängig. Die Größe des Strömungswiderstandes wird durch den **Durchmesser eines Blutgefäßes, die Viskosität des Blutes, die Länge des Gefäßabschnittes und die Anzahl der Gefäßabgänge** bestimmt.

Verengt sich beispielsweise ein Gefäß, steigt der Widerstand gemäß des Hagen-Poiseuille-Gesetzes **umgekehrt proportional zur vierten Potenz des Gefäßradius** an. Bei einer Halbierung des Radius bedeutet das, dass der Widerstand um den Faktor 16 steigt. Umgekehrt sinkt der Widerstand bei einer Radiusverdoppelung auf 1/16 des Ausgangswertes.

FRAGE 16.17
Wie kann die lokale Durchblutung reguliert werden?

Antwort In erster Linie wird die lokale Durchblutung durch **Änderungen der Gefäßweite im Bereich der Widerstandsgefäße** reguliert. Dabei lassen sich bei genauerer Betrachtung verschiedene Mechanismen unterscheiden:

Bei der **myogenen Durchblutungsregulation** sorgt der Spannungszustand der Gefäßmuskulatur bei erhöhtem Blutfluss für eine Verengung des Gefäßlumens, bei verminderter Durchblutung wird es hingegen erweitert. Dieser Mechanismus ist druckreaktiv und wird als **Selbst- oder Autoregulation** der Gefäße bezeichnet. Auch **Stoffwechselprodukte** haben durchblutungsregulierende Funktionen, da praktisch alle Arteriolen auf direkte Stoffwechselreize reagieren. Beispielsweise führen Sauerstoffmangel, Milchsäure und Wasserstoffionen im Körperkreislauf zu einer Gefäßerweiterung, um die Gewebsdurchblutung zu steigern. Ferner spielen sowohl bestimmte **Hormone** als auch bestimmte **Nervenimpulse** eine wichtige Rolle bei der Regulation der Gefäßweite. In Abhängigkeit vom Ruhetonus und der Rezeptorausschüttung führt eine Sympathikusaktivierung zu einer unterschiedlich starken Vasokonstriktion oder Vasodilatation.

Zusätzlich zu den Änderungen der Gefäßweite in den Widerstandsgefäßen wird die lokale Durchblutung in vielen Geweben auch durch **Nebenschlussgefäße** beeinflusst.

FRAGE 16.18

Wie kommen systolischer und diastolischer Blutdruck zustande?

Antwort Der **systolische Blutdruck** ist der **maximale Druck im Gefäß,** der während einer Herzkammersystole entsteht. Das Herz pumpt während der Kammerkontraktion Blut in die Aorta, sodass beim gesunden Menschen ein systolischer Blutdruckwert von **etwa 120 mmHg** entsteht. Der **diastolische Blutdruck** ist hingegen der **minimale Druck im Gefäß** während der Herzkammerdiastole. Er wirkt also in der Zeit zwischen zwei Herzschlägen und ist im Normalfall mit **80 mmHg** das **Maß für die Dauerbelastung der Gefäße.**

Zur **Steuerung des Blutdrucks** dienen **Pressorezeptoren** in der Aorta, den Halsschlagadern sowie in anderen großen Arterien im Brustkorb und am Hals. Sie messen anhand des mittleren arteriellen Blutdrucks, wie stark die Arterienwand gedehnt wird, und senden je nach Dehnungsstärke entsprechend viele Impulse an die Medulla oblongata aus. Nach dem Prinzip der negativen Rückkopplung findet in der Medulla oblongata als Steuerzentrum dann ein Ist-Soll-Vergleich statt, um entsprechende Korrekturen zu initiieren.

FRAGE 16.19

Wodurch wird das Renin-Angiotensin-Aldosteron-System reguliert?

Antwort Das Renin-Angiotensin-Aldosteron-System ist ein wesentlicher **Mechanismus der mittelfristigen Blutdruckregulation.** Ein **Absinken der Nierendurchblutung,** etwa durch einen Blutdruckabfall, führt zunächst zu einer **erhöhten Freisetzung von Renin.** Dieses Hormon fördert wiederum die **Umwandlung von Angiotensinogen** (im Blutserum vorkommende Eiweißkörper) in **Angiotensin I.** Mit Hilfe des **Angiotensin-Converting Enzyms (ACE)** aus der Lunge entsteht dann aus dem Angiotensin I das **Angiotensin II,** das durch seine gefäßverengende Wirkung eine Blutdrucksteigerung bedingt.

Zusätzlich wird durch die Aktivierung des Renin-Angiotensin-Aldosteron-Systems vermehrt **Aldosteron** gebildet, das die Natrium- und Flüssigkeitsrückresorption in der Niere steigert. Dieser Vorgang verändert das Plasmavolumen und beeinflusst über die venöse Füllung die Auswurfleistung des Herzens und damit den Blutdruck.

FRAGE 16.20

Was bedeutet essenzielle Hypertonie?

Antwort Nach der Definition der World Health Organisation (WHO) werden **Blutdruckruhewerte, die systolisch über 140 mmHg und/oder diastolisch über 80 mmHg liegen,** als **Hypertonie** bezeichnet. Lässt sich dabei keine Ursache für den Bluthochdruck feststellen, spricht man von einer **primären oder auch essenziellen Hypertonie.** Aller Wahrscheinlichkeit nach führen vor allem äußere Faktoren wie Übergewicht, Stress und Bewegungsmangel bei zusätzlicher genetischer Veranlagung zur Manifestation des Bluthochdrucks.

Im Gegensatz zur essenziellen Hypertonie ist der erhöhte Blutdruck bei einer **sekundären Hypertonie** Folge einer anderen Grunderkrankung.

FRAGE 16.21

Was sind die Hauptursachen der Hypertonie?

Antwort Die Ursachen einer **primären Hypertonie,** die **in mehr als 90 % aller Fälle vorliegt,** sind unbekannt. Als wahrscheinlich gilt, dass vor allem äußere Faktoren wie **Übergewicht, Stress und Bewegungsmangel** bei zusätzlicher **genetischer Veranlagung** zur Manifestation des Bluthochdrucks führen. Im Gegensatz dazu liegen die Ursachen einer **sekundären Hypertonie** in einer anderen Grunderkrankung. Dabei kann es sich beispielsweise um eine **Erkrankung des Nierenparenchyms** handeln, aber auch **medikamentös,** beispielsweise durch Glukokortikoide bedingt sein. Seltener kommen auch **vaskuläre, neurogene oder endokrine Ursachen** in Frage.

FRAGE 16.22

Welche Gefahr besteht bei zu niedrigem Blutdruck?

Antwort Die Hypotonie hat in der Regel geringe medizinische Bedeutung. Die Hauptbeschwerden sind **Abgeschlagenheit, Leistungs- und Konzentrationsschwächen sowie Schwindel.** Die Gefahr bei zu niedrigem Blutdruck besteht allerdings in Form eines **Versagens der Kreislaufregulation** mit gefährlicher Durchblutungsverminderung essenzieller Organe. Dieser Zustand wird als **Schock** bezeichnet. Leitbefund beim Schock ist ein systolischer Wert, der 80 mmHg unterschreitet, und häufig von Symptomen wie kalter Schweiß, Tachykardie, Blässe oder Zyanose und Unruhe begleitet wird.

Unter einer Hypotonie versteht man eine **dauernde Blutdruckerniedrigung auf Werte unter 105 mmHg systolisch zu 60 mmHg diastolisch bei gleichzeitigen Beschwerden durch eine Minderdurchblutung der peripheren Organe.** Obwohl sie häufig mit ihr zusammen auftritt, ist die orthostatische Dysregulation von der Hypotonie abzugrenzen. Bei der **orthostatischen Dysregulation** handelt es sich um einen wiederkehrenden **Blutdruckabfall beim Lagewechsel vom Liegen zum Stehen.** Durch die kurzzeitige Minderdurchblutung des Gehirns wird dem Betroffenen schwindelig und schwarz vor den Augen, er kann stürzen und ohnmächtig werden.

FRAGE 16.23
Wie wird die Körperkerntemperatur reguliert?

Antwort Die Körperkerntemperaturregulation erfolgt nach dem Prinzip eines Regelkreises. Demnach messen **temperaturempfindliche Rezeptoren im Körperkern, aber auch in der Haut,** ununterbrochen die Körpertemperatur und übermitteln die Werte über Nervenbahnen an **das thermoregulatorische Zentrum im Hypothalamus.** Das thermoregulatorische Zentrum arbeitet als Regler, d.h. dort erfolgt der Abgleich des übermittelten Istwerts mit dem Sollwert. Dementsprechend werden dann Reaktionen initiiert. Dabei kann es sich um **wärmebildende Reaktionen,** beispielsweise Muskelkontraktionen und Stoffwechselaktivitäten handeln, aber auch um **Reaktionen der Wärmeabgabe,** etwa in Form von Schweißsekretion und Gefäßerweiterungen. Zusammen mit den äußeren Faktoren bewirken die Reaktionen eine Änderung der Körpertemperatur, die wiederum von den Rezeptoren gemessen wird.

Reichen die Mechanismen der Wärmeabgabe nicht aus, wenn beispielsweise tropische Außentemperaturen herrschen und nur unzureichend Schweiß produziert wird, staut sich die Wärme im Körper und kann so einen **Hitzeschlag** auslösen. Unbehandelt kann dieser zur Bewusstlosigkeit und schließlich sogar zum Tod des Körpers durch Überwärmung führen.

FRAGE 16.24
Was ist Fieber?

Antwort Fieber bezeichnet den **Anstieg der Körperkerntemperatur auf über 38 °C infolge eines gesteigerten Temperatursollwertes im ZNS.**

Meist geschieht dies durch das Einwirken von **Pyrogenen.** Dabei handelt es sich um fiebererzeugende Substanzen, die von Bakterien, Viren und Pilzen produziert werden und, sobald sie in die Blutbahn kommen, den Sollwert des thermoregulatorischen Zentrums beeinflussen. Die stärksten Pyrogene sind die gramnegativen **Bakterien,** aber auch körpereigene Aktivatoren, wie zum Beispiel **Prostaglandine oder Leukozyten,** können Fieber auslösen.

Eine erhöhte Temperatur ist notwendig, um Entzündungs- und Abwehrvorgänge zu beschleunigen. Bei sehr hohem Fieber, etwa ab 41,5 °C, beginnen allerdings die körpereigenen Eiweiße zu denaturieren, was ohne Gegenmaßnahmen zum Hitzetod führen kann.

KAPITEL

17 Das Atmungssystem

17.1 Fragenübersicht

Frage 17.1

Was versteht man unter Atmung?

Frage 17.2

Welche Funktionen hat die Nase?

Frage 17.3

Welche Höhlen gehören zu den Nasennebenhöhlen?

Frage 17.4

Welche Abschnitte des Rachens unterscheidet man?

Frage 17.5

Welche Funktionen hat der Kehlkopf?

Frage 17.6

Wie nehmen wir Einfluss auf die Stimmbildung? Wie entstehen hohe und tiefe Töne?

Frage 17.7

Welchen Weg nimmt die Luft vom Kehlkopf bis zu den Lungenbläschen?

Frage 17.8

Welche Reinigungsmechanismen besitzt die Lunge?

Frage 17.9

Wie läuft ein Hustenstoß ab?

Frage 17.10

Warum ist der linke Lungenflügel kleiner als der rechte?

Frage 17.11

Welche Strukturen treten am Lungenhilus ein oder aus?

Frage 17.12

Was versteht man unter Perfusion der Lunge?

Frage 17.13

Was bewirkt der Unterdruck zwischen den beiden Pleurablättern?

Frage 17.14

Wie kommt es zur Einatmung und welche Muskeln helfen dabei?

Frage 17.15

Was sind Bronchialkaliberschwankungen?

Frage 17.16

Was ist der Totraum der Lunge und wie groß ist er ungefähr?

Frage 17.17

Was versteht man unter Vitalkapazität, was unter Residualvolumen?

Frage 17.18

Wie wird die Lungenfunktion überprüft?

Frage 17.19

Was versteht man unter Ventilation?

Frage 17.20

Wie funktioniert der Gasaustausch in der Lunge?

Frage 17.21

Wie wird der Sauerstoff, wie das Kohlendioxid im Blut transportiert?

Frage 17.22

Wie unterscheidet man Obstruktion und Restriktion?

Frage 17.23

Bei welchen Patienten ist die Pneumonieprophylaxe besonders wichtig?

Frage 17.24

Wie funktioniert die Atmungskontrolle über die Blutgase?

Frage 17.25

Wann liegt eine sog. Kussmaul-Atmung vor?

Frage 17.26

Was ist Hypo-, was Hyperventilation?

17.2 Fragen und Antworten

FRAGE 17.1
Was versteht man unter Atmung?

Antwort Unter Atmung versteht man den Austausch der Atemgase Sauerstoff (O_2) und Kohlendioxid (CO_2) zwischen Körper und äußerer Umgebung. Genauer: Bei der Atmung kann zwischen einer äußeren und einer inneren Atmung unterschieden werden. Der **Austausch der Atemgase zwischen Blut und Umgebung** wird **äußere Atmung** genannt, die **innere Atmung** bezeichnet hingegen **den Energiegewinn durch die Verbrennung von Nährstoffen in den Zellen.**

FRAGE 17.2
Welche Funktionen hat die Nase?

Antwort Die Funktionen der Nase sind **Erwärmung, Anfeuchtung und Reinigung der Atemluft,** außerdem dient sie als **Riechorgan** und auch als **Resonanzraum für die Stimme.**

Unter dem von der Siebbeinplatte gebildeten Dach der Nasennebenhöhle befindet sich die **Riechschleimhaut,** deren **Riechzellen** die Zellkörper des **Riechnerven** sind. Es handelt sich dabei um den **Nervus olfactorius,** der mit seinen feinen Fasern durch die Lamina cribrosa des Siebbeins in die vordere Schädelgrube hochzieht und so bestimmte Geruchsqualitäten der Atemluft an das Riechzentrum weiterleitet. Als **Resonanzraum** dienen die **knöchernen Nasennebenhöhlen,** die über Verbindungsgänge in die Nase münden.

Die Wand der Nasenhöhle ist von einer Schleimhaut überzogen, an deren Oberfläche sich ein mehrreihiges, mit Flimmerhärchen besetztes **Flimmerepithel** befindet. Die rhythmischen Bewegungen dieser Flimmerhärchen sorgen zusammen mit zwischen den Härchen eingelagerten Becherzellen für die **Reinigung und Anfeuchtung der Atemluft.** Unter der Nasenschleimhaut liegt ein dichtes Geflecht von mikroskopisch feinen **Blutgefäßen.** In diesen Gefäßen erfolgt, je nach Durchblutungszustand, die **Vorwärmung der Atemluft.**

FRAGE 17.3
Welche Höhlen gehören zu den Nasennebenhöhlen?

Antwort Zu den paarig angeordneten Nasennebenhöhlen gehören die **Stirnhöhlen (Sinus frontales),** die **Kiefernhöhlen (Sinus maxillares),** die **Siebbeinzellen (Cellulae ethmoidales)** und die **Keilbeinhöhlen (Sinus sphenoidales).**

Sie dienen der **Gewichtsverminderung des knöchernen Schädels** und als **Resonanzraum für die Stimme,** da sie über Verbindungsgänge in die Nase münden. Allerdings können die Nasennebenhöhlen bei Fortleitung eines Infekts aus der Nase auch selbst in Mitleidenschaft gezogen und zur Sekretfalle werden. Die entzündete Nasenschleimhaut schwillt an und das eitrige Sekret kann nicht mehr abfließen. Es kommt zu einer **Nasennebenhöhlenentzündung,** einer **Sinusitis,** bei der sich der Eiter über längere Zeit in den Nasennebenhöhlen sammelt und zu Kopf- und Kieferschmerzen führen kann.

FRAGE 17.4

Welche Abschnitte des Rachens unterscheidet man?

Antwort Der Rachen kann in einen oberen, einen mittleren und einen unteren Abschnitt eingeteilt werden. Das obere Drittel wird **Nasopharynx, also Nasenrachen,** genannt. In ihn münden die Choanen und die Ohrtrompeten, zwei Verbindungskanäle zu den Paukenhöhlen des Mittelohrs. Der mittlere Abschnitt ist der **Oropharynx, also der Mundrachen,** der über eine weite Öffnung zum Mundraum verfügt. Er dient als gemeinsamer Abschnitt für Luft, feste und flüssige Nahrung. Der untere Abschnitt ist der **Laryngopharynx, also der Kehlkopfrachen.** Er reicht vom Zungenbein bis zur Speiseröhre und ist der Abschnitt, in dem der eigentliche Schluckakt stattfindet.

Der Pharynx ist im Ganzen ein Muskelschlauch, der sich von der Schädelbasis bis zur Speiseröhre erstreckt. Im Rachen **kreuzen der Luft- und der Speiseweg.** Sie teilen sich am unteren Ende des Rachens in die vorne gelegenen, weiterführenden Luftwege (Kehlkopf und Luftröhre) und in die hinten gelegene, vor der HWS verlaufende Speiseröhre auf.

FRAGE 17.5

Welche Funktionen hat der Kehlkopf?

Antwort Der Kehlkopf, in der medizinischen Fachsprache als **Larynx** bezeichnet, ist ein röhrenförmiges Knorpelgerüst, das zwei wesentliche Funktionen hat: Zum einen **verschließt er die unteren Luftwege** und regelt so ihre Belüftung, zum anderen ist er das **Hauptorgan der Stimmbildung.**

Der Kehlkopf geht direkt in die Luftröhre über, die beim Schlucken durch den Kehldeckel verschlossen wird. Der **Kehldeckel** sitzt auf dem Oberrand des **Schildknorpels,** der dem Larynx seine typische dreieckige Form gibt und den größten Knorpel des Kehlkopfes darstellt. Die Stimmerzeugung erfolgt mit Hilfe der Stimmbänder, die bei der Stimmbildung durch einen Luftstrom in Schwingung versetzt werden.

FRAGE 17.6

Wie nehmen wir Einfluss auf die Stimmbildung? Wie entstehen hohe und tiefe Töne?

Antwort Bei der Stimmbildung werden die **Stimmbänder durch einen Luftstrom in regelmäßige Schwingungen versetzt.** Hierdurch werden Lautstärke, Höhe und Klang der Stimme beeinflusst.

Die **Lautstärke** hängt von der Schwingungsamplitude und damit von der **Stärke des Luftstromes** ab. Dagegen wird die **Frequenz der Schwingungen** – und damit die Höhe des Grundtones – durch eine **Spannungsänderung der Stimmbänder** reguliert. Soll ein hoher Ton erzeugt werden, so werden die Stimmbänder durch eine Kontraktion der Kehlkopfmuskeln stärker gespannt. Soll die Stimme hingegen tiefer klingen, so werden die Stimmbänder durch entsprechende Bewegungen der Kehlkopfmuskeln entspannt.

Der **Klang der Stimme** wird durch den **Resonanzraum** von Rachen, Mund- und Nasenhöhle erzeugt.

Die Stimmbildung ist nicht mit der wesentlich komplizierteren Lautbildung zu verwechseln. Die **Lautbildung** kommt dadurch zustande, dass die im Mund-, Nasen- und Rachenraum enthaltene Luft durch Bewegungen der Hals- und Kopfmuskulatur jeweils in eine bestimmte Form gebracht und in Schwingung versetzt wird.

FRAGE 17.7

Welchen Weg nimmt die Luft vom Kehlkopf bis zu den Lungenbläschen?

Antwort Über die **Luftröhre** gelangt die Atemluft an der **Bifurcatio tracheae** zunächst in die beiden **Hauptbronchien.** Diese zweigen sich im weiteren Verlauf in die **Lappenbronchien** auf. Der rechte Hauptbronchus geht dabei in drei Hauptäste für die drei Lappen der rechten Lunge, der linke Hauptbronchus in zwei Hauptäste für die zwei Lappen der linken Lunge über. Die insgesamt fünf Lappenbronchien verzweigen sich dann in mehrere **Segmentbronchien,** die sich wiederum in noch kleinere Äste auffächern. Durch insgesamt mehr als zwanzig Teilungsschritte entsteht so das weitverzweigte System des Bronchialbaumes, dessen kleinste Verzweigungen, die **Bronchiolen,** über einen Innendurchmesser von weniger als 1 Millimeter verfügen. Diese Bronchiolen verzweigen sich weiter in die **Bronchioli respiratorii,** die unmittelbar in das eigentlich atmende Lungengewebe, die **Alveolargänge mit den Lungenbläschen (Alveolen)** übergehen. In diesen Lungenbläschen sind Blut und Luft nur durch die **Blut-Luft-Schranke** voneinander getrennt, sodass der Sauerstoff aus der Alveolarluft ins Blut übertreten kann, während das Kohlendioxid den umgekehrten Weg nimmt.

FRAGE 17.8

Welche Reinigungsmechanismen besitzt die Lunge?

Antwort Der Lunge stehen insgesamt drei verschiedene Reinigungsmechanismen zur Verfügung. Diese werden als Schutz vor physikalischen und chemischen Fremdstoffen benötigt und um die Lunge sowie die Atemwege von endogenen Abfallstoffen und exzessivem Bronchialsekret zu befreien. Es handelt sich um die tracheobronchiale mukoziliäre Clearance, die Husten-Clearance und die alveoläre Clearance.

Bei der **tracheobronchialen mukoziliären Clearance** wirken die mundwärts schlagenden **Zilien der Flimmerepithelzellen** und **sekretfilmbilden-**

der Schleim als Transportsystem zusammen, sodass die gesunde Lunge eines Erwachsenen binnen 20 Minuten komplett gereinigt werden kann. Daneben ist das **Husten** ein sehr wichtiger Schutzfaktor für die Atemwege, insbesondere bei Produktion größerer Schleimmengen. Die Husten-Clearence ist allerdings nur in den oberen Luftwegen bis hin zu den größeren Bronchien effektiv. In den kleineren Bronchien wirkt dagegen nur der mukoziliäre Klärmechanismus. Die alveoläre Clearance funktioniert insgesamt ziemlich langsam. Beim **alveolären Reinigungsprozess** übernimmt das **Surfactant-System** die Transportfunktion des Zilienschlagens. Am wichtigsten für den alveolären Reinigungsprozess insgesamt sind die Alveolarmakrophagen, das sind bewegliche Fress- und Abwehrzellen mit der Fähigkeit zur Phagozytose.

FRAGE 17.9

Wie läuft ein Hustenstoß ab?

Antwort Ein Hustenstoß lässt sich insgesamt in fünf Phasen einteilen: Nach der **Irritationsphase,** in der eine Reizung der entsprechenden Rezeptoren erfolgt, werden in der **Phase der tiefen Inspiration** im Mittel 2,5 l Luft eingeatmet. Die anschließende **inspiratorische Pause** ist wichtig, damit die eingeatmete Luft am Schleim vorbei in die kleinen Bronchien gelangen kann. In der **Kompressionsphase** wird dann die Atemmuskulatur bei verschlossener Epiglottis kontrahiert. Es kommt zu einer starken Druckerhöhung im thorakalen Raum sowie zur Aktivierung der Retraktionskraft der Lunge und infolgedessen zu einer Erhöhung des intrapulmonalen Drucks. Durch das ruckartige Öffnen des Kehldeckels kommt es in der **Expulsionsphase** zu einem sehr schnellen Druckabfall mit entsprechend hohen Strömungsgeschwindigkeiten in den Bronchien.

FRAGE 17.10

Warum ist der linke Lungenflügel kleiner als der rechte?

Antwort Zwischen dem linken und dem rechten Lungenflügel liegt das Herz. Durch die nach **links verschobene Position des Herzens** ist der linke Lungenflügel kleiner als der rechte.

Der linke Lungenflügel wird von einer schräg verlaufenden Linie in einen oberen und einen unteren Lungenlappen geteilt, während der rechte Flügel durch zwei Spalten in drei Lappen aufgeteilt wird, den Ober-, Mittel- und Unterlappen.

FRAGE 17.11

Welche Strukturen treten am Lungenhilus ein oder aus?

Antwort Als Lungenhilus wird die Ein- und Austrittsstelle der Bronchien, der Blut- und Lymphgefäße sowie der Nerven an der Mediastinalseite des jeweiligen Lungenflügels bezeichnet. Genauer: Es handelt sich um die **Eintrittsstelle für den Hauptbronchus, die rechte und linke Lungenarterie,**

die Bronchialarterien und die Nerven. Gleichzeitig ist der Hilus die **Austrittsstelle für die rechte und linke Lungenvene, die Bronchialvenen und die Lymphgefäße,** die zum Hiluslymphknoten ziehen.

Die rechte und linke Lungenarterie transportieren sauerstoffarmes Blut von der rechten Herzkammer in die Lunge. In den Lungenvenen fließt dagegen mit Sauerstoff angereichertes Blut zum linken Herzen zurück.

FRAGE 17.12

Was versteht man unter Perfusion der Lunge?

Antwort Der Begriff Perfusion bezeichnet die **Durchblutung der Lunge.** Sie wird zu diesem Zweck von den Blutgefäßen des **Lungenkreislaufs** durchzogen, welcher von der rechten Herzkammer angetrieben wird. Über die Lungenarterien gelangt so **sauerstoffarmes und mit Kohlendioxid gesättigtes Blut zu den Alveolen,** um dort Sauerstoff aufzunehmen bzw. Kohlendioxid abzugeben. Das aufbereitete Blut fließt dann über die Lungenvenen zurück zum Herzen – genauer: zum linken Vorhof des Herzens – und wird über die linke Herzkammer in den Körperkreislauf eingespeist.

FRAGE 17.13

Was bewirkt der Unterdruck zwischen den beiden Pleurablättern?

Antwort Die schmerzunempfindliche **Pleura visceralis** überzieht beide Lungenflügel mit einer hauchdünnen Hülle. Die schmerzempfindliche **Pleura parietalis** kleidet hingegen die Brustwand, das Zwerchfell und das Mediastinum aus. Zusammen bilden sie einen Pleuraspalt, in dem ein leichter Unterdruck herrscht. Der Unterdruck bewirkt, dass die **Lungen aufgrund ihrer Eigenelastizität nicht in sich zusammenschrumpfen** und dass alle **Bewegungen der Brustkorbwand direkt auf die Lungen übertragen** werden. So führt die Brustkorberweiterung bei der Einatmung zu einer Ausdehnung des Lungengewebes.

Gelangt bei einer Verletzung Luft in den Pleuraspalt, so ist die Ausdehnung des Lungengewebes gefährdet. Bei einem **Pneumothorax** bewegt sich zwar der Brustkorb, der sonst vorhandene Unterdruck ist jedoch aufgehoben, sodass das Lungengewebe in sich zusammenschrumpft und nicht mehr zum Gasaustausch beitragen kann.

Eine rasche Entfernung der Luft aus dem Pleuraspalt durch eine geeignete Vakuumpumpe kann hier das Leben des Betroffenen retten.

FRAGE 17.14

Wie kommt es zur Einatmung und welche Muskeln helfen dabei?

Antwort Das **Zwerchfell** spannt sich bei der Inspiration an, die Zwerchfellkuppel wird gesenkt und die Lungenflügel werden durch den damit verbundenen, **nach kaudal gerichteten Zug aufgedehnt.** Unterstützend ziehen sich bei der Einatmung auch die äußeren **Zwischenrippenmuskeln** zusammen und **erweitern den Brustkorb nach vorne und in geringerem Ausmaß auch zur Seite.** Die physiologische Einatembewegung ist nach kostoabdominal gerichtet und geht mit einer Vergrößerung des epigastrischen Winkels einher.

Neben dem Zwerchfell und den äußeren Zwischenrippenmuskeln wird die Inspiration, besonders bei vertiefter Atmung, auch durch die **Atemhilfsmuskulatur** unterstützt. Es handelt sich dabei um Muskeln, die normalerweise der Ausführung einer anderen Funktion dienen, im Bedarfsfall aber auch den Brustkorb erweitern können. Als Inspirationshilfsmuskeln dienen vor allem der Musculus pectoralis major und minor, der Musculus serratus, die Musculi scaleni und der Musculus sternocleidomastoideus.

Zur Verwendung dieser Atemhilfsmuskulatur vertauscht der Betroffene über eine atemerleichternde Stellung den festen und den mobilen Punkt der Muskeln, d. h., die Arme werden aufgestützt und die Muskulatur hebt die Rippen.

FRAGE 17.15

Was sind Bronchialkaliberschwankungen?

Antwort Mit der Ein- und Ausatmung verändern sich die Kaliber, also die Querschnitte der Bronchien und der Trachea. Im Normalfall **erweitern sich die Atemwege bei der Inspiration, während sie sich bei der Exspiration verengen,** sodass die Strömungsgeschwindigkeit bei der Ausatmung zunimmt. Eine **forcierte Ausatmung,** etwa beim Husten, kann bei vorgeschädigten Atemwegen zu einem rapiden Druckabfall in den Atemwegen führen, sodass diese kollabieren, d. h., dass sich ihre Wände berühren. Die Luft hinter dem Verschluss wird eingeschlossen **(trapped air)** und bei einer erneuten Einatmung gelangt Frischluft in die nicht vollständig entleerten Lungenabschnitte, wodurch diese überbläht werden können. Im schlechtesten Fall werden die entsprechenden Abschnitte funktionslos und sterben ab.

FRAGE 17.16

Was ist der Totraum der Lunge und wie groß ist er ungefähr?

Antwort Bei einem Atemzug gelangt nur etwa ein Drittel der insgesamt eingeatmeten Luft in die Lungenalveolen, in denen der Gasaustausch stattfindet. Der Rest der Atemluft verbleibt ungenutzt in den größeren Atemwegen wie Trachea und Bronchien. Das bedeutet, dass dieser Teil der Atemluft **nicht am Gasaustausch teilnehmen** kann. Er befindet sich im **anatomischen Totraum.** In Abhängigkeit von Körperbau und Körpergröße umfasst er **in etwa zwei Drittel der gesamten eingeatmeten Luft,** was ungefähr **320–350 ml** entspricht.

Zu unterscheiden von dem anatomischen Totraum ist der funktionelle oder auch alveolare Totraum. Ein **funktioneller Totraum** entsteht dann, wenn bestimmte **Alveolarbezirke zwar belüftet, jedoch nicht durchblutet sind.** Die Atemluft gelangt in dem Fall also in die Alveolen und steht im Prinzip auch zum Gasaustausch zur Verfügung, sie wird aber in Ermangelung von Blut nicht abgeholt. Gleiches gilt für den umgekehrten Fall, bei dem die Alveolen zwar durchblutet, aber nicht belüftet sind.

FRAGE 17.17

Was versteht man unter Vitalkapazität, was unter Residualvolumen?

Antwort Die **Vitalkapazität** ist die Summe aus dem Atemzugvolumen, dem inspiratorischen und dem exspiratorischen Reservevolumen. Es handelt sich also um einen Wert, der das **maximal ein- und ausatembare Luftvolumen** wiedergibt. Das **Residualvolumen** hingegen ist die Menge an **Luft, die auch nach einer verstärkten Ausatmung in den Lungen zurückbleibt,** also sozusagen die Restluft in der Lunge.

Die Summe aus Vitalkapazität und Residualvolumen ergibt die **Totalkapazität,** also das maximal mögliche Luftvolumen, das die Lunge aufnehmen kann. Bei jedem normalen Atemzug treten in Abhängigkeit von Körperbau und Körpergröße in etwa 0,5 Liter Atemluft, also das Atemzugvolumen, in den Respirationstrakt ein. Das **inspiratorische Reservevolumen** ist die Menge an Luft, die nach einer normalen Inspiration zusätzlich eingeatmet werden kann. Sie umfasst im Normalfall ungefähr 2–3 l Luft. Demgegenüber ist das **exspiratorische Reservevolumen** die Menge an Luft, die zusätzlich zur normalen Ausatmung ausgeatmet werden kann. Es handelt sich dabei um eine Luftmenge von ca. einem Liter.

FRAGE 17.18

Wie wird die Lungenfunktion überprüft?

Antwort Zur Prüfung seiner Lungenfunktion bläst der Patient über einen Schlauch in ein **Spirometer,** ein Gerät, das seine Atmungskurve aufzeichnet. Anhand verschiedener Tests in der Durchführung können so der Totraum, die unterschiedlichen Lungenvolumina und andere, hinweisgebende Referenzwerte erfasst werden. Zur Messung der **Vitalkapazität** wird der Patient aufgefordert, nach maximaler Inspiration möglichst viel Luft auszuatmen. Bei der Messung der **Einsekundenkapazität** muss der Patient nach vorheriger maximaler Einatmung so kraftvoll wie möglich ausatmen, wobei dann an der Atmungskurve das innerhalb einer Sekunde ausgeatmete Luftvolumen abgelesen wird. Dieser Test wird als **Tiffeneau-Test** bezeichnet. Er dient der Unterscheidung zwischen einer obstruktiven und einer restriktiven Atemwegserkrankung. Bei einer obstruktiven Erkrankung der Atemwege, beispielsweise beim Asthma bronchiale, ist die Einsekundenkapazität stark unterhalb den physiologischen 75–85 % der Vitalkapazität. Dagegen ist die Einsekundenkapazität bei einer restriktiven Atemwegserkrankung normal, die Vitalkapazität ist jedoch vermindert.

FRAGE 17.19

Was versteht man unter Ventilation?

Antwort Der Begriff Ventilation bezeichnet die **Belüftung der Lunge.** Die Ventilation wird von den ein- und ausgeatmeten Atemvolumina bestimmt, sodass das **Atemminutenvolumen,** also das pro Minute ein- und ausgeatmete Luftvolumen, ein geeignetes Maß für die Ventilation darstellt.

Eine ausreichende Ventilation ist eine wichtige Voraussetzung für den Gasaustausch in den Alveolen. Berücksichtigung muss dabei der anatomische Totraum finden, denn nur ein Teil der Ventilation erreicht tatsächlich die Gasaustauschfläche. Daher ist die **effektive alveolare Ventilation** von der **Totraumventilation** abzugrenzen.

FRAGE 17.20
Wie funktioniert der Gasaustausch in der Lunge?

Antwort Der Begriff Gasaustausch meint einen in den Alveolen der Lunge stattfindenden Diffusionsprozess, bei dem **Kohlendioxid vom Blut in die Alveolen diffundiert und Sauerstoff von den Alveolen ins Blut gelangt.**

Die Alveolen der Lunge werden außen von netzförmig angeordneten kleinsten Blutgefäßen, den Lungenkapillaren, umsponnen. Der zuführende Schenkel dieser Kapillaren enthält sauerstoffarmes Blut aus der rechten Herzkammer. Dieses Blut wird während seiner Kontaktzeit mit dem Alveolarraum von nur **0,3 Sekunden** mit dem dort befindlichen Sauerstoff beladen und muss das überschüssige Kohlendioxid in den Alveolarraum abgeben. Sauerstoff und Kohlendioxid diffundieren dazu durch das Alveolarendothel, die Basalmembran und das Kapillarendothel, die gemeinsam die **Blut-Luft-Schranke** bilden. Bei einem gesunden Menschen ist diese nicht dicker als **1/1.000 Millimeter.** Im ableitenden Schenkel der Lungenkapillaren befindet sich also sauerstoffreiches und kohlendioxidarmes Blut, das nach seinem Transport durch die Lunge in den linken Vorhof des Herzens mündet.

Vergleicht man die Einatemluft mit der Ausatemluft, so hat sich infolge des alveolaren Gasaustauschs der Sauerstoffgehalt um ca. 4 % verringert und der Kohlendioxidgehalt um ca. 5 % erhöht. Umgerechnet auf das eingeatmete Volumen wird daraus ersichtlich, dass nur eine relativ geringe Gasmenge tatsächlich ausgetauscht worden ist. Ca. 90 % der Atemluft wurden praktisch nur hin- und herbewegt.

FRAGE 17.21
Wie wird der Sauerstoff, wie das Kohlendioxid im Blut transportiert?

Antwort Der über die Alveolen der Lunge aufgenommene **Sauerstoff** diffundiert zum größten Teil sofort in die **Erythrozyten** und lagert sich dort an das **Eisen des Hämoglobins** an. Der kleinere Teil des Sauerstoffes, das sind ca. **3 %, wird im Blutplasma gelöst** transportiert. Die Menge an Sauerstoff, die im Blut transportiert werden kann, hängt von der Hämoglobinkonzentration im Blut sowie dem mit Sauerstoff gesättigten Hämoglobinanteil ab. Die Sauerstoffabgabe an das Gewebe erfolgt ebenfalls durch Diffusion.

Ca. **10 % des Kohlendioxids** sind, ähnlich wie im Mineralwasser, **zum Transport im Blutplasma physikalisch gelöst** und **weitere 10 %** des CO_2 werden direkt **an das Hämoglobin-Molekül der Erythrozyten angelagert.** Ungefähr **80 % des CO_2-Transports erfolgen in Form von Bikarbonat.** Dafür findet direkt nach der Aufnahme ins Blut eine chemische Umwandlung des CO_2 in Bikarbonat und Wasserstoffionen statt. Der größere Anteil des Bikarbonats diffundiert dann ins Blutplasma, während der kleinere Anteil zum Transport in den Erythrozyten verbleibt.

In der Lunge werden nicht alle Bikarbonat- bzw. Kohlendioxidmoleküle aus dem Blut abgegeben, da ein gewisser Kohlendioxidgehalt im Blut zur Aufrechterhaltung des pH-Wertes und für die Steuerung der Atmung erforderlich ist.

FRAGE 17.22

Wie unterscheidet man Obstruktion und Restriktion?

Antwort Bei einer **restriktiven Atemwegserkrankung,** etwa in Form einer Lungenfibrose, ist die **Ausdehnungsfähigkeit von Lunge und Thorax eingeschränkt.** Dagegen ist eine **obstruktive Ventilationsstörung,** beispielsweise das Asthma bronchiale, durch **erhöhte Strömungswiderstände in den Atemwegen** charakterisiert. Bei dem Beispiel Asthma bronchiale kann der Widerstand durch eine starke Schwellung der Bronchialschleimhaut, eine kontrahierte Bronchialmuskulatur oder eine übermäßige Schleimproduktion entstehen. Aufgrund der erhöhten Widerstände ist insbesondere die Ausatmung erschwert und es kann zu einem Bronchialkollaps kommen.

Restriktive und obstruktive Ventilationsstörungen liegen **nur selten in Reinform** vor. Bei primär obstruktiven Störungen findet man oft auch eine restriktive Komponente und umgekehrt.

FRAGE 17.23

Bei welchen Patienten ist die Pneumonieprophylaxe besonders wichtig?

Antwort Insbesondere bei **bettlägerigen Patienten** stellen die Alveolen der Unterlappen ideale Nährböden für Bakterien dar. Die Unterlappen werden bei horizontaler Lage wenig durchblutet und durch die körperliche Inaktivität auch wenig belüftet. Abwehrzellen gelangen deshalb nur schlecht in das entsprechende Gebiet, sodass sich Erreger rasch ausbreiten und eine Bettpneumonie auslösen können.

FRAGE 17.24

Wie funktioniert die Atmungskontrolle über die Blutgase?

Antwort Zur Atmungskontrolle über die Blutgase werden vom Körper insgesamt drei Mechanismen verwendet: Eine **zusätzliche Atemtätigkeit wird vor allem durch einen erhöhten Kohlendioxid-Partialdruck ausgelöst,**

aber auch durch einen absinkenden Sauerstoff-Partialdruck und einen absinkenden pH-Wert. Kohlendioxid-Partialdruck, Sauerstoff-Partialdruck sowie pH-Wert werden über Chemorezeptoren gemessen und die entsprechenden Werte werden an das Atemzentrum übermittelt.

In der Peripherie liegen die **Chemorezeptoren** als kleine Geflechte der peripheren Nervennetze, beispielsweise an der Teilungsstelle der Arteria carotis communis oder auch als Rezeptorenfeld zwischen Lungenarterie und Aortenbogen. Ein anderer Typ von Chemorezeptoren, ein **zentraler Chemorezeptor,** befindet sich in der Medulla oblongata. Auf eine Steigerung des CO_2-Partialdrucks und/oder einen Abfall des pH-Wertes reagiert dieser mit einer Steigerung des Atemvolumens, um das innere Milieu konstant zu halten.

Neben der Atmungskontrolle über Blutgase wird der Atemrhythmus über mechanische Einflüsse gesteuert. Beispielsweise senden Dehnungsrezeptoren in den Alveolen bereits während der Inspiration Nervenimpulse aus, die über den Nervus vagus zu den Exspirationskernen gelangen und diese aktivieren (Hering-Breuer-Reflex).

FRAGE 17.25

Wann liegt eine sog. Kussmaul-Atmung vor?

Antwort Die Kussmaul-Atmung zählt zu den krankhaften Atemmustern. Eine durch ungenügenden Abtransport von Kohlendioxid erzeugte CO_2-Überladung des Blutes geht durch die Carboanhydrasereaktion auch mit einem Absinken des pH-Wertes einher. Ist der Säure-Basen-Haushalt durch einen stark abgesunkenen pH-Wert gestört, nennt man diesen Zustand **Azidose.** Es kommt kompensatorisch zur Kussmaul-Atmung mit **abnorm tiefen, heftigen Atemzügen, durch die verstärkt CO_2 abgegeben wird**. Dieses Atemmuster kommt häufig bei Diabetikern im diabetischen Koma vor.

Die Kussmaul-Atmung ist von anderen krankhaften Atemmustern zu unterscheiden. Dazu zählen die **Schnappatmung,** welche bei Frühgeborenen oder kurz vor Todeseintritt zu beobachten ist, und die **Biot-Atmung,** die auf eine Hirndrucksteigerung hinweist. Auch die **Cheyne-Stokes-Atmung,** welche gelegentlich im Schlaf, aber auch bei einem Schlaganfall sowie bei einer Enzephalitis auftreten kann, ist ein krankhaftes Atemmuster.

FRAGE 17.26

Was ist Hypo-, was Hyperventilation?

Antwort Während bei der **Hyperventilation** ein **gesteigertes Atemminutenvolumen** vorliegt, das **über die Stoffwechselbedürfnisse des Körpers hinausgeht,** ist bei der **Hypoventilation** die **Belüftung der Alveolen durch ein vermindertes Atemminutenvolumen zu gering.**

Die Hyperventilation kann **psychogen, metabolisch, zentral** (bei einer Schädigung des ZNS), **kompensatorisch** (als Reaktion auf einen Sauerstoffmangel), **hormonell oder medikamentös bedingt** sein. In der Folge kann die Hyperventilation eine **respiratorische Alkalose** mit einer **Hypokalzämie** bedingen, die sich in einer **Hyperventilationstetanie** mit Missempfindungen und Muskelkrämpfen äußert. Ein typisches Zeichen dafür ist die **Pfötchenstellung** der Hände.

Bei der Hypoventilation kommt es zu einem Abfall des Sauerstoffpartialdrucks bei gleichzeitigem Anstieg des Kohlendioxidpartialdrucks. Sie kann zu einer respiratorischen Insuffizienz führen.

KAPITEL

18 Die Verdauung

18.1 Fragenübersicht

Frage 18.1

Aus welchen Wandschichten ist das Verdauungssystem aufgebaut?

Frage 18.2

Welche Organe des Bauchraums liegen retroperitoneal?

Frage 18.3

Was sind Mesenterien?

Frage 18.4

Wie heißt das zentrale Meso des Magens und aus welchen Strukturen besteht es?

Frage 18.5

Wie heißen die drei großen Arterien, die die Bauchorgane versorgen?

Frage 18.6

Aus welchen Strukturen ist das enterische Nervensystem aufgebaut?

Frage 18.7

Nennen Sie verschiedene Bewegungsmuster (Motilitätsmuster) des Gastrointestinaltraktes.

Frage 18.8

Wie heißen die Abschnitte eines Zahnes?

Frage 18.9

Welche Funktion hat die Zunge?

Frage 18.10

Wie heißen die drei großen paarigen Speicheldrüsen?

Frage 18.11

Wie nennt man die drei physiologischen Engstellen der Speiseröhre?

Frage 18.12

Wie bezeichnet man die verschiedenen Magenabschnitte?

Frage 18.13

Welche Substanzen werden von den Zellen der Magenschleimhaut produziert?

Frage 18.14

Aus welchen Abschnitten besteht der Dünndarm?

Frage 18.15

Welche anatomischen Strukturen tragen zur Oberflächenvergrößerung der Dünndarmschleimhaut bei?

Frage 18.16

Welche Hormone werden von den Langerhans-Inselzellen des Pankreas gebildet?

Frage 18.17

Welche Hormone erhöhen den Blutzuckerspiegel?

Frage 18.18

Welche Funktionen haben die Gallensäuren?

Frage 18.19

Wie funktioniert der enterohepatische Kreislauf?

Frage 18.20

Wie werden Fette von der Dünndarmschleimhaut aufgenommen?

Frage 18.21

Was sind die charakteristischen Dickdarmzeichen in Bezug auf den Wandbau?

Frage 18.22

Wie heißen die einzelnen Abschnitte des Dickdarms?

Frage 18.23

Was ist Morbus Crohn?

Frage 18.24

Welche Aufgaben hat die Leber?

Frage 18.25

Über welche beiden Gefäße gelangt Blut in die Leber?

Frage 18.26

Was ist die Glisson-Trias?

Frage 18.27

Warum ist ein dauerhaft erhöhter Ammoniakspiegel im Blut gefährlich?

Frage 18.28

Was ist Bilirubin?

Frage 18.29

Welche Ikterusformen werden unterschieden?

18.2 Fragen und Antworten

FRAGE 18.1
Aus welchen Wandschichten ist das Verdauungssystem aufgebaut?

Antwort Die Wand des Verdauungstraktes umfasst insgesamt vier zwiebelschalenartig übereinanderliegende Wandschichten. Es handelt sich um die Mukosa, die Submukosa, die Muskularis und die Serosa, die allerdings in den verschiedenen Abschnitten des Traktes unterschiedlich stark ausgeprägt bzw. überhaupt nicht vorhanden sind.

Die **Mukosa** ist eine Schleimhaut, die die innere Wandschicht des Magen-Darm-Kanals bildet. Sie besteht aus einem dünnen Epithel, das in direktem Kontakt mit der Nahrung steht. Die **Submukosa** ist eine schmale Bindegewebsschicht zwischen der Schleimhaut und der Muskelschicht, der **Muskularis.** Die Muskelschicht von Mund, Rachen und dem oberen Teil der Speiseröhre besteht aus quer gestreiften Muskelfasern, die beim Schlucken willkürlich angespannt werden können. Im übrigen Teil des Verdauungstraktes besteht die Muskularis aus glatter Muskulatur, deren unwillkürliche Kontraktionen von den Nervenzellen des enterischen Nervensystems koordiniert werden.

Die **Serosa** ist als äußerste Gewebsschicht des Magen-Darm-Trakts eine sehr dünne Membran, welche eine wässrige Flüssigkeit absondert und damit das leichte Übereinandergleiten mit anderen Organen ermöglicht.

FRAGE 18.2
Welche Organe des Bauchraums liegen retroperitoneal?

Antwort Zu den retroperitoneal gelegenen Organen zählen die **Bauchspeicheldrüse,** der **Zwölffingerdarm,** die **Nieren,** die **Harnblase,** die **Bauchaorta** und die **untere Hohlvene.**

Nicht zu verwechseln sind retroperitoneal gelegene Organe mit denen, die **extraperitoneal** liegen, wie beispielsweise das Rektum. Während die zuletzt genannten Organe keinen Kontakt zur Haut der Bauchhöhle und entsprechend auch keinen Bauchfellüberzug haben, sind retroperitoneal gelegene Organe zum Teil in die Bauchhöhle vorgeschoben und werden teilweise von Bauchfell überzogen. Retroperitoneal gelegene Organe sind fest mit der rückseitigen Bauchwand verwachsen.

FRAGE 18.3
Was sind Mesenterien?

Antwort Mesenterien sind bindegewebige Strukturen, in welche die Serosa, also die äußerste Gewebsschicht des Magen-Darm-Kanals, hineinzieht. Darüber hinaus sind sie aber auch vom viszeralen Blatt des Peritoneums überzogen und laufen in das parietale Blatt aus. Man kann die Mesenterien in ein **dorsales** und ein **ventrales Meso** untergliedern. Dabei findet man das dorsale Meso im gesamten Verlauf des Gastrointestinaltraktes, das ventrale Meso aber nur an bestimmten Stellen. **Durch das gesamte Meso ziehen alle Leitungsbahnen zum entsprechenden Anteil des Gastrointestinalsystems hin (Arterien und efferente Nerven) bzw. davon weg (Venen, Lymphbahnen und afferente Nerven).**

FRAGE 18.4

Wie heißt das zentrale Meso des Magens und aus welchen Strukturen besteht es?

Antwort Das zentrale Meso des Magens heißt **Mesogastrium.** Es handelt sich dabei um zwei Mesogastrien, nämlich ein **Mesogastrium dorsale** und ein **Mesogastrium ventrale.**

Das dorsale Meso ist im gesamten Verlauf des Gastrointestinaltraktes zu finden und wird nur im Bereich des Magens als Mesogastrium bezeichnet. Das ventrale Meso ist hingegen nur oberhalb der Vena umbilicalis, vor allem im Bereich des Magens zu finden. Es trennt hier als Ligamentum falciforme hepatis die Leber in eine größere und eine kleinere Hälfte. Es geht dann über in das kleine Netz und verbindet die ventrale Leibeswand mit ihm.

FRAGE 18.5

Wie heißen die drei großen Arterien, die die Bauchorgane versorgen?

Antwort Die Verdauungsorgane des Bauchraumes werden über drei große, ventral aus der Bauchaorta abzweigende Arterienstämme versorgt. Es handelt sich dabei um den Truncus coeliacus, die Arteria mesenterica superior und die Arteria mesenterica inferior.

Der **Truncus coeliacus** ist die erste große Abzweigung der Bauchaorta. Mit seinen drei Ästen Arteria gastrica sinistra, Arteria hepatica communis und Arteria lienalis versorgt der Truncus coeliacus **die Leber, die Gallenblase und den Magen vollständig sowie die Bauchspeicheldrüse und das Duodenum teilweise** mit arteriellem Blut. Unter dem Truncus coeliacus entspringt die **Arteria mesenterica superior.** Sie versorgt mit ihren Abzweigungen **den Magen, den Zwölffingerdarm, den übrigen Dünndarm sowie die Hälfte des Dickdarmes.** Noch etwas weiter kaudal entspringt die **Arteria mesentercia inferior**. Sie versorgt **die untere Hälfte des Dickdarms und den größten Teil des Mastdarms.**

FRAGE 18.6

Aus welchen Strukturen ist das enterische Nervensystem aufgebaut?

Antwort Das enterische Nervensystem beinhaltet die **Gesamtheit der nervalen Steuerungskomponenten des Gastrointestinaltraktes.** Mit insgesamt mehr als 100 Millionen Nervenzellen handelt es sich dabei um ein fein abgestimmtes Steuersystem, das zwar durch Einflüsse des vegetativen Nervensystems moduliert wird, aber lokal völlig unabhängig arbeitet.

Wesentliche strukturelle Bestandteile des enterischen Nervensystems sind der **Auerbach-Plexus,** der auch als **Plexus myentericus** bezeichnet wird, und der **Meissner-Plexus,** auch **Plexus submucosis** genannt. Der Auerbach-Plexus liegt in der Muskularis zwischen Ring- und Längsmuskulatur und generiert für diese Muskulatur funktionsgerecht das entsprechende Kontraktionsmuster. Der Meissner-Plexus liegt dagegen in der Submukosa und steuert die Aktivität der Verdauungsdrüsen.

FRAGE 18.7

Nennen Sie verschiedene Bewegungsmuster (Motilitätsmuster) des Gastrointestinaltraktes.

Antwort Je nach Gastrointestinaltrakt-Abschnitt generiert der Auerbach-Plexus funktionsgerecht ein entsprechendes Kontraktionsmuster für die Längs- und die Ringmuskulatur der Mukosa. Die daraus entstehenden Bewegungen und Beweglichkeiten der einzelnen Abschnitte werden Motilitätsmuster genannt. Man kann zwischen Peristaltik, rhythmischer Segmentation, Pendelbewegung und tonischer Kontraktion unterscheiden.

Während beispielsweise **peristaltische Wellenbewegungen** im Ösophagus, im Magen und Dünndarm vorkommen, um den Nahrungsbrei zu transportieren und zu durchmischen, sorgt eine **tonische Kontraktion** beim Sphinkter für einen Verschluss. Im Dünn- und im Dickdarm kommen hingegen sowohl die **rhythmische Segmentation** zur Durchmischung des Nahrungsbreis als auch die **Pendelbewegung** zur Längsverschiebung vor.

FRAGE 18.8

Wie heißen die Abschnitte eines Zahnes?

Antwort Jeder Zahn besteht aus der Zahnkrone, dem Zahnhals und einer oder mehreren Zahnwurzeln. Die **Zahnkrone** ist dabei der sichtbare, mit Zahnschmelz überzogene Teil, der aus dem Zahnfleisch herausragt. Der **Zahnhals** stellt den vom Zahnfleisch umschlossenen Übergang vom Schmelz der Krone zum Zement der Zahnwurzel dar. Die **Zahnwurzel** ist der von außen unsichtbare Teil des Zahnes, welcher im Alveolarfortsatz des Kiefers fest verankert ist. Nicht zu verwechseln ist der Alveolarfortsatz des Kiefers mit den Alveolen der Lunge, in denen der Austausch der Atemgase stattfindet.

FRAGE 18.9

Welche Funktion hat die Zunge?

Antwort Die Zunge ist ein von Schleimhaut überzogener Muskelkörper mit vielfältigen Aufgaben:

Sie hilft unter anderem bei **Kau- und Saugbewegungen,** formt einen schluckbaren Bissen und **leitet den Schluckakt ein.** Sie dient dem **Geschmacks- und Tastempfinden** und ist maßgeblich an der **Lautbildung**

beim Sprechen beteiligt. Die Schleimhaut der Zungenwurzel enthält viele lymphatische Zellen, die als **Teil des lymphatischen Rachenrings** der Infektabwehr dienen. Darüber hinaus befinden sich im Bereich des Zungengrundes Drüsen, die in der Lage sind, Lipasen zu bilden und damit die **Verdauung von Nahrungsfetten** zu unterstützen.

FRAGE 18.10

Wie heißen die drei großen paarigen Speicheldrüsen?

Antwort Bei den drei großen, paarig angeordneten Speicheldrüsen handelt es sich um die Ohrspeicheldrüse, die Unterkieferspeicheldrüse und die Unterzungendrüse. Die **Ohrspeicheldrüse,** in der medizinischen Fachsprache **Glandula parotis** genannt, befindet sich vor dem Ohr – genauer: etwas unterhalb des Ohres, zwischen der Haut und dem Musculus masseter. Die **Unterkieferspeicheldrüse (Glandula submandibularis)** liegt an der Innenseite des Unterkiefers unterhalb der Mundbodenmuskulatur. Direkt auf der Mundbodenmuskulatur befindet sich die **Unterzungendrüse, die Glandula sublingualis.** Im Gegensatz zu den zahllosen, mikroskopisch kleinen Drüsen innerhalb der Mundschleimhaut, liegen diese drei großen Speicheldrüsen alle außerhalb des Mundraums und geben ihr Sekret über spezielle Gangsysteme in den Mundraum ab.

FRAGE 18.11

Wie nennt man die drei physiologischen Engstellen der Speiseröhre?

Antwort Der Ösophagus ist ein elastischer Schlauch, der sein Lumen bis auf ca. 3,5 cm aufdehnen kann. Dies ist jedoch nicht an seinen drei physiologischen Engstellen möglich. Es handelt sich dabei um die **Ringknorpelenge** am Beginn der Speiseröhre hinter dem Ringknorpel des Kehlkopfs, um die **Aortenenge** auf Höhe der Bifurcatio tracheae und um die **Zwerchfellenge** beim Durchtritt durch das Zwerchfell am Hiatus oesophageus.

An der Ringknorpelenge ist die Speiseröhre durch die umgebenden Strukturen fixiert, während bei der Aorten- und der Zwerchfellenge eine Aufdehnung durch die anatomischen Gegebenheiten begrenzt wird.

Die Engstellen haben eine hohe klinische Relevanz, da verschluckte Fremdkörper oder zu große Bissen an diesen Stellen in der Speiseröhre stecken bleiben können. Ferner kommen **Entzündungen sowie Tumoren bevorzugt an den physiologischen Engstellen** vor.

FRAGE 18.12

Wie bezeichnet man die verschiedenen Magenabschnitte?

Antwort Den **Mageneingang,** also den Übergang der Speiseröhre zum Magen, bezeichnet man als **Kardia.** Seitlich der Kardia befindet sich die kuppelförmige Erweiterung des Magens, der **Fundus** oder auch **Magengrund.** An den Fundus schließt sich der größte Teil des Magens, der **Korpus** oder auch **Magenkörper** an. Dieser geht in den **Vorraum des Pförtners,** kurz: **Antrum,** über. Den Abschluss des Magens bzw. den Übergang zum Dünndarm stellt der **Pförtner (Pylorus)** her.

FRAGE 18.13

Welche Substanzen werden von den Zellen der Magenschleimhaut produziert?

Antwort In der Magenschleimhaut wird der verdauende **Magensaft** produziert. Dies geschieht über schlauchförmige Drüsen mit unterschiedlichen Zellarten: den Belegzellen, den Hauptzellen und den Nebenzellen. Die **Belegzellen** produzieren **Salzsäure** und den **Intrinsic Factor,** während die **Hauptzellen** auf die Bildung von **eiweißspaltenden Enzymen,** den Pepsinogenen und Pepsinen spezialisiert sind. Die **Nebenzellen** bilden den **muzinhaltigen Magenschleim,** der unter anderem die innere Oberfläche des Magens vor der aggressiven Salzsäure schützt.

Die **G-Zellen** bilden ferner das Hormon **Gastrin,** welches auf dem Blutweg die Magenbeweglichkeit steigert sowie die Haupt- und Belegzellen zur Bildung von Säuren und Enzymen anregt.

Im Durchschnitt werden pro Tag 21 Liter Magensaft produziert. Seine wesentlichen Bestandteile sind Salzsäure, Pepsinogene und Pepsine, Magenschleim und Intrinsic Factor zur ausreichenden Vitamin-B_{12}-Aufnahme.

FRAGE 18.14

Aus welchen Abschnitten besteht der Dünndarm?

Antwort Im Ganzen besteht der Dünndarm aus drei Abschnitten: dem Zwölffingerdarm, dem Leerdarm und dem Krummdarm, welche ohne scharfe Grenzen ineinander übergehen.

Der erste Abschnitt, der **Zwölffingerdarm oder auch Duodenum,** beginnt unmittelbar nach dem Magen und umschließt mit seiner Länge von etwa 25 Zentimetern C-förmig den Kopf der Bauchspeicheldrüse. Nach einem scharfen Knick geht das Duodenum in den wesentlich längeren Leerdarm, das **Jejunum,** über. An das Jejunum schließt sich wiederum ohne scharfe Begrenzung das **Ileum** an. Der terminale Abschnitt des Jejunums stellt damit das Ende des Dünndarms dar, in dem wichtige Resorptionsvorgänge stattfinden, bevor nach der **Ileozökalklappe** der Dickdarm (Kolon) beginnt.

FRAGE 18.15

Welche anatomischen Strukturen tragen zur Oberflächenvergrößerung der Dünndarmschleimhaut bei?

Antwort Die Oberflächenvergrößerung der Dünndarmschleimhaut entsteht zum kleineren Teil durch hohe, ringförmig verlaufende Falten der Schleimhaut, die **Kerckring-Falten.** Auf diesen Falten befinden sich zahlreiche Ausstülpungen, die auch als **Zotten** bezeichnet werden, sowie Einstülpungen bzw. **Krypten,** die die bereits vergrößerte Schleimhautoberfläche abermals erweitern. Der größte Beitrag zur Oberflächenvergrößerung geht allerdings vom resorbierenden Duodenumepithel selbst aus. Die Enterozyten tragen an der Innenseite dicht beieinanderstehende Fortsätze des Zytoplasmas, die **Mikrovilli.**

Insgesamt erreicht die resorbierende Oberfläche des Dünndarms durch die Kerckring-Falten, Zotten und Krypten sowie Mikrovilli etwa **200 Quadratmeter.**

FRAGE 18.16

Welche Hormone werden von den Langerhans-Inselzellen des Pankreas gebildet?

Antwort In den Langerhans-Inselzellen der Bauchspeicheldrüse, die im gesamten Organ verstreut sind, werden im Rahmen der inneren Sekretion vor allem Hormone für den Kohlehydratstoffwechsel gebildet. In den Inseln werden drei Arten von Zellen unterschieden, die unterschiedliche Hormone bilden:

Die **A-Zellen bilden das Hormon Glukagon, die B-Zellen das Insulin und die D-Zellen das Somatostatin,** ein Hormon, der viele Verdauungsfunktionen hemmt. Glukagon und Insulin sind, auf den Blutzuckerspiegel bezogen, Gegenspieler. Während Insulin den Blutzuckerspiegel auf vielfältigen Wegen senkt, fördert Glukagon die Glykogenolyse und die Glukoneogenese. Dabei handelt es sich allerdings nur um einen Gegenspieler des Insulins. Insbesondere die Stresshormone Adrenalin und Kortisol können ebenfalls blutzuckersteigernde Wirkung haben.

Nicht zu verwechseln ist die innere Sekretion des Pankreas mit der **äußeren Sekretion,** bei der der Pankreassaft über exokrine Drüsen in den Dünndarm abgegeben wird. Er dient vor allem der endgültigen Aufspaltung der Nahrung, die zum Teil schon in Mund und Magen vorverdaut wurde.

FRAGE 18.17

Welche Hormone erhöhen den Blutzuckerspiegel?

Antwort Neben dem **Glukagon,** welches von den A-Zellen der Langerhans-Inselzellen des Pankreas gebildet wird, können zahlreiche andere Hormone, insbesondere die **Stresshormone Adrenalin und Kortisol** sowie das **Wachstumshormon,** den Blutzuckerspiegel erhöhen. Glukagon steigert den Blutzuckerspiegel, indem es die Glykogenolyse und die Glukoneogenese fördert. Es bildet den Gegenspieler zum Insulin, welches von den B-Zellen der Langerhans-Inselzellen des Pankreas gebildet wird. Das Insulin ist das einzige Hormon, das den Blutzuckerspiegel senken kann. Ein Mangel an Insulin führt deshalb zur weit verbreiteten Stoffwechselerkrankung Diabetes mellitus.

FRAGE 18.18

Welche Funktionen haben die Gallensäuren?

Antwort Gallensäuren werden **in der Leber aus Cholesterin gebildet** und sind neben Lezithin und anderen Phospholipiden für die Fettverdauung und Fettresorption von großer Bedeutung.

Gallensäuren setzen die Oberflächenspannung zwischen Fetten und Wasser herab und ermöglichen damit eine sehr feine Verteilung der Fette im Dünndarminhalt. Man spricht auch von einer **Emulgierung der Fette,** die den Gallensäuren dadurch gelingt, dass sie gleichzeitig lipo- und hydrophile Eigenschaften besitzen. Im Dünndarm ballen sich die Fettpartikel mit den Gallensäuren zu **Mizellen** zusammen. Das sind kleinste Partikel, die den Lipasen **gute Angriffsmöglichkeiten zur Fettspaltung** bieten. Außerdem stellen sie den Kontakt zur Darmschleimhaut her, sodass die in ihnen gelösten Fettbestandteile von der Schleimwand aufgenommen werden können.

FRAGE 18.19

Wie funktioniert der enterohepatische Kreislauf?

Antwort Im letzten Abschnitt des **Dünndarms** werden die **Gallensäuren zu etwa 90 % rückresorbiert,** gelangen mit dem **Pfortaderblut** wieder in die Leber und werden dort zusammen mit neu synthetisierten Gallensäuren **wieder in die Galle abgegeben.** Ein Gallensäure-Pool zirkuliert also mehrmals täglich zwischen der Leber und dem Darm. Dieser Kreislauf der Gallensäuren wird als enterohepatischer Kreislauf bezeichnet. Er entlastet die Leber, da durch die ständige Wiederverwendung nur wenig Gallensäure neu hergestellt werden muss.

FRAGE 18.20

Wie werden Fette von der Dünndarmschleimhaut aufgenommen?

Antwort Der größte Teil der Fettverdauung findet im Dünndarm statt, nachdem Galle und Pankreassaft dem Speisebrei zugemischt wurden. Da in ca. 90 % der vom Menschen aufgenommenen Fette **Triglyzeride** enthalten sind, müssen diese zur Verdauung zunächst unter dem Einfluss der Pankreaslipase in Monoglyzeride und freie Fettsäuren zerlegt werden. Auch **Cholesterin-Fettsäure-Verbindungen und Phospholipide** werden teilweise **von den Enzymen des Pankreas aufgeschlossen.** Unter dem Einfluss der **Gallensäuren** findet dann die **Emulgierung der Fette** statt. Monoglyzeride, Fettsäuren, Cholesterin, Phospholipide und fettlösliche Vitamine lagern sich zu winzigen Gebilden, den **Mizellen,** zusammen. Sie können den idealen **Kontakt zur Dünndarmschleimhaut** herstellen, indem sie sich zwischen die Mikrovilli legen. Die Resorption der Fette und ihrer gespaltenen Bausteine erfolgt dann überwiegend im Duodenum und im beginnenden Jejunum. Die **kurz- und mittelkettigen Fettsäuren** gelangen dabei über **Diffusionsvorgänge** in die Kapillaren der Darmzotten. Von dort erreichen sie über das **Pfortadersystem** die Leber und schließlich den Körperkreislauf. **Große Fettmoleküle** werden hingegen in der Epithelzelle von einer Proteinhülle umschlossen, sodass Fett-Eiweiß-Tröpfchen, die **Chylomikronen,** entstehen. Diese Chylomikronen gelangen über das **Lymphgefäßsystem** an der Leber vorbei in den Blutkreislauf.

FRAGE 18.21
Was sind die charakteristischen Dickdarmzeichen in Bezug auf den Wandbau?

Antwort Charakteristisch für den Wandbau des Dickdarms ist seine **äußere Längsmuskelschicht.** Sie verläuft nicht gleichmäßig um den ganzen Darm, sondern ist zu drei bandförmigen Streifen zusammengebündelt, den **Tänien.** Durch Kontraktionen der Ringmuskelschicht entstehen im Abstand von einigen Zentimetern peristaltische Einschnürungen, zwischen denen dann die **Haustren** als Ausbuchtungen deutlich hervortreten. Diese Haustren verändern, je nach ablaufender Peristaltik, fortwährend ihre Form.

Der Dickdarm ist im Vergleich zum Dünndarm im Durchmesser wesentlich weiter und reichlich mit **Bakterien** besiedelt, die alle für den Menschen unverdaulichen Nahrungsreste durch Gärungs- und Fäulnisvorgänge abbauen.

FRAGE 18.22
Wie heißen die einzelnen Abschnitte des Dickdarms?

Antwort Der Dickdarm umfasst die fünf Abschnitte Blinddarm mit Wurmfortsatz, aufsteigendes Kolon, quer verlaufendes Kolon, absteigendes Kolon und s-förmiges Kolon.

Der erste, vor der rechten Darmbeinschaufel gelegene Abschnitt des Dickdarms ist der **Blinddarm,** auch **Caecum** genannt. An seinem unteren Ende hängt im Normalfall ein wurmförmiges Gebilde, der klinisch besonders relevante Appendix vermiformis. An den Blinddarm schließt sich der **aufsteigende Dickdarm,** das **Colon ascendens** an, das an der rechten Bauchwand nach oben bis zu Leber verläuft. Dort macht es einen Knick und zieht dann als **Colon transversum** zum linken Oberbauch in die Nähe der Milz. Hier macht das Colon erneut einen Knick und verläuft als **Colon descendens** abwärts, bis es in Höhe der linken Darmbeinschaufel in einer s-förmigen Krümmung in das **Colon sigmoideum, kurz Sigma,** übergeht. Das Sigma verlässt dann den Bauchraum, tritt in das kleine Becken ein und geht in das **Rektum** über.

Der **Appendix vermiformis** ist durchschnittlich 10 cm lang, variiert jedoch in der Länge erheblich. Er stellt eine Sackgasse für Speisereste dar und entzündet sich relativ häufig, sodass es zu einer Appendizitis kommt, die fälschlicherweise häufig als **„Blinddarmentzündung“** bezeichnet wird. Der entzündete Appendix vermiformis muss rasch operativ entfernt werden.

FRAGE 18.23
Was ist Morbus Crohn?

Antwort Morbus Crohn ist eine **chronisch entzündliche Darmerkrankung,** deren genaue Ursache bis heute unbekannt ist. Es wird vermutet, dass es bei einer entsprechenden genetischen Disposition über psychische Einflüsse zu Fehlreaktionen des Immunsystems kommt, in deren Folge **Autoantikörper gegen das körpereigene Darmgewebe** gebildet werden.

Die chronische Darmentzündung kann **alle Abschnitte des Verdauungstraktes von der Mundhöhle bis zum After** befallen. Typisch für die Erkrankung ist dabei, dass sich **entzündete und nicht entzündete Bereiche abwechseln** und in der Regel **alle Schichten der Darmwand von der Entzündung betroffen** sind. Neben Granulomen bilden sich Geschwüre, die penetrieren. So kann eine Fistelbildung zu benachbarten Hohlorganen oder zur Haut entstehen.

Zu unterscheiden ist Morbus Crohn von der **Colitis ulcerosa,** einer ebenfalls chronisch entzündlichen Darmerkrankung, die sich, anders als beim Morbus Crohn, kontinuierlich von anal nach oral ausbreitet. Die Erkrankung ist auf die Darmschleimhaut, genauer: auf die Mukosa und Submukosa beschränkt, und in den meisten Fällen ist das Rektum mit in das Entzündungsgeschehen einbezogen.

FRAGE 18.24

Welche Aufgaben hat die Leber?

Antwort Die Leber ist die größte Anhangdrüse des Darmes und wiegt zirka 1,5 kg. Ihre Hauptaufgaben bestehen in der **Produktion essenzieller Eiweißstoffe, etwa Gerinnungsfaktoren und Albumine,** der **Bildung von Galle,** der **Speicherung von Vitaminen, Kohlehydraten und Fetten** sowie der **Bilirubinsekretion.** Ferner übernimmt die Leber vielfältige, teils lebenswichtige Aufgaben im **Eiweiß-, Kohlehydrat- und Fettstoffwechsel** sowie **Entgiftungsfunktionen,** beispielsweise für Stoffwechselprodukte, Alkohol und viele Medikamente. Viele Nährstoffe, die aus dem Darm ins Blut aufgenommen werden, gelangen über die Pfortader zur Leber und werden dann von dieser je nach Bedarf an das Blut abgegeben oder aus dem Blut entfernt.

Neben der Fettverdauung und Fettresorption im Dünndarm ist die Leber also auch ein wichtiges Stoffwechselorgan. Es handelt sich sogar um das **wichtigste Stoffwechselorgan des Menschen.**

FRAGE 18.25

Über welche beiden Gefäße gelangt Blut in die Leber?

Antwort Etwa 25 % des gesamten Blutes, das in die Leber gelangt, ist sauerstoffreich und stammt aus der **Leberarterie,** der **Arteria hepatica.** Die restlichen 75 % des Blutes erhält die Leber über die **Pfortader,** auch **Vena portae** genannt. Sie sammelt das Blut der Bauchorgane und führt es direkt der Leber zu. Das Blut der Pfortader enthält also unter anderem die Nährstoffe, die im Dünndarm resorbiert wurden, Abbauprodukte aus der Milz, Hormone des Pankreas und auch Stoffe, die teilweise schon von der Magenschleimhaut resorbiert wurden, beispielsweise Alkohol.

FRAGE 18.26

Was ist die Glisson-Trias?

Antwort Die Leber ist aus einer großen Zahl kleiner **Leberläppchen** aufgebaut, die im Schnittpräparat wie sechseckige Bienenwaben erscheinen. An den Eckpunkten dieser Waben liegen jeweils drei Leberläppchen aneinander. Genau hier befinden sich die **Periportalfelder,** in denen jeweils ein feiner **Ast der Pfortader, ein Ast der Leberarterie und ein kleiner Gallengang** verlaufen. Dieses Versorgungszentrum in dem jeweiligen Periportalfeld wird als **Glisson-Trias** bezeichnet und **versorgt jeweils drei Leberläppchen** mit Pfortaderblut sowie mit sauerstoffreichem Blut aus der Leberarterie. Es enthält darüber hinaus feine Abflüsse von Gallenkapillaren.

FRAGE 18.27

Warum ist ein dauerhaft erhöhter Ammoniakspiegel im Blut gefährlich?

Antwort Ammoniak ist ein **starkes Zellgift,** das rasch von der Leber entgiftet werden muss. Vor allem das Gehirn reagiert auf hohe Konzentrationen von Ammoniak im Blut, sodass es zu Vigilanzstörungen kommen kann, die letztendlich im Koma oder sogar tödlich enden können.

Wird Ammoniak nicht rasch und effektiv von der Leber entgiftet, beispielsweise bei einer Leberinsuffizienz, kann es zu einer **hepatischen Enzephalopathie** kommen. Darunter versteht man Störungen der Hirnfunktion mit neurologischen und psychiatrischen Symptomen, die durch die zirkulierenden Giftstoffe, vor allem durch Ammoniak, hervorgerufen werden.

Bei normaler Leberfunktion wird Ammoniak über den **Harnstoffzyklus** in den ungiftigen Harnstoff abgebaut, der über die Nieren mit dem Urin ausgeschieden wird.

FRAGE 18.28

Was ist Bilirubin?

Antwort Bilirubin ist ein wesentlicher **Gallenbestandteil** und stammt zum überwiegenden Teil aus dem Abbau der Erythrozyten. Genauer ist es das **Abbauprodukt des Häms,** also der sauerstoffbindenden Komponente des Hämoglobins. Bilirubin ist **wasserunlöslich** und wird deshalb im Blut an ein Eiweiß gebunden transportiert. Diese Form des Bilirubins wird dann als **indirektes Bilirubin** bezeichnet. In der Leber wird es vom Eiweiß getrennt, in die Leberzellen aufgenommen und **an Glucuronsäure** gekoppelt. Auf diese Weise entsteht das **direkte Bilirubin,** das mit der Galle in den Darm ausgeschieden und dort von Bakterien in die Stoffe Sterkobilin und Urobilinogen umgewandelt wird. Das Urobilinogen wird zum Teil rückresorbiert und danach teilweise in der Leber weiter abgebaut, teilweise aber auch mit dem Urin ausgeschieden.

FRAGE 18.29

Welche Ikterusformen werden unterschieden?

Antwort Ein Ikterus, auch Gelbsucht genannt, ist eine **Gelbfärbung von Haut und Schleimhäuten.** Diese erfolgt durch den **Anstieg des Gallenfarbstoffs Bilirubin im Blut** mit einem nachfolgenden Bilirubinübertritt in die Gewebe. Bei den Ikterusformen unterscheidet man den prähepatischen Ikterus, den intrahepatischen Ikterus, den posthepatischen Ikterus und eine harmlosere Sonderform, den physiologischen Neugeborenen-Ikterus.

Beim **prähepatischen Ikterus** liegt die Ursache vor der Leber, beispielsweise in einem **gesteigerten Erythrozyten-Untergang** durch Gifte oder einem Transfusionszwischenfall. Die Leber ist überfordert und der Spiegel des indirekten Bilirubins im Blut ist erhöht. Beim **intrahepatischen Ikterus** liegt die Ursache in einer **Funktionsstörung der Leber,** beispielsweise durch eine Leberzirrhose nach einer Virushepatitis. Typischerweise findet man im Blut erhöhte Werte des direkten und indirekten Bilirubins. Dagegen liegt die Ursache bei einem **posthepatischen Ikterus** hinter der Leber, beispielsweise in Form eines Rückstaus von Galle durch eine **Gallenwegsverlegung** aufgrund eines Steins oder eines Tumors. Als Folge staut sich das bereits von der Leber gebildete direkte Bilirubin zurück, tritt ins Blut über und kann dort in erhöhter Konzentration gemessen werden. Der physiologische **Neugeborenen-Ikterus** ist eher eine harmlose Sonderform der Gelbsucht, da er aufgrund einer Unreife der Leber wenige Tage nach der Geburt auftreten kann, sich aber meist spontan zurückbildet.

KAPITEL 19 Stoffwechsel und Ernährung

19.1 Fragenübersicht

Frage 19.1

Was sind Nährstoffe und welche gibt es?

Frage 19.2

In welchen Einheiten kann Energie gemessen werden?

Frage 19.3

Was kennzeichnet den Grundumsatz?

Frage 19.4

Mit welchem Anteil sind die wichtigsten Organe am Grundumsatz beteiligt?

Frage 19.5

Wodurch unterscheiden sich Grund-, Leistungs- und Gesamtumsatz?

Frage 19.6

Was versteht man unter Nährstoffdichte?

Frage 19.7

Welche Bedeutung hat das Insulin für den Glukosestoffwechsel?

Frage 19.8

Was löst die Insulinsekretion aus?

Frage 19.9

Was versteht man unter einer gestörten Glukosetoleranz?

Frage 19.10

Wie lässt sich eine beginnende Polyneuropathie diagnostizieren?

Frage 19.11

Welche Formen von Cholesterin gibt es und wie unterscheiden sie sich in ihrer Funktion?

Frage 19.12

Welchen BMI hat ein 1,85 m großer und 105 kg schwerer Mann?

Frage 19.13

Unter welchen Bedingungen kann eine Gicht entstehen?

Frage 19.14

Welche Vitamine sind fettlöslich?

Frage 19.15

Was versteht man unter dem Vitamin-D-Hormon?

Frage 19.16

Welches Vitamin hat Einfluss auf die Blutgerinnung?

Frage 19.17

Welche Krankheiten können bei einem Vitamin B_{12}-Mangel auftreten?

Frage 19.18

Welches Vitamin gilt als wichtiges Oxidationsschutzmittel?

Frage 19.19

Was sind Mengen- und was Spurenelemente?

Frage 19.20

Welche Auswirkungen kann ein Magnesiummangel im Körper haben?

Frage 19.21

Welche Nahrungsmittel sind bedeutsame Kalziumquellen?

Frage 19.22

Welche Gefahr geht von freien Radikalen aus?

Frage 19.23

Welche Bedeutung haben Spurenelemente für Sportler?

Frage 19.24

Welche Funktion kommt den Ballaststoffen zu?

19.2 Fragen und Antworten

FRAGE 19.1
Was sind Nährstoffe und welche gibt es?

Antwort Als Nährstoffe bezeichnet man sowohl **alle vom Organismus eines Lebewesens verwertbaren als auch die unverwertbaren Bestandteile der Nahrung.** Dabei wird zwischen **energieliefernden** Nährstoffen wie Kohlehydraten, Proteinen und Fetten und **nicht energieliefernden Nährstoffen** wie Vitaminen, Mineralstoffen und Ballaststoffen unterschieden.

Die für den Stoffwechsel benötigten Substanzen nimmt der Mensch in Form von Nahrungsmitteln zu sich. Deren Energiegehalt ist in den chemischen Bindungen der Nährstoffe Kohlehydrate, Proteine und Fette gespeichert. Neben einer ausreichenden Menge an diesen energieliefernden Nährstoffen und einer ausreichenden Menge an Wasser sind aber auch Vitamine, Mineralstoffe und Ballaststoffe für die Gesundheit unerlässlich.

FRAGE 19.2
In welchen Einheiten kann Energie gemessen werden?

Antwort In der Ernährungslehre und Medizin werden sowohl **für den Energiebedarf bzw. -verbrauch des Organismus als auch für den Energiegehalt von Nährstoffen** die **Einheiten Kalorie und Joule** verwendet. Die Einheit Joule kommt dabei den internationalen Standards nach und entspricht einer Leistung von einem Watt, die innerhalb einer Sekunde erbracht wird, einer **Wattsekunde.** 1.000 Joule ergeben ein Kilojoule, das wiederum 0,239 Kilokalorien entspricht.

Nach dem **Energieerhaltungssatz** gilt, dass Energie weder neu erzeugt noch verbraucht wird, sondern stets eine Umwandlung der einen Energieform in eine andere erfolgt. Das heißt, der Organismus nimmt Nährstoffe auf, in denen die Energie in Form von chemischen Bindungen enthalten ist – das sind die Nährstoffe Kohlehydrate, Proteine und Fette – und wandelt diese in eine für ihn verwertbare Energieform um.

FRAGE 19.3
Was kennzeichnet den Grundumsatz?

Antwort Unter dem Begriff Grundumsatz versteht man den **Bedarf an Energie eines unbekleideten, ruhigen, entspannten und nüchternen Menschen mit normaler Körpertemperatur bei einer gleichbleibenden Umgebungstemperatur von 28 °C.** Es handelt sich also um die Energiemenge, die **für alle physiologischen Grundfunktionen im Ruhezustand aufgewendet** werden muss, etwa für chemische Stoffwechselreaktionen, Herz-Kreislauf-Tätigkeit, Gehirnfunktion, Atmung, Darmperistaltik und Wärmeproduktion. Der Grundumsatz ist individuell unterschiedlich und von der Körperkonstitution, der Körpergröße, dem Körpergewicht, dem Alter und von eventuell vorhandenen Erkrankungen abhängig.

Zu unterscheiden ist der Grundumsatz vom **Leistungsumsatz.** Dabei handelt es sich um einen über dem Grundumsatz liegenden Mehrbedarf an Energie, der durch die Arbeitsleistung des Körpers verursacht wird.

FRAGE 19.4
Mit welchem Anteil sind die wichtigsten Organe am Grundumsatz beteiligt?

Antwort Mit jeweils ca. **26 %** haben die **Muskeln und die Leber** den größten Anteil am Grundumsatz, gefolgt vom **Gehirn mit 18 %,** dem **Herz mit 9 %** und den **Nieren mit 7 %.** Die verbleibenden 14 % entfallen auf die restlichen Organe, wie beispielsweise die Verdauungsdrüsen.

Der Grundumsatz wird insgesamt durch die Schilddrüse gesteuert und ist individuell unterschiedlich. Er ist sowohl von der Körperkonstitution, der Körpergröße sowie dem Körpergewicht als auch vom Alter und von eventuell vorhandenen Erkrankungen abhängig.

FRAGE 19.5
Wodurch unterscheiden sich Grund-, Leistungs- und Gesamtumsatz?

Antwort Während der **Grundumsatz** die Energiemenge darstellt, die für alle physiologischen **Grundfunktionen im Ruhezustand, also dem Basalstoffwechsel** aufgewendet werden muss, umfasst der Leistungsumsatz die Energiemenge für alle zusätzlich erbrachten Leistungen, etwa für **körperliche und geistige Arbeit.** Der Gesamtumsatz ist die Summe aus Grund- und Leistungsumsatz, umfasst also den tatsächlichen Energiebedarf des Organismus. Er gibt die von Mensch zu Mensch unterschiedliche Energiemenge an, die durch Zufuhr von Nahrungsenergie gedeckt werden muss, um das energetische Gleichgewicht des Körpers zu halten.

FRAGE 19.6
Was versteht man unter Nährstoffdichte?

Antwort Unter dem Begriff Nährstoffdichte versteht man das **Verhältnis von Nährstoffgehalt zu Energiegehalt in Lebensmitteln.** Es handelt sich dabei um den Quotienten aus dem Nährstoff-Massengehalt in Mikrogramm, Milligramm oder Gramm pro 100 Gramm Lebensmittel und dem Nährstoff-Energiegehalt in Kilojoule pro 100 Gramm Lebensmittel.

Die Nährstoffdichte ist ein bedeutsames **Maß für die Beurteilung der eingenommenen Kost.** Da beispielsweise ältere Menschen einen geringen Energiebedarf haben, sollten sie Nahrungsmittel zu sich nehmen, die pro aufgenommener Energieeinheit relativ mehr erwünschte Nährstoffe enthalten, deren Nährstoffdichte also hoch ist. Produkte mit geringer Nährstoffdichte sind beispielsweise Zucker, Fett, Stärke und Alkohol, da sie viel Energie, aber kaum erwünschte Nährstoffe besitzen. Demgegenüber besitzen Produkte aus Vollkorn, Gemüse und Obst eine hohe Nährstoffdichte.

FRAGE 19.7

Welche Bedeutung hat das Insulin für den Glukosestoffwechsel?

Antwort Das von den B-Zellen des Pankreas produzierte Insulin hat vielfältige biologische Wirkungen, die alle zu einer Senkung des Blutzuckerspiegels führen. In Bezug auf den Glukosestoffwechsel steigert Insulin die **Durchlässigkeit der Zellmembran für die Glukose,** die dadurch vermehrt in die Zellen einströmen kann. Insulin ist das einzige Hormon, das den Blutzuckerspiegel senken kann, indem es die Aufnahme der Glukose aus dem Plasmaraum bzw. Interstitium in das Innere der Zelle fördert. Erst dadurch wird die Glukose für die Energieerzeugung in den Mitochondrien verfügbar. Ferner steigert Insulin die **enzymatische Verwertung in der Zelle,** also unter anderem auch die Überführung von Glukose in die Speicherform Glykogen sowie die Verbrennung von Glukose in den Mitochondrien zur Energieerzeugung.

FRAGE 19.8

Was löst die Insulinsekretion aus?

Antwort Neben einem **erhöhten Blutzuckerspiegel** sind vor allem die Faktoren, die für eine **erhöhte Energiebereitstellung in den Zielzellen** sorgen, Auslöser der Insulinsekretion. Dazu zählen neben dem von den A-Zellen der Langerhans-Inselzellen des Pankreas gebildeten Glukagon auch zahlreiche andere Hormone wie beispielsweise das Wachstumshormon, Glukokortikoide, Östrogene und Thyroxin. Sogar eine **Stimulation des Nervus vagus** und **Koffein** können eine Insulinsekretion auslösen.

FRAGE 19.9

Was versteht man unter einer gestörten Glukosetoleranz?

Antwort Bei einer gestörten Glukosetoleranz ist der **Organismus nicht mehr in der Lage, die Blutglukosekonzentration eigenständig innerhalb eines Toleranzbereiches konstant zu halten.** Das kann, wie beim **Typ-I-Diabetes,** daran liegen, dass die Bauchspeicheldrüse kaum oder gar kein Insulin mehr produziert und es zu einem absoluten **Insulinmangel** kommt. Wesentlich häufiger, genauer: bei 90 % aller Diabetiker, kommt allerdings der **Typ-II-Diabetes** vor, der vor allem mit Übergewicht einhergeht. Bei entsprechend Disponierten werden durch stete Überernährung mit entsprechend steigendem Insulinbedarf zuerst die Insulinrezeptoren in den Geweben gegenüber Insulin unempfindlicher. Es kommt zu einer **Insulinresistenz,** die das Pankreas in der Folge zwingt, immer mehr Insulin zu produzieren, bis die B-Zellen den Bedarf nicht mehr decken können und ein relativer Insulinmangel entsteht.

Während der Diabetes mellitus Typ I nur durch Insulingabe therapiert werden kann, lässt sich der Typ II oft durch Gewichtsreduktion, vermehrte körperliche Bewegung und Diät behandeln. Bekannt ist heute, dass insbesondere der Diabetes Typ II zusammen mit Übergewicht, hohen Blutfettwerten und Bluthochdruck pathologisch eine Einheit bildet. Dieses **„metabolische Syndrom“** oder auch „tödliche Quartett“ steigert das Risiko, an einer Herz-Kreislauf-Erkrankung zu erkranken, ganz erheblich.

FRAGE 19.10

Wie lässt sich eine beginnende Polyneuropathie diagnostizieren?

Antwort Eine **diabetische Polyneuropathie** entwickelt sich durch eine **Schädigung der Gefäße, die die peripheren Nerven versorgen.** Sie äußert sich in Sensibilitätsstörungen mit verminderter Schmerzwahrnehmung, aber auch in Schmerzen an den betroffenen Extremitäten sowie einem aufgehobenen Vibrationsempfinden. Auch bei einer durch andere Ursachen hervorgerufenen Polyneuropathie ist insbesondere das **Vibrationsempfinden häufig noch vor anderen Beeinträchtigungen eingeschränkt.** Diese Funktionstüchtigkeit wird daher als diagnostisches Frühwarnzeichen genutzt.

Zur Untersuchung wird der **Stimmgabeltest** durchgeführt. Dabei wird eine Stimmgabel verwendet, die an ihrer geteilten Seite an beiden freien Enden eine Vorrichtung zur Messung der Schwingungen besitzt. Diese Stimmgabel wird in der Ausführung vom Untersucher angeschlagen und mit der ungeteilten Seite möglichst weit distal an der möglicherweise betroffenen Extremität auf einer Körperstelle mit knöcherner Unterlage positioniert, sodass sich die Schwingungen übertragen können. Der Patient wird aufgefordert den Zeitpunkt anzugeben, wenn er die Schwingungen gerade nicht mehr spürt. An der Messvorrichtung kann der Untersucher dann ablesen, welchem Grad der Polyneuropathie dies entspricht.

FRAGE 19.11

Welche Formen von Cholesterin gibt es und wie unterscheiden sie sich in ihrer Funktion?

Antwort Cholesterin ist ein Lipoid, also ein fettähnlicher Stoff, der zur **Klasse der Steroide** gehört. Von den verschiedenen Fetten gilt es einerseits als der bekannteste **Risikofaktor für Arteriosklerose,** andererseits ist es aber ein körpereigenes Produkt, das als **Grundsubstanz für viele komplizierte Moleküle, etwa in Zellmembranen, in Mitochondrien und in Steroidhormonen,** Verwendung findet.

Im Blut ist Cholesterin **an Lipoproteine gebunden,** die für seinen Transport sorgen. Dabei wird zwischen zwei Fraktionen unterschieden: Die low-density-lipoprotein-Fraktion, kurz **LDL-Fraktion** und die high-density-lipoprotein-Fraktion, kurz **HDL-Fraktion.** Während die LDL-Fraktion vornehmlich Cholesterin an die Zelle und insbesondere an die Arterienwände verteilt, ist die HDL-Fraktion eher für den Abtransport so entstandener Depots verantwortlich. Streng genommen werden also keine Formen des Cholesterins unterschieden, sondern unterschiedliche Blut-Transport-Lipoproteine. Umfangreiche Studien konnten nachweisen, dass niedrige LDL-Werte bei gleichzeitig hohen HDL-Werten mit einer höheren Lebenserwartung korrelieren. Es kommt also nicht auf die Menge des Gesamtcholesterins an, sondern auf seine Verteilung auf die verschiedenen Lipoproteine.

FRAGE 19.12

Welchen BMI hat ein 1,85 m großer und 105 kg schwerer Mann?

Antwort Ein Mann hat bei einer Körpergröße von 1,85 m und einem Gewicht von 105 kg einen Body-Mass-Index von **30,68 kg pro m²,** aufgerundet also einen BMI von 31 kg/m².

Beim BMI handelt es sich um den **Quotienten aus dem Gewicht und der mit 2 potenzierten Körpergröße.** Dieser Wert kennzeichnet nach dem BMI das Normalgewicht für beide Geschlechter. Der Toleranzbereich für die Indexwerte ist allerdings geschlechtsspezifisch: Für die **Männer** liegt er **zwischen 20–25 kg/m²,** für die **Frauen zwischen 19–24 kg/m².** Der Abschnitt oberhalb des Toleranzbereichs wird bis zu einem Indexwert von 30 kg/m² als Übergewicht bezeichnet, der Abschnitt **über 30 kg/m² als Adipositas.**

FRAGE 19.13

Unter welchen Bedingungen kann eine Gicht entstehen?

Antwort Aufgrund einer **erblichen Ausscheidungsstörung** kann sich vor allem bei Männern die Harnsäurekonzentration im Blut sowie in anderen extrazellulären Räumen erhöhen. Bleibt dieser Zustand unbehandelt, besteht die Gefahr, dass die **Harnsäure auskristallisiert** und sich die so entstandenen Salze, die **Urate, ablagern.** Bei 25 % der Betroffenen findet die Ablagerung dieser Harnsäurekristalle vor allem in der **Gelenkflüssigkeit** statt, wodurch das umgebende Gewebe so stark gereizt wird, dass es zu einer akuten Entzündungsreaktion in der Synovialmembran kommen kann. Der Betroffene spürt diese Entzündung in Form stärkster Schmerzen. Man spricht dann von einem akuten Gichtanfall. Von diesem akuten Gichtanfall zu unterscheiden sind knötchenförmige Uratablagerungen, die **Gichttophi,** die etwa an der Ohrmuschel, den Händen, den Füßen oder auch an den Ellenbogen auftreten können.

FRAGE 19.14

Welche Vitamine sind fettlöslich?

Antwort Zu den fettlöslichen Vitaminen zählen die **Vitamine A, D, E und K** (Merkwort: EDeKA). Diese sind **hauptsächlich in tierischen Nahrungsmitteln zu finden** und werden mit Ausnahme von Vitamin K im Organismus gespeichert. Überdosierungen dieser **speicherbaren Vitamine** können also zu einer **Hypervitaminose** führen. Fettlösliche Vitamine können von der Darmschleimhaut nur dann resorbiert werden, wenn **genügend Galle** zur Verfügung steht und die Fettresorptionsmechanismen intakt sind.

Im Gegensatz zu den fettlöslichen Vitaminen sind **alle anderen Vitamine wasserlöslich und hauptsächlich in pflanzlichen Nahrungsmitteln** zu finden. Eine kontinuierliche Zufuhr dieser Vitamine ist erforderlich, da ein **Überschuss sofort mit dem Urin ausgeschieden** wird.

FRAGE 19.15

Was versteht man unter dem Vitamin-D-Hormon?

Antwort Das Vitamin-D-Hormon wird im alltäglichen Sprachgebrauch häufig immer noch als Vitamin D bezeichnet. Da es allerdings vom Körper mit Hilfe von ultraviolettem Licht selbst aus Vorstufen gebildet werden kann, ist es **kein echtes Vitamin.** Durch chemische Umwandlung der Vitamin-D-Vorstufen in der Leber und in den Nieren entsteht letztendlich die wirksame Form des Vitamin-D-Hormons. Das Vitamin-D-Hormon spielt, genau wie das Parathormon, eine wesentliche Rolle bei der **Regulierung des Kalziumspiegels** im Blut und beim Knochenaufbau.

FRAGE 19.16

Welches Vitamin hat Einfluss auf die Blutgerinnung?

Antwort **Vitamin K** kommt unter anderem in den Nahrungsquellen Milch, Fleisch, Kartoffeln, Gemüse und in Vollkornprodukten vor und **fördert die Blutgerinnung.** Es handelt sich dabei um bestimmte, für den menschlichen Organismus relevante Abkömmlinge der Vitamin-K-Gruppe. Das **Vitamin K_1** kommt **physiologischerweise im Organismus des Menschen** vor und kann durch das **Vitamin K_2**, das in unterschiedlichen Konzentrationen in den **Chloroplasten der Grünpflanzen und zum Teil in deren Früchten** zu finden ist, und das **synthetisch hergestellte Vitamin K_3** ersetzt werden. Alle haben die gleiche Wirksamkeit: Sie steigern in der Leber die **Biosynthese der Gerinnungsfaktoren II, VII, IX und X.**

Bei thrombose- und emboliegefährdeten Menschen werden im Rahmen der **Antikoagulationstherapie** medikamentöse **Antagonisten des Vitamin K** eingesetzt, um die Gerinnungsfähigkeit des Blutes herabzusetzen.

FRAGE 19.17

Welche Krankheiten können bei einem Vitamin B_{12}-Mangel auftreten?

Antwort Ein Mangel an Vitamin B12, auch **Cobalamin** genannt, äußert sich vor allem in einer gestörten Blutbildung. Es kommt zu einer **verminderten Erythropoese,** die zu einer **makrozytären hyperchromen Anämie** mit neurologischen Störungen führt. In schwereren Fällen entwickelt sich eine **perniziöse Anämie,** die unbehandelt tödlich endet.

Bei der Beteiligung des Nervensystems kann es zu **Degenerationen von Hinter- und Seitensträngen des Rückenmarks** kommen, die zu gesteigerten Reflexen und peripheren Empfindungsstörungen führen können.

Wichtig ist in diesem Zusammenhang, dass zur **Vitamin B_{12}-Resorption der Intrinsic Factor der Magenschleimhaut benötigt** wird. Etwa bei einer Magenresektion oder einer Magenschleimhautatrophie wird dieser innere Faktor nicht mehr ausreichend hergestellt, sodass die betroffenen Menschen **Vitamin-B_{12}-Injektionen** mit zusätzlichem Intrinsic Factor benötigen. Eine orale Gabe von Vitamin B_{12} wäre nutzlos, da es in Ermangelung von Intrinsic Factor nicht resorbiert werden würde.

FRAGE 19.18

Welches Vitamin gilt als wichtiges Oxidationsschutzmittel?

Antwort Neben dem **Vitamin E** gilt vor allem das **Vitamin C, auch Ascorbinsäure genannt,** als wichtiges Oxidationsschutzmittel im zellulären Stoffwechsel. Vitamin C wirkt aufgrund seiner Reduktions-Oxidations-Eigenschaften als Antioxidans, findet aber auch als Reduktionsmittel Verwendung. In seinen physiologischen Funktionen spielt es bei der **Blutgerinnung** eine wichtige Rolle und ist an der **Synthese bzw. am Umbau von Hormonen und Koenzymen** genauso beteiligt wie am **Stoffwechsel der Aminosäuren und des Kollagens.**

Ein ausgeprägter Mangel an Vitamin C kann sich bei Menschen durch **Skorbut** manifestieren. Diese Krankheit tritt in Deutschland nicht mehr auf, leichtere Vitamin-C-Mangelerscheinungen können jedoch bei einer Fehlernährung, einer chronischen Magenschleimhautentzündung oder einer Leberzirrhose auftreten.

FRAGE 19.19

Was sind Mengen- und was Spurenelemente?

Antwort Alle Mineralstoffe, also essenzielle anorganische Substanzen, die zur Aufrechterhaltung der Gesundheit und der Lebensfähigkeit des Organismus beitragen, werden nach ihrer Konzentration im Organismus in Mengen- und Spurenelemente eingeteilt. Mengenelemente sind die Substanzen, deren jeweiliger Bestand im Körper größer als **50 Milligramm pro Kilogramm Körpergewicht** ist. Zu den Spurenelementen zählen die Substanzen, deren Bestand im Körper kleiner als 50 Milligramm pro Kilogramm Körpergewicht ist.

Zu den **Mengenelementen** gehören **Natrium, Kalium, Kalzium, Magnesium, Chlorid und Phosphat,** die in einer angemessenen Menge über die Nahrung zugeführt werden müssen, um Mangelerkrankungen zu vermeiden. Von den **Spurenelementen,** die nur in äußerst geringen Mengen in der Nahrung vorkommen, sind hingegen nicht alle essenziell, manche sind sogar toxisch. Essenzielle Spurenelemente sind **Eisen, Zink, Kupfer, Mangan, Molybdän, Jod, Kobalt, Selen, Chrom und Fluor.** Bei **Zinn und Vanadium** ist die Lebensnotwendigkeit nicht völlig gesichert. Demgegenüber sind **Aluminium, Brom, Gold und Silber nicht lebensnotwendig.** Die Elemente **Antimon, Arsen, Blei, Cadmium, Quecksilber sowie Thallium** können sogar eine **toxische** Wirkung entfalten.

FRAGE 19.20

Welche Auswirkungen kann ein Magnesiummangel im Körper haben?

Antwort Ganz abstrakt dargestellt, kann es bei einem Magnesiummangel zu **Störungen der neuromuskulären Erregungsprozesse** kommen. Da das Mengenelement Magnesium allerdings an zahlreichen unterschiedlichen Funktionen des Körpers mitwirkt, ist die Spannbreite der möglichen Auswirkungen eines Magnesiummangels entsprechend groß.

Typische Zeichen eines latenten Magnesiummangels sind vor allem eine vegetative Dystonie mit **Vorherrschen eines Vagotonus** und einer Übererregbarkeit der glatten Muskulatur. Sinkt also die Konzentration des Magnesiums im Blut, **steigert sich in der Regel die neuromuskuläre Erregbarkeit.** Ein manifestierter Mangel an Magnesium hat breiter gefächerte Auswirkungen, z. B. nervöse Störungen mit **Unruhe, Zittern, Herzjagen, Schwindelzustände und Verdauungsstörungen.** Dazu können auch relativ unspezifische Symptome wie **Übelkeit, Magenkrämpfe, Wadenkrämpfe, Atemnot, Taubheitsgefühle in den Händen und Füßen oder auch Nacken- und Kopfschmerzen** auftreten. Ein Magnesiummangelzustand wird hauptsächlich durch Mangelernährung verursacht. Nicht selten kommt dieser Elektrolytmangel aber auch bei erhöhten Anstrengungen, etwa bei sportlichen Höchstleistungen, vor.

FRAGE 19.21

Welche Nahrungsmittel sind bedeutsame Kalziumquellen?

Antwort Wichtige kalziumreiche Lebensmittel sind **Fisch, Milch, Milchprodukte sowie Blatt- und Wurzelgemüse.** Werden diese bedeutsamen Kalziumquellen gemieden, kann ein Kalziummangel entstehen. Dabei gilt es zu berücksichtigen, dass bei der Aufnahme von Kalzium aus dem Darm **durchschnittlich nur 12 % resorbiert** werden, während der Rest mit dem Stuhlgang verloren geht.

Ein Kalziummangel kann auch bei reichhaltigem **Verzehr kalziumbindender Nahrungsmittel mit hohem Oxalsäuregehalt,** beispielsweise Spinat oder Rhabarber, entstehen.

FRAGE 19.22

Welche Gefahr geht von freien Radikalen aus?

Antwort Freie Radikale sind **Atome oder Moleküle, die ein oder mehrere ungepaarte Elektronen besitzen und dadurch meist besonders reaktions-**

freudig sind. Sie führen zu **oxidativen Reaktionen** vielfältiger Art wie dem oxidativen Abbau von Mukopolysacchariden, der Veränderung von Kollagen oder der Einwirkung auf Phospholipide. Durch die hohe Reaktionsfreudigkeit geschieht der oxidative Abbau sehr schnell, sodass es zu **gravierenden Zellschädigungen** oder gar zu Zelluntergängen kommen kann.

Die Entstehung der freien Radikale ist ein normales Geschehen im Stoffwechsel. Mit der Fähigkeit des Körpers, durch **Antioxidanzien** die freien Radikale zu neutralisieren, herrscht hierbei im **Normalfall ein Gleichgewicht. Oxidativer Stress,** etwa in Form einer Mangeldurchblutung, ionisierter Strahlung, in Form von Toxinen oder Entzündungen, kann dieses Gleichgewicht allerdings empfindlich stören.

FRAGE 19.23

Welche Bedeutung haben Spurenelemente für Sportler?

Antwort Beim Sport mit starker körperlicher Beanspruchung **erhöht sich mit dem Bedarf an Nährstoffen gleichzeitig auch der Bedarf an Mengen- und Spurenelementen.** Das begründet sich vor allem darin, dass bei physischen und psychischen Anstrengungen **mehr Stresshormone, genauer: Katecholamine, Kortisol und Aldosteron, ausgeschüttet** werden. Diese beeinflussen unter anderem die **Resorption von wichtigen Nahrungsbestandteilen,** aber auch die **Verteilung und Verstoffwechslung von Energiereserven.** So wird zum Beispiel durch eine verminderte Durchblutung des Magen-Darm-Traktes die Resorption wichtiger Spurenelemente herabgesetzt. Dadurch können insbesondere durch Mangel von Eisen und Zink wichtige Funktionen bei der Wundheilung geschwächt werden. Gerade bei Sportlern ist eine ausgewogene Zufuhr von Mengen- und Spurenelementen wichtig, damit das Immunsystem nicht in seiner Funktionstüchtigkeit geschwächt wird, womit die Leistungsfähigkeit sowie das Regenerationsvermögen nachlassen.

FRAGE 19.24

Welche Funktion kommt den Ballaststoffen zu?

Antwort Ballaststoffe sind **unverdauliche Nahrungsbestandteile,** die aufgrund ihres Volumens die **Darmperistaltik anregen** und so für eine normale Magen-Darm-Passage des Nahrungsbreis von erheblicher Bedeutung sind.

Werden sie ständig in zu geringen Mengen aufgenommen, kann es zu **Obstipation** kommen. Ferner ist das **Dickdarmkarzinomrisiko** bei Personen mit ausreichender Ballaststoffzufuhr geringer.

KAPITEL

20 Das Urogenitalsystem

20.1 Fragenübersicht

Frage 20.1

Welche Aufgaben hat die Niere?

Frage 20.2

Welche Strukturen erkennt man, wenn man eine Niere im Längsschnitt betrachtet?

Frage 20.3

Was ist ein Nephron?

Frage 20.4

Wieviel Flüssigkeit wird täglich in den Nierenkörperchen filtriert?

Frage 20.5

Wie funktioniert die Autoregulation der Nierendurchblutung?

Frage 20.6

Welche Funktionen hat das Tubulussystem?

Frage 20.7

Welche Aufgaben haben die beiden von der Niere gebildeten Hormone?

Frage 20.8

Was sind die Bestandteile des Urins?

Frage 20.9

Welche Organstrukturen gehören zu den ableitenden Harnwegen?

Frage 20.10

Wie kommt es zur Blasenentleerung?

Frage 20.11

Unterscheiden Sie die verschiedenen Formen von Harninkontinenz.

Frage 20.12

Welches Hormon steuert die Wasserrückresorption im distalen Tubulus?

Frage 20.13

Nennen Sie die durchschnittlichen Volumina der drei verschiedenen Flüssigkeitsräume.

Frage 20.14

Was versteht man unter Dehydratation?

Frage 20.15

Was sind Elektrolyte und welche Aufgaben haben sie?

Frage 20.16

Warum ist es so wichtig, dass der Blut-pH konstant bei etwa 7,4 gehalten wird?

Frage 20.17

Wie kann es durch Stress zu einer respiratorischen Alkalose kommen?

Frage 20.18

Welche Aufgaben haben die Geschlechtsorgane?

Frage 20.19

Welche Organe gehören zu den inneren Geschlechtsorganen des Mannes?

Frage 20.20

Welche Wirkungen besitzt das Testosteron?

Frage 20.21

Welche Strukturen ziehen beim Mann durch den Leistenkanal?

Frage 20.22

Wie kommt es beim Mann zur Erektion?

Frage 20.23

Welche Aufgaben haben die Eierstöcke?

Frage 20.24

Wie ist die Gebärmutterwand aufgebaut?

Frage 20.25

Welche Wirkung haben die Östrogene?

Frage 20.26

Welche Wirkung hat Progesteron?

Frage 20.27

In welche Phasen wird der Menstruationszyklus eingeteilt?

Frage 20.28

Wodurch wird die Menstruationsblutung ausgelöst?

Frage 20.29

Welche Strukturen bilden die Vulva der Frau?

Frage 20.30

Welche klinischen Zeichen können auf einen bösartigen Tumor der weiblichen Brust hindeuten?

20.2 Fragen und Antworten

FRAGE 20.1
Welche Aufgaben hat die Niere?

Antwort Die beiden Nieren sind essenzielle Organe, die als wesentliche Bestandteile des Harnsystems entscheidende Regulationsaufgaben für die **Konstanthaltung des inneren Milieus** erfüllen. Sie scheiden zusammen mit den beiden Harnleitern und der Harnröhre sowohl harnpflichtige Substanzen – etwa Stoffwechselprodukte des Eiweißstoffwechsels – als auch Fremdsubstanzen, zum Beispiel Medikamente und Umweltgifte, aus. Die **Regulation der Elektrolytkonzentration** und die **Konstanthaltung des Wassergehaltes sowie des osmotischen Drucks** zählen dabei ebenfalls zu den wichtigen Aufgaben der Nieren, genauso wie die Aufrechterhaltung des **Säure-Basen-Gleichgewichts.** Die Nieren sind aber nicht nur **Ausscheidungsorgane,** sondern bilden als **endokrine Organe** auch die Hormone **Renin und Erythropoetin.** Über diese Hormone beeinflussen sie den **Blutdruck** bzw. stimulieren bei Sauerstoffmangel die **Bildung von roten Blutkörperchen.** Ferner sind sie an der **Umwandlung von Vitamin-D-Vorstufen** beteiligt, wodurch letztendlich erst die wirksame Form des Vitamin-D-Hormons entsteht.

FRAGE 20.2
Welche Strukturen erkennt man, wenn man eine Niere im Längsschnitt betrachtet?

Antwort Neben den **zu- und ableitenden Blutgefäßen** kann man im Längsschnitt der Niere **drei Zonen** erkennen:

An das im Inneren liegende **Nierenbecken** schließt sich äußerlich das **Nierenmark** an, das wiederum nach außen von der **Nierenrinde** umgeben wird. Von der Rinde ziehen Ausläufer, die **Columnae renales,** zum Nierenbecken und unterteilen das Nierenmark in mehrere kegelförmige Lappen. Die Spitzen dieser, auch als **Markpyramiden** bezeichneten Lappen bilden die **Nierenpapillen.** Jede dieser Papillen besitzt mikroskopisch kleine Öffnungen, die in einen kleinen Hohlraum, den **Nierenkelch,** münden. Hier wird der Urin aufgefangen, in das Nierenbecken weitergeleitet, welches den Urin sammelt, und von dort über den Harnleiter zur Blase transportiert.

FRAGE 20.3
Was ist ein Nephron?

Antwort Ein Nephron ist die eigentliche Funktions- und **Baueinheit der Niere:** Hier erfolgt die Bildung des Urins. Ein Nephron besteht aus der **funktionellen Einheit eines Nierenkörperchens sowie dem dazugehörigen Tubulusapparat.** Im Nierenkörperchen wird zunächst der **Primärharn durch Filtration des Blutes gewonnen,** bevor dieser dann im Tubulusapparat stark **konzentriert und mit Stoffwechselprodukten angereichert** wird.

An den distalen Tubulus schließen sich die **Sammelrohre** an, die streng genommen nicht mehr zu einem Nephron gehören, sondern zu den **ableitenden Harnwegen.** Neben der Funktion als Ableitungsweg für den **Sekundärharn** findet hier unter Einfluss des Hormons Adiuretin auch ein Teil der **Wasserrückresorption** statt.

FRAGE 20.4

Wieviel Flüssigkeit wird täglich in den Nierenkörperchen filtriert?

Antwort Unter normalen Umständen werden in den Nierenkörperchen beider Nieren zusammen **pro Minute ca. 120 Milliliter Glomerulumfiltrat** abgepresst, also **180 Liter am Tag.** Das bedeutet, dass das gesamte Blutplasmavolumen täglich ungefähr 60-mal in den Nieren filtriert wird. Das Glomerulumfiltrat entspricht dem Primärharn, der im Tubulusapparat durch Resorptionsvorgänge stark konzentriert, durch Sekretionsvorgänge mit Stoffwechselprodukten angereichert und als Sekundärharn weitergeleitet wird. Letztendlich werden durchschnittlich nur ca. **1,5 Liter Harn ausgeschieden.**

FRAGE 20.5

Wie funktioniert die Autoregulation der Nierendurchblutung?

Antwort Die Autoregulation ist **essenziell für die Filtration in den Nierenkörperchen,** da sie für einen **konstanten Blutdruck von ca. 50 mmHg** (sprich: 50 Millimeter Quecksilbersäule) sowie eine gleichmäßige Durchblutung in den Glomerulumschlingen sorgt. Ein zu geringer Filtrationsdruck würde im Endeffekt die Urinproduktion insgesamt zum Erliegen bringen, während ein zu hoher Druck zu einem ungenügend konzentrierten Urin führen kann. Die **Blutdruckregulation erfolgt dabei im Wesentlichen über die glatte Muskulatur der zu- und ableitenden Gefäße der Nierenkörperchen.** Indem diese ihre Weite selbsttätig einstellen, kann ein glomerulärer Blutdruck von etwa 50 mmHg konstant beibehalten werden.

Der glomeruläre Blutdruck von 50 mmHg ist jedoch nicht identisch mit dem Filtrationsdruck, also dem eigentlich wirkenden Filterdruck, mit dem der Primärharn abgepresst wird. Dem glomerulären Blutdruck wirken sowohl der kolloidosmotische Druck des Blutes mit ca. 25 mmHg als auch der hydrostatische Druck in der Bowman-Kapsel mit ungefähr 17 mmHg entgegen. Der **effektive Filtrationsdruck beträgt also in etwa 8 mmHg.**

FRAGE 20.6

Welche Funktionen hat das Tubulussystem?

Antwort Im Tubulussystem wird das **Glomerulumfiltrat stark konzentriert, mit Stoffwechselprodukten angereichert und über die Sammelrohre als Sekundärharn abgeleitet.** Gleichzeitig werden **Substanzen, die nicht ausgeschieden werden sollen, rückresorbiert.** Dabei stehen vor allem lebenswichtige Elektrolyte, Kohlehydrate und Aminosäuren im Vordergrund. Allerdings können die Resorptionsmechanismen im Tubulus die Ausscheidung eines zu resorbierenden Stoffes nur so lange verhindern, wie die **Konzentration des Stoffes im Glomerulumfiltrat nicht einen bestimmten Schwellenwert überschreitet.** Beispielsweise liegt bei einem Diabetiker die Glukosekonzentration sowohl im Blut als auch im Filtrat über diesem Schwellenwert. Aufgrund der Überforderung der Resorptionsmechanismen wird Glukose mit dem Urin abgegeben. Gleichzeitig wird aus osmotischen Gründen viel Wasser ausgeschieden, weshalb ein schlecht eingestellter Diabetes oft mit großem Durst und häufigem Wasserlassen einhergeht.

FRAGE 20.7

Welche Aufgaben haben die beiden von der Niere gebildeten Hormone?

Antwort Die Niere ist sowohl ein Ausscheidungsorgan als auch ein endokrines Organ. Sie bildet in letzterer Funktion die beiden Hormone Renin und Erythropoetin, die unterschiedliche Aufgaben haben:

Erythropoetin fördert **bei einem niedrigen Sauerstoffpartialdruck die Neubildung von Erythrozyten im Knochenmark.** Dieser Regulationsmechanismus wird beispielsweise beim Höhentraining genutzt.

Renin beeinflusst hingegen den **Elektrolythaushalt** und kann über den **Renin-Angiotensin-Aldosteron-Mechanismus** mittelfristig den **Blutdruck erhöhen.** Eine Minderdurchblutung der Niere, etwa durch einen Blutdruckabfall, führt zu einer vermehrten Freisetzung von Renin. Dieses Hormon fördert wiederum die **Umwandlung von Angiotensinogen** – das sind im Blutserum vorkommende Eiweißkörper – in **Angiotensin I.** Mit Hilfe des **Angiotensin-Converting-Enzyms (ACE)** aus der Lunge entsteht dann aus dem Angiotensin I das **Angiotensin II,** welches durch seine **gefäßverengende Wirkung** eine Blutdrucksteigerung bedingt.

Zusätzlich wird durch die Aktivierung des Renin-Angiotensin-Aldosteron-Systems vermehrt **Aldosteron** gebildet, das die **Natrium- und Flüssigkeitsrückresorption in der Niere steigert.** Dieser Vorgang verändert das Plasmavolumen und beeinflusst über die venöse Füllung die Auswurfleistung des Herzens und damit den Blutdruck.

FRAGE 20.8

Was sind die Bestandteile des Urins?

Antwort Urin besteht zu **95 % aus Wasser.** Der wichtigste darin gelöste Stoff ist der von der Leber gebildete **Harnstoff,** ein **Stoffwechselendprodukt des Eiweißstoffwechsels,** von dem täglich etwa 25 g mit dem Urin ausgeschieden werden. Ferner besteht Urin aus der schwer wasserlöslichen **Harnsäure** und aus dem **Kreatinin,** das **aus dem Muskelstoffwechsel sowie aus Fleisch als Nahrungsanteil** stammt. Urin enthält auch **organische und anorganische Salze,** vor allem Kalk- und Kochsalze, sowie Phosphate und unterschiedliche Mengen an organischen Säuren, beispielsweise Zitronen- oder Oxalsäure.

FRAGE 20.9

Welche Organstrukturen gehören zu den ableitenden Harnwegen?

Antwort Die ableitenden Harnwege beginnen mit den **Sammelrohren,** die sich an die Tubuli anschließen. Sie dienen nicht nur als Ableitungsweg für den Sekundärharn, sondern auch als **Wirkungsort für das Hormon Adiuretin,** das die **Wasserrückresorption** stimuliert. Nachdem sich die Sammelrohre zu **Papillengängen** vereinigt haben, münden diese in die **Nierenpapillen.** Hier fließt der Urin in einen der acht bis zehn **Nierenkelche** und von dort weiter in das **Nierenbecken.** Das Nierenbecken verengt sich nach unten zum **Harnleiter,** dem Ureter. Dieser ist ein 2,5 Zentimeter dicker und 30 Zentimeter langer Schlauch, der retroperitoneal in das kleine Becken zieht und dort in die Harnblase mündet. Aufgrund eines normalerweise schrägen Eintrittswinkels der beiden Harnleiter in die Blase kann der Urin zwar in die Blase, aber nicht mehr in die Harnleiter zurück fließen. Bei der **Harnblase** handelt es sich um ein Hohlorgan aus glatter Muskulatur, das sich direkt hinter der Symphyse, dem Schambein, befindet. Nach vorne unten ist sie durch die Austrittsstelle der **Harnröhre** gekennzeichnet. Die Länge der – auch als Urethra bezeichneten – Harnröhre ist aufgrund anatomischer Gegebenheiten geschlechtsspezifisch: Beim Mann ist sie in der Regel wesentlich länger als bei der Frau.

FRAGE 20.10

Wie kommt es zur Blasenentleerung?

Antwort Die **Miktion,** also die Entleerung der Blase, erfolgt durch eine **willentliche Aktivierung eines reflektorisch ablaufenden Prozesses,** der im Wesentlichen aus vier Komponenten besteht:

Zuerst **kontrahiert sich der Detrusor vesicae,** also die glatte Muskulatur der Blasenwand. Dann **erweitert sich die Harnröhre im Bereich des inneren Schließmuskels,** dem Musculus sphincter internus, woraufhin sich eine **Erschlaffung des äußeren Schließmuskels,** des Musculus sphincter externus, anschließt. Der Urin kann nun über die Harnröhre aus der Blase abfließen und wird dabei durch **Kontraktion der Bauch- und Beckenmuskeln unterstützt.**

Es handelt sich insgesamt um einen **Reflexbogen,** bei dem der Füllungsgrad der Blase in der Blasenwand gemessen und die Werte über afferente Nervenfasern ans **Miktionszentrum** gemeldet werden. Das Miktionszentrum ist ein Kerngebiet im Bereich der Brücke, das unter Kontrolle höherer Hirnzentren steht und über das Informationen zu den vegetativ-motorischen Nervenzellen des Sakralmarks weitergeleitet werden. Von diesen Nervenzellen ausgehend wird über parasympathische Nervenfasern sowie den **Nervus pudendus** der Mechanismus der Blasenentleerung initiiert, wobei dieser durch positive Rückkopplung weitgehend selbstständig abläuft. Außerhalb der Blasenentleerung wird die Harnröhre durch den Tonus der Schließmuskeln verschlossen gehalten.

FRAGE 20.11

Unterscheiden Sie die verschiedenen Formen von Harninkontinenz.

Antwort Bei einer Harninkontinenz lassen sich die **drei Formen,** nämlich Stressinkontinenz, Urge-Inkontinenz (engl.: to urge = zwingen, nötigen) und Überlaufinkontinenz unterscheiden.

Stressinkontinenz tritt **bei erhöhtem Bauchinnendruck,** beispielsweise beim Husten oder Niesen, auf. Die häufigste Ursache für diese Inkontinenzform ist bei Männern der Zustand nach einer Prostataoperation, bei Frauen eine Gebärmuttersenkung. Betroffene einer **Urge-Inkontinenz** leiden hingegen unter **attackenartigem Harndrang.** Die rettende Toilette kann dabei meist nicht rechtzeitig erreicht werden. Die Ursache liegt häufig in einer **gestörten Innervation der Blase.** Bei einer **Überlaufinkontinenz** füllt sich die Blase zunehmend mit Urin und läuft ab einer bestimmten Menge regelmäßig über. Ursächlich kommen dabei zum Beispiel **Abflusshindernisse oder Nervenschädigungen** infrage, durch die sich die Blase ausweitet und nicht mehr zusammenziehen kann.

FRAGE 20.12

Welches Hormon steuert die Wasserrückresorption im distalen Tubulus?

Antwort Das **antidiuretische,** also gegen den Harndurchfluss gerichtete **Hypophysenhinterlappenhormon Adiuretin** stimuliert die Wasserrückresorption im distalen Tubulus sowie in den anschließenden Sammelrohren. Es fördert die **osmotisch bedingte Wasserrückresorption ins Blut,** indem es die Durchlässigkeit der Zellmembran der distalen Tubuluszellen und der Sammelrohre erhöht. Dadurch wird insgesamt weniger Urin ausgeschieden, das Volumen im Gefäßsystem erhöht sich und kann zu einem höheren Blutdruck führen, weshalb das Hormon Adiuretin häufig auch als **Vasopressin** bezeichnet wird.

FRAGE 20.13

Nennen Sie die durchschnittlichen Volumina der drei verschiedenen Flüssigkeitsräume.

Antwort Die Flüssigkeitsräume des Körpers lassen sich in einen Intrazellularraum, einen Interzellularraum und einen Intravasalraum einteilen. Die Flüssigkeitsvolumina der verschiedenen Räume sind jedoch nicht gleich groß. Bezogen auf ein Körpergewicht von 70 Kilogramm umfasst das **Intrazellularvolumen ca. 30 Liter** Flüssigkeit, während sich im **Interzellularraum in etwa 10 Liter** und im **Intravasalraum ungefähr 3 Liter** befinden.

Während sich der größte Anteil der Flüssigkeit also in den Zellen befindet, zirkuliert nur ein kleiner Anteil in den Blutgefäßen.

FRAGE 20.14
Was versteht man unter Dehydratation?

Antwort Durch ein vermindertes Flüssigkeitsangebot kann eine **Dehydratation (Volumenmangel)** entstehen. Dieser Zustand kann beispielsweise infolge zu geringer Flüssigkeitsaufnahme oder auch durch deutlich vermehrtes Schwitzen entstehen.

Typische Zeichen eines Wassermangels sind neben einem starken Durstgefühl auch **trockene Schleimhäute, stehende Hautfalten, allgemeine Schwäche, Kreislaufsymptome wie niedriger Blutdruck und kollabierte Halsvenen, Oligurie mit Dunkelfärbung des Urins, geistige Eintrübung und evtl. Fieber.** Letztendlich kann die Dehydratation sogar zum akuten **Nierenversagen** führen. Besonders bei älteren Menschen sind diese möglichen Zeichen eines Volumenmangels zu beachten, da bei ihnen das Durstgefühl häufig nur noch wenig ausgeprägt ist.

FRAGE 20.15
Was sind Elektrolyte und welche Aufgaben haben sie?

Antwort Elektrolyte sind **Mineralstoffe,** die als **essenzielle anorganische Substanzen** zur Aufrechterhaltung der Gesundheit und der Leistungsfähigkeit des Organismus beitragen. Für den Elektrolythaushalt sind dabei besonders die im Blutserum höher konzentrierten Mineralstoffe Natrium, Kalium, Kalzium, Magnesium, Chlorid und Phosphat von Bedeutung. Insgesamt sind sie **vor allem an Erregungsvorgängen der Zellen beteiligt,** im Einzelnen übernehmen sie jedoch vielfältige unterschiedliche Aufgaben im Körper.

Natrium ist beispielsweise ein entscheidendes Kation für den **osmotischen Druck im Extrazellularraum.** Ein Natriummangel oder -überschuss geht daher häufig mit einer Störung des Wasserhaushaltes einher (Gleiches gilt für das Chlorid-Anion). **Kalium** spielt hingegen bei der **neuromuskulären Erregungsleitung** eine wichtige Rolle, sodass ein längerfristiger Kaliummangelzustand zu Muskelschwäche und Herzrhythmusstörungen führen kann. **Kalzium** ist unter anderem am **Aufbau von Knochen und Zähnen** beteiligt. Störungen im Kalziumhaushalt können sich also auf den Mineralgehalt der Knochen auswirken. Als Folge einer Hyperventilation können niedrige Kalziumkonzentrationen im Blut sogar Muskelkrämpfe verursachen (Hyperventilationstetanie). **Magnesium** ist vor allem an der **Erregungsübertragung an die Muskeln** beteiligt, sodass es bei einem Magnesiummangel im Blut zu Krämpfen kommen kann.

FRAGE 20.16
Warum ist es so wichtig, dass der Blut-pH konstant bei etwa 7,4 gehalten wird?

Antwort Alle **Stoffwechselreaktionen sind pH-abhängig,** das heißt, sie laufen nur in einem bestimmten pH-Bereich optimal ab. Der Organismus muss daher den Blut-pH in dem engen Bereich von 7,36–7,44 konstant halten. Den Zustand **unter einem pH-Wert von 7,36 nennt man Azidose,** während ein Zustand **über einem pH-Wert von 7,44 als Alkalose bezeichnet** wird. Die **Regulation** des Blut-pH-Wertes erfolgt dabei **über Puffersysteme des Blutes, über die Atmung und über die Niere.** Die drei Systeme können sich gegenseitig beeinflussen, wobei zwei Mechanismen als Gegenregulation wirken: Der Körper versucht eine **primär metabolische Störung durch respiratorische Kompensation** und eine **primär respiratorische Störung durch veränderte Ausscheidung** über die Nieren, also durch metabolische Kompensation, zu beseitigen.

FRAGE 20.17

Wie kann es durch Stress zu einer respiratorischen Alkalose kommen?

Antwort Stress, beispielsweise vor einer Prüfung, kann eine mögliche Ursache einer **psychogenen Hyperventilation** sein. Dabei atmet der Betroffene zu viel Luft ein und aus, infolgedessen wird **zu viel Kohlendioxid abgeatmet.** Der Blut-pH-Wert steigt über den pH-Normbereich an, sodass es zu einer respiratorischen Alkalose kommt. Die Alkalisierung des Blutes bewirkt, dass **verstärkt Kalziumionen an Plasmaproteine gebunden** werden. Der resultierende Mangel an freien Kalziumionen im Blut führt zu **Störungen der Erregungsübertragung von den Nerven auf die Skelettmuskeln,** wodurch es zu Muskelkrämpfen, also zur Hyperventilationstetanie, kommt.

FRAGE 20.18

Welche Aufgaben haben die Geschlechtsorgane?

Antwort Ordnet man den Geschlechtsorganen Aufgaben zu, so erfolgt eine Unterteilung in äußere und innere Geschlechtsorgane. **Äußere Geschlechtsorgane,** zu denen **beim Mann Penis und Hodensack, bei der Frau die großen und kleinen Schamlippen, die Klitoris sowie der Scheidenvorhof mit seinen Drüsen** zählen, dienen der **geschlechtlichen Vereinigung.**

Innere Geschlechtsorgane beherbergen die Keimzellen und bilden darüber hinaus Sekrete, die der Gleitfähigkeit der Sexualorgane dienen sowie für ein optimales Milieu für den Transport sorgen und die Vereinigung der Keimzellen schaffen. Ferner **produzieren sie Sexualhormone,** die für die Reifung und Funktion der Keimzellen, aber auch für die Ausbildung der körperlichen Geschlechtsmerkmale zuständig sind. Zu den inneren Geschlechtsorganen zählen **beim Mann die Hoden, Nebenhoden, Samenleiter und die Geschlechtsdrüsen.** Bei der **Frau sind es die Eierstöcke, Eileiter, Gebärmutter und Scheide.**

Zu unterscheiden von den inneren und äußeren Geschlechtsorganen sind die **primären, sekundären und tertiären Geschlechtsmerkmale** des Menschen. Primäre Geschlechtsmerkmale sind von Geburt an vorhanden und zur

Fortpflanzung notwendig, während sich sekundäre Geschlechtsmerkmale erst unter vermehrter Produktion von Sexualhormonen entwickeln. Tertiäre Geschlechtsmerkmale sind hingegen angeborene und anerzogene geschlechtsspezifische Verhaltensweisen sowie geschlechtstypische Unterschiede in der Körperfettverteilung und im Körperbau.

FRAGE 20.19

Welche Organe gehören zu den inneren Geschlechtsorganen des Mannes?

Antwort Zu den inneren Geschlechtsorganen zählen beim Mann **die Hoden, die Nebenhoden, die Samenleiter, die in den Samenstrang eingebettet sind, und die Geschlechtsdrüsen, also Prostata, Samenbläschen sowie Cowper-Drüsen.**

Die Hoden, in der medizinischen Fachsprache Testes genannt, sind paarig angelegt und im Hodensack elastisch aufgehängt. Dem obersten dorsalen Hodenrand liegt jeweils der Nebenhoden, auch Epididymis genannt, auf. Dort wird der in den Hoden gebildete Samen mit Sekret angereichert und gespeichert. Bei der Ejakulation gelangt der Samen über die paarig angelegten Samenleiter (Ductus deferens) nach Eintritt in die Prostata in die Harnsamenröhre.

Zu unterscheiden von den inneren sind die **äußeren Geschlechtsorgane** des Mannes. Dazu zählen das männliche Glied, in dem Harn- und Samenwege gemeinsam verlaufen, sowie der Hodensack.

FRAGE 20.20

Welche Wirkungen besitzt das Testosteron?

Antwort Das Hormon Testosteron gehört mit seinen Varianten zu den **Androgenen.** Es wird beim Mann hauptsächlich in den **Leydig-Zwischenzellen** im Hoden, bei Männern und Frauen allerdings auch in der **Nebennierenrinde** gebildet. Androgene stimulieren unter anderem in der Pubertät das **Hoden- und Peniswachstum.** Unter ihrem Einfluss werden die **sekundären Geschlechtsmerkmale gebildet** sowie der **Geschlechtstrieb und auch eine gewisse männliche Aggressionsbereitschaft angeregt.** Im Verbund mit dem follikelstimulierenden Hormon, kurz FSH, sind Androgene für die **Spermatogenese** erforderlich. Ferner fördern sie die **Blutbildung,** weshalb Männer einen höheren Hämoglobinwert haben als Frauen. Darüber hinaus wirken sie **eiweißanabol,** d. h., sie fördern den Eiweißaufbau.

FRAGE 20.21

Welche Strukturen ziehen beim Mann durch den Leistenkanal?

Antwort Der Leistenkanal ist eine 4 bis 5 Zentimeter lange, röhrenförmige Verbindung zwischen der Bauchhöhle und der äußeren Schamgegend. Beim Mann verläuft der **Samenleiter** auf seinem Weg vom Nebenhoden zur Prostata gemeinsam mit **Gefäßen und Nerven im Samenstrang** durch diesen Kanal. Nachdem die beiden Harnleiter die unpaarige Prostata durchlaufen haben, münden sie schließlich in die Harnsamenröhre ein. Vor der Geburt wandern die Hoden aus der Bauchhöhle durch den Leistenkanal in den Hodensack. Die Hoden – und somit auch die Nebenhoden – sind auf diese Weise der Körperwärme des inneren Bauchraumes entzogen, da zur Samenreifung eine geringere Temperatur erforderlich ist.

Bei der **Frau** ist der Leistenkanal mit einem **bindegewebigen Band und Fettgewebe** ausgefüllt.

FRAGE 20.22

Wie kommt es beim Mann zur Erektion?

Antwort Im Unterschied zur Eichel besteht der **Penisschaft aus Penisschwellkörpern,** die jeweils von einer derben Bindegewebskapsel umschlossen sind. Es handelt sich dabei um die paarigen Penisschwellkörper und den an der Unterseite befestigten Harnröhrenschwellkörper. Der **Harnröhrenschwellkörper** führt die Harnsamenröhre, der **Penisschwellkörper** hingegen ermöglicht die Erektion, indem sich schwammartige Hohlräume durch **parasympathisch gesteuerte Dilatation der Arteriolen** prall mit Blut füllen, während gleichzeitig der **venöse Rückstrom durch die Penisvenen gedrosselt** wird.

FRAGE 20.23

Welche Aufgaben haben die Eierstöcke?

Antwort Aufgabe der Eierstöcke, in der medizinischen Fachsprache **Ovarien** genannt, ist neben der **Bildung der weiblichen Sexualhormone Östrogen und Progesteron** die **Bereitstellung von befruchtungsfähigen Eizellen.** Die Eierstöcke sind paarig angelegt und durch elastische Bänder am seitlichen Rand des kleinen Beckens aufgehängt.

FRAGE 20.24

Wie ist die Gebärmutterwand aufgebaut?

Antwort Die Wand der Gebärmutter ist insgesamt aus drei Schichten aufgebaut. Außen befindet sich das **Perimetrium,** ein glatter Überzug der Serosa. Angrenzend liegt das **Myometrium,** eine Schicht aus glatter Muskulatur, die den Hauptteil der Wand des Uterus insgesamt bildet. Die Innenauskleidung des Hohlorgans ist die Gebärmutterschleimhaut, die als **Endometrium** bezeichnet wird. Bei dieser Schicht lassen sich auf der Innenseite eine tiefe Basalschicht, die **Basalis,** und eine oberflächliche Funktionsschicht, die **Funktionalis,** unterscheiden.

Die Außenschicht der Gebärmutter, also das Perimetrium, ist nicht mit dem Parametrium zu verwechseln. Der Begriff **Parametrium** bezeichnet den

bindegewebigen Halteapparat des Uterus, der aus mehreren Bändern besteht.

FRAGE 20.25
Welche Wirkung haben die Östrogene?

Antwort Die Östrogene zählen neben dem Progesteron zu den **weiblichen Sexualhormonen.** Östrogene werden eher **in der ersten Zyklushälfte** hauptsächlich **von den Eierstöcken** abgesondert. Sie verursachen unter anderem den **Wiederaufbau des Endometriums nach der Menstruation.** Die Östrogenkonzentration ändert sich allerdings im Verlauf des weiblichen Zyklus, wobei die Produktion des Sexualhormons von der Hypophyse über das glandotrope **follikelstimulierende Hormon, kurz FSH,** gesteuert wird. Östrogene haben auch **anabole Effekte** – wenn auch schwächer als das männliche Sexualhormon Testosteron – und begünstigen eine **vermehrte Wassereinlagerung im Gewebe** sowie einen vermehrten **Einbau von Kalzium in die Knochen.** Da die Östrogensynthese im weiblichen Körper nach der Menopause stark absinkt, steigt damit also gleichzeitig das Risiko, an Osteoporose zu erkranken. Ferner stimulieren Östrogene in der Pubertät die **Ausprägung der primären und sekundären Geschlechtsmerkmale** und beeinflussen mit ihrer Wirkung auf das zentrale Nervensystem auch die **Stimmung sowie das Verhalten.**

FRAGE 20.26
Welche Wirkung hat Progesteron?

Antwort Das Hormon Progesteron zählt wie das Östrogen zu den **Sexualhormonen der Frau.** Es wird größtenteils **vom Gelbkörper in der zweiten Zyklushälfte abgesondert,** wobei die Ausschüttung des Hormons durch das **luteinisierende Hormon, kurz LH,** stimuliert wird. Progesteron bewirkt unter anderem die **Vorbereitung des Endometriums für die Aufnahme der Frucht,** lässt den **Zervixschleim zäher** werden und **erhöht die Körpertemperatur** leicht. Ferner bereitet das Hormon die **Milchbildung in den Brüsten** vor und unterstützt in der Frühschwangerschaft die **Einnistung und das Wachstum des Embryos.**

FRAGE 20.27
In welche Phasen wird der Menstruationszyklus eingeteilt?

Antwort Der Menstruationszyklus wird in die vier Phasen **Menstruation, Proliferationsphase, Sekretionsphase und Ischämiephase** eingeteilt.

Gegen Ende der **Menstruation,** in der die Funktionalis des Endometriums abgestoßen wird, kommt die Blutung durch östrogenbedingte Aufbauvorgänge zum Stillstand. Es schließt sich in etwa vom 5. bis 14. Tag die **Proliferationsphase** an, in der sich eine neue Endometriumschicht aufbaut. Um den

14. Zyklustag erfolgt dann der Eisprung, gefolgt von der **Sekretionsphase,** in der die Drüsen der Gebärmutterschleimhaut stark wachsen und reichlich Sekret bilden. Glykogen wird eingelagert, um die Gebärmutterschleimhaut auf die Aufnahme der Frucht vorzubereiten. Kommt es nach dem Eisprung nicht zur Befruchtung der Eizelle, bildet sich der Gelbkörper zurück und stellt seine Progesteronproduktion ein. Dadurch **sinkt die Durchblutung der Funktionalis stark ab,** was schließlich zu ihrem Absterben führt und die nächste Regelblutung einleitet.

FRAGE 20.28

Wodurch wird die Menstruationsblutung ausgelöst?

Antwort Die Regelblutung, auch Menstruationsblutung genannt, wird in der Ischämiephase des Menstruationszyklus eingeleitet. Kommt es nach einem Eisprung nicht zur Befruchtung, **bildet sich der Gelbkörper zurück und stellt die Hormonproduktion ein.** In Ermangelung von Gestagenen **sinkt die Durchblutung der Funktionalis stark ab,** was schließlich zu ihrem Absterben führt.

FRAGE 20.29

Welche Strukturen bilden die Vulva der Frau?

Antwort Unter dem klinisch relevanten Begriff Vulva werden **der Schamberg, die großen und kleinen Schamlippen, die Klitoris, die Schambehaarung, der Scheidenvorhof einschließlich aller Drüsen sowie die weibliche Harnröhre** zusammengefasst.

Zwischen den unbehaarten kleinen Schamlippen, die meist erst beim Spreizen der behaarten großen Schamlippen sichtbar werden, liegt der Scheidenvorhof. In diesen mündet vorne die Harnröhre und etwas weiter hinten befindet sich der Scheideneingang. Unmittelbar vor dem Scheidenvorhof liegt die Klitoris, ein bis zu drei Zentimeter langer erektiler Schwellkörper, dessen Schleimhaut mit vielen Nervenendigungen versorgt ist. Die Klitoris wird nach ventral von einer Vorhaut begrenzt.

FRAGE 20.30

Welche klinischen Zeichen können auf einen bösartigen Tumor der weiblichen Brust hindeuten?

Antwort Ein bösartiger Tumor der weiblichen Brust, auch als **Mammakarzinom** bezeichnet, metastasiert sehr früh, insbesondere entlang der Lymphabflusswege. Die Lymphbahnen ziehen dabei hauptsächlich zu den **axillären Lymphknoten,** die deshalb bei Verdacht auf ein Mammakarzinom sorgfältig abzutasten sind.

Hinweise auf Erkrankungen der Brüste können allgemein bereits während der monatlichen Selbstuntersuchung entdeckt werden. Zeichen wie **Knoten**

in der Brust, Absonderungen aus der Brustwarze, Veränderungen der Verschieblichkeit des Drüsengewebes auf dem Brustmuskel, neu auftauchende Asymmetrien der Brüste, deutliche Hautveränderungen und Hauteinziehungen an der Brust sind dabei besondere Aufmerksamkeit zu schenken. Es muss sich dabei nicht zwangsläufig um einen bösartigen Tumor handeln. Eine Abklärung im Rahmen einer Krebsfrüherkennungsuntersuchung ist jedoch zu empfehlen.

KAPITEL

21 Schwangerschaft und Geburt

21.1 Fragenübersicht

Frage 21.1

Wie heißt die Zelle, die aus der Verschmelzung von Samen- und Eizellkern entsteht?

Frage 21.2

Wie ist die Blastozyste aufgebaut?

Frage 21.3

Wie heißen die drei Keimblätter, aus denen sich die kindlichen Organe entwickeln?

Frage 21.4

Welche Substanzen können die Plazentaschranke passieren?

Frage 21.5

Wie wird der Embryo mit Blut versorgt?

Frage 21.6

Über welche beiden „Abkürzungen" umgeht der fetale Kreislauf die Lunge?

Frage 21.7

Welche Folgen hat eine Embryofetopathie?

Frage 21.8

Was geschieht in den einzelnen Schwangerschaftsabschnitten bei der Frau?

Frage 21.9

Wie verläuft eine normale Geburt?

Frage 21.10

Welche Probleme ergeben sich häufig im Wochenbett?

Frage 21.11

Welche Maßnahmen beinhaltet die Rückbildungsgymnastik?

21.2 Fragen und Antworten

FRAGE 21.1
Wie heißt die Zelle, die aus der Verschmelzung von Samen- und Eizellkern entsteht?

Antwort Bei der Befruchtung vereinigen sich Samen und Eizellkern zur **Zygote.** Diese neu entstandene Zelle enthält, wie jede normale Körperzelle, **23 Chromosomen in doppelter, also diploider Ausführung,** je 23 vom Spermium des Vaters und 23 von der Eizelle der Mutter.

Aus der Zygote werden bereits nach wenigen Stunden durch **Furchungsteilungen** zunächst zwei Zellen, dann vier, dann acht, dann sechzehn, dann zweiunddreißig usw., bis sich eine Zellkugel bildet. Diese Kugel, die **Morula,** differenziert sich dann zu einer Hohlkugel, der **Blastozyste,** die sich etwa fünf Tage nach der Befruchtung in die Gebärmutterschleimhaut einnistet.

FRAGE 21.2
Wie ist die Blastozyste aufgebaut?

Antwort Die Blastozyste besteht insgesamt aus den vier Anteilen Blastozystenhöhle, Embryoblast, Trophoblast und Zona pellucida. Im Inneren der Blastozyste befindet sich neben der **Blastozystenhöhle** eine Verdickung, die die eigentliche Embryonalanlage enthält. Die Verdickung wird als **Embryoblast** bezeichnet und differenziert sich etwa acht Tage nach der Befruchtung in zwei verschiedene **Keimschichten,** aus denen schließlich die **drei Keimblätter** hervorgehen. Die Zellwand der umhüllenden Blase der Blastozyste wird **Trophoblast** genannt. Der Trophoblast dient nach der Einnistung zusammen mit dem mütterlichen Gewebe der Ernährung des Embryos. Der Trophoblast wird nach außen zusätzlich von einer Eihülle, der **Zona pellucida,** umgeben.

FRAGE 21.3
Wie heißen die drei Keimblätter, aus denen sich die kindlichen Organe entwickeln?

Antwort Wenige Tage nach der Befruchtung differenziert sich der Embryoblast in zwei verschiedene Keimschichten, aus denen schließlich die drei Keimblätter Ektoderm, Mesoderm und Entoderm hervorgehen.

Aus den drei Keimblättern entwickeln sich in den Folgewochen die verschiedenen Organe und Gewebe: Aus dem außen liegenden **Ektoderm** bilden sich vor allem das **Nervensystem, die Sinnesorgane und die Haut.** Aus der mittleren Schicht, dem **Mesoderm,** formieren sich in erster Linie **das Herz und andere Muskeln, die meisten Binde- und Stützgewebe, die Geschlechtsorgane, das Skelett, die Blutkörperchen, die Niere, die lymphatischen Organe und die Unterhaut.** Aus dem der Uterushöhle zugewandten Blatt, dem **Entoderm,** entstehen hauptsächlich die **Epithelien der Atmungs- und Verdauungsorgane, die ableitenden Harnwege sowie die Organe Schilddrüse, Leber und Bauchspeicheldrüse.**

FRAGE 21.4

Welche Substanzen können die Plazentaschranke passieren?

Antwort Die Plazentaschranke ist eine trennende Gewebsschicht, die als **immunologische Barriere zwischen kindlichem und mütterlichem Organismus** fungiert. Überwunden werden kann sie von den **Atemgasen Sauerstoff und Kohlenstoffdioxid, aber auch von Nährstoffen, Elektrolyten, Antikörpern der Klasse Immunglobulin G und bestimmten Medikamenten.** Unglücklicherweise sind auch **einige Mikroorganismen, insbesondere Viren,** plazentagängig und stellen damit eine Gefahr für den Organismus des Embryos bzw. Fetus dar.

FRAGE 21.5

Wie wird der Embryo mit Blut versorgt?

Antwort Das für die Versorgung des Embryos benötigte Blut der Mutter kommt aus **spiralförmigen Arterien der Gebärmutter,** die kleine Öffnungen haben. Es fließt in die **Zwischenzottenräume** und umspült so die Zotten. Durch Diffusion gelangen Sauerstoff und Nährstoffe aus dem Blut der Mutter in die Zottenbäumchen.

Das **sauerstoff- und nährstoffreiche kindliche Blut** sammelt sich, nachdem es die **Zottenbäumchen** durchströmt hat, in kleineren Venen, die in der **Chorionplatte** verlaufen, und fließt dann als sauerstoffreiches Blut über die **Nabelvene,** die Vena umbilicalis, zum Fetus.

Das **sauerstoffarme kindliche Blut** wird vom embryonalen oder auch fetalen Herzen über die **zwei Nabelarterien in die Blutgefäße der Zottenbäumchen** zurückgepumpt. Dort werden die entstandenen Stoffwechselprodukte des Kindes wieder gegen Nährstoffe der Mutter ausgetauscht.

FRAGE 21.6

Über welche beiden „Abkürzungen" umgeht der fetale Kreislauf die Lunge?

Antwort Im Mutterleib kann die Lunge des Feten ihre eigentliche Funktion, den Gasaustausch, noch nicht aufnehmen. Diese Aufgabe übernimmt die Plazenta – die **Lungenpassage** wird damit zu einem unnötigen Umweg des Blutes. Der fetale Kreislauf umgeht diesen Umweg daher über das Foramen ovale und den Ductus arteriosus Botalli.

Das **Foramen ovale** ist ein ovales Loch in der Vorhofscheidewand des Herzens. Relativ sauerstoffreiches Blut, das über die Nabelvene von der Plazenta in die untere Hohlvene gelangt, fließt fast vollständig durch diese Abkürzung **vom rechten in den linken Vorhof** und damit in den Körperkreislauf. Das sauerstoffarme Blut aus der oberen Hohlvene gelangt vorwiegend in den rechten Ventrikel und den Truncus pulmonalis. Das Blut, das über die rechte Herzkammer in den Truncus pulmonalis gelangt, fließt zu ca. 75 % über einen weiteren Kurzschluss in den Körperkreislauf zurück und nur zu 25 % in die Lunge. Dieser zweite Kurzschlussweg wird **Ductus**

arteriosus Botalli genannt und verläuft **zwischen Truncus pulmonalis und Aorta.**

FRAGE 21.7
Welche Folgen hat eine Embryofetopathie?

Antwort Vor der Geburt ist der Organismus aufgrund zahlreicher Differenzierungs- und Wachstumsprozesse sehr störanfällig. **Fehlbildungen** können **sowohl genetisch verursacht als auch umweltbedingt sein (Teratogene)** oder sie können durch das Zusammenwirken beider Faktoren entstehen. Neben dem teratogenen Faktor selbst ist besonders der Zeitpunkt, zu dem der schädigende Faktor auf die Embryonal- bzw. Fetalentwicklung einwirkt, entscheidend dafür, welche Fehlbildungen sich ausprägen. Beispielsweise kann es bei einer **Embryopathie,** also **vom 18. Schwangerschaftstag bis zur 8. Schwangerschaftswoche, zu Einzelmissbildungen, etwa Fehlbildungen des ZNS, Spina bifida, Herz- und Gefäßanomalien oder Lippen-Kiefer-Gaumenspalte** kommen. Zur Embryopathie zählen auch Schäden durch mütterliche Virusinfektionen und durch Arznei- oder Genussmittel. Eine **Fetopathie,** also Störungen **ab der 9. Schwangerschaftswoche bis zur Geburt,** kann vor allem zu **Ausreifungsstörungen mit funktionellen Defekten** führen.

In Deutschland werden jährlich 2.500 Kinder mit einer Alkoholembryofetopathie geboren. Die betroffenen Kinder zeigen Fehlbildungen und Wachstumsstörungen sowie geistige Behinderung, meist einhergehend mit einem zu kleinen Kopf. Auf Alkohol sollte deshalb in der Frühschwangerschaft vollständig und in der Spätschwangerschaft und Stillzeit weitgehend verzichtet werden.

FRAGE 21.8
Was geschieht in den einzelnen Schwangerschaftsabschnitten bei der Frau?

Antwort Die Schwangerschaft wird in **drei Abschnitte zu je 13 Schwangerschaftswochen** aufgeteilt, wobei jeder Abschnitt als **Trimenon** bezeichnet wird.

Bereits im ersten Trimenon kommt es zu zahlreichen Veränderungen im Körper der Frau. In den ersten Wochen kann es infolge der starken Hormonausschüttungen zu **Müdigkeit und Übelkeit sowie zu depressiven Verstimmungen** kommen. Nicht selten führt **Erbrechen** zu einem anfänglichen Gewichtsverlust. Bereits zu Beginn des zweiten Trimenons geht es der Schwangeren meist viel besser. In den Vordergrund treten nun äußerlich erkennbare **körperliche Veränderungen:** Die **Brüste werden voller und der Bauch wächst. Pigmentierungen** treten insbesondere an den Brustwarzen und an der Mittellinie des Bauches auf. Der Kreislauf muss mehr Blut transportieren, daher **vergrößert sich das Herz** im Laufe der Schwangerschaft, um die größere Pumpleistung aufzubringen. Ein **verminderter Tonus der glatten Muskulatur im Gastrointestinaltrakt, den Gefäßen und Harnwegen** durch die Hormonumstellung machen die Schwangere anfällig für Harnwegsinfekte, Verstopfung, Sodbrennen und Krampfadern an den Beinen. Physiologisch ist eine Gewichtszunahme von 1,5 kg pro Monat. Insgesamt verändern sich die physische und psychische Belastbarkeit.

Das dritte Trimenon erleben die meisten Frauen aufgrund des erhöhten Leibesumfanges als anstrengend und mühsam. Vor allem aufgrund einer zunehmenden **Schwerpunktverlagerung nach ventral** erfolgt eine Kompensierung durch eine vermehrte Lordosierung im Bereich der LWS und eine vermehrte Kyphosierung im BWS-Bereich. Diese Veränderungen führen zu **erhöhter Beanspruchung der Muskeln und Bänder des Halte- und Stützapparates,** die Schmerzen im HWS- und LWS-Bereich verursachen können.

FRAGE 21.9

Wie verläuft eine normale Geburt?

Antwort Eine normale Geburt umfasst drei Phasen: die Eröffnungsphase, die Austreibungsphase und die Nachgeburtsphase.

Durch die Eröffnungswehen werden während der **Eröffnungsphase** der untere Teil der Gebärmutter erweitert und der **Muttermund aufgedehnt.** Dieser Abschnitt dauert bei einer Erstgebärenden durchschnittlich zehn bis zwölf Stunden, bei der Zweit- oder Mehrgebärenden meist weniger als fünf Stunden, und endet mit der vollständigen Eröffnung des Muttermundes. Am Ende der Eröffnungsphase – häufig aber auch schon vorher – **zerreißt die Fruchtblase** und das Fruchtwasser fließt nach außen ab.

Mit der vollständigen Eröffnung des Muttermundes beginnt die **Austreibungsphase,** die mit der Geburt des Kindes endet. Sie dauert bei Erstgebärenden bis zu drei Stunden, bei Mehrgebärenden etwa 30 bis 60 Minuten. Während der Austreibungsphase nehmen sowohl Wehenintensität als auch -frequenz stark zu, das heißt, dass alle zehn Minuten bis zu fünf Wehen auftreten.

Hat der **vorangehende Teil des Kindes den Beckenboden erreicht,** beginnt die **Pressphase,** die etwa 20 bis 30 Minuten dauert und durch unterstützende Maßnahmen der Hebamme begleitet wird.

Wenige Minuten nach der Geburt des Kindes setzen die **Nachwehen** ein, die die Ablösung und **Ausstoßung der Plazenta und der Eihäute** unterstützen. Nach der Ausstoßung der Plazenta, die bis zu einer Stunde dauern kann, zieht sich der Uterus kräftig zusammen. Die große Plazentahaftfläche, aus der es kurz zuvor noch heftig geblutet hat, wird durch Gerinnungsvorgänge abgedichtet. Unterstützend kontrahiert sich der Uterus, wodurch sich die Wundfläche verkleinert.

Zumeist ist die Gebärende ein bis zwei Stunden nach einer normalen Geburt schon wieder „auf den Beinen". Immer mehr Eltern verlassen wenige Stunden später schon das Krankenhaus – man spricht dann von einer ambulanten Geburt.

FRAGE 21.10
Welche Probleme ergeben sich häufig im Wochenbett?

Antwort Das Wochenbett ist der Abschnitt, der nach der Geburt der Plazenta beginnt und etwa **sechs bis acht Wochen** andauert. In diesem Zeitraum erfolgt die **Rückbildung der schwangerschaftsbedingten Veränderungen.**

In den Tagen nach der Geburt bildet sich der Uterus rasch zurück, wobei die Rückbildung durch **Uteruskontraktionen** unterstützt wird, die oft als recht schmerzhafte Nachwehen erlebt werden. Durch den Gewebsabbau im Uterus entsteht der **Wochenfluss:** zunächst blutige und dann zunehmend blassfarbene Sekrete, die nach vier bis sechs Wochen versiegen. Der Wochenfluss, auch **Lochien** genannt, ist bereits wenige Stunden nach der Geburt bakterienhaltig, ein Kontakt mit den hochempfindlichen Brüsten muss wegen der Entzündungsgefahr vermieden werden. Zusätzlich kann die **hormonelle Umstellung nach der Geburt** bei vielen Frauen etwa am zweiten bis vierten Tag nach der Entbindung zu **Wochenbettdepressionen** führen. Während dieser Zeit empfinden die Frauen Ängste und Zweifel, inwieweit sie der Verantwortung gegenüber dem Neugeborenen gerecht werden können.

FRAGE 21.11
Welche Maßnahmen beinhaltet die Rückbildungsgymnastik?

Antwort Bereits 24 Stunden nach der Geburt kann unter normalen Umständen mit der Rückbildungsgymnastik begonnen werden. Diese beinhaltet zu Beginn eher schonende Maßnahmen, wie das **Erlernen von übungsrelevanten Atmungsformen,** um eine intraabdominale Druckerhöhung weitestgehend zu vermeiden. Hand in Hand mit der Aufklärung über Lage und Funktion der Beckenbodenmuskulatur erfolgt dann die **Erarbeitung der Beckenbodenmuskelspannung,** zunächst in Rückenlage mit angestellten Beinen. Gleichermaßen wird dann über Lage und Funktion der Bauchmuskulatur aufgeklärt und eine **synergistische Bauchmuskelspannung erarbeitet.** Im weiteren Verlauf der Rückbildungsgymnastik folgen die Erarbeitung einer Grundspannung in verschiedenen Ausgangsstellungen, die Aufklärung über die Funktionseinheit von Beckenboden und Bauchmuskeln sowie die **Kräftigung der Bauch- und Beckenbodenmuskulatur unter Beibehaltung der Grundspannung.** Die Beckenbodengymnastik umfasst schließlich auch Maßnahmen, die Aktivitäten unter Alltagsbedingungen trainieren und die für Alltagsbelastungen des Beckenbodens sensibilisieren: Beim Heben und Tragen, Husten, Niesen, Pressen beim Stuhlgang, Joggen, Krafttraining und auch bei längerem Stehen entsteht verstärkter Druck.

Die vollständige Rehabilitation der Bauch- und Beckenbodenmuskulatur kann **insgesamt bis zu sechs Monaten** dauern.

KAPITEL

22 Die sensomotorische Entwicklung des Kindes

22.1 Fragenübersicht

Frage 22.1

Was versteht man unter dem Konvergenzprinzip?

Frage 22.2

Warum werden Jungen im Allgemeinen größer als Mädchen?

Frage 22.3

Charakterisieren Sie kurz die Eigenschaften der Basissinne.

Frage 22.4

Warum gibt es enge Verbindungen zwischen dem vestibulären und dem akustischen Wahrnehmungssystem?

Frage 22.5

Nennen Sie Bewegungsfunktionen, die durch das vestibuläre System beeinflusst werden.

Frage 22.6

Was geschieht, wenn die Waltezeit eines Reflexes zu lange dauert?

Frage 22.7

Welche Funktionen haben die Stellreaktionen?

Frage 22.8

Welcher Reflex wird in der Fechterstellung sichtbar?

Frage 22.9

Nennen Sie mögliche Folgen von Sauerstoffmangel vor, während und kurz nach der Geburt eines Kindes.

Frage 22.10

Was versteht man unter der KISS-Symptomatik? Welche Probleme treten dabei auf?

Frage 22.11

Was ist das APGAR-Schema und welche Funktionen werden damit beurteilt?

Frage 22.12

Warum kann ein Neugeborenes Bewegungen nicht mehr ausführen, die es im Mutterleib bereits beherrschte?

Frage 22.13

Welche Ursachen gibt es für Frühgeburt? Nennen Sie Beispiele.

Frage 22.14

Wann ist der Säugling in der Lage, sich aus der Rückenlage in die Bauchlage zu drehen?

Frage 22.15

Beschreiben Sie die Bewegungsabläufe, die für das „Greifen über die Körpermittellinie" von Bedeutung sind.

Frage 22.16

Welche Handlungsmöglichkeiten eröffnen der „Gartenzwerg" und der „schräge Sitz"?

Frage 22.17

Welche Fortbewegungsart wird durch das Rocking vorbereitet?

Frage 22.18

Nennen Sie Vor- und Nachteile von standardisierten Entwicklungstests.

22.2 Fragen und Antworten

FRAGE 22.1
Was versteht man unter dem Konvergenzprinzip?

Antwort Das Konvergenzprinzip beschreibt eine **allgemeingültige Sichtweise der kindlichen Entwicklung,** bei der genetische Programme, Umwelteinflüsse und auch die Eigenaktivität des Menschen als relevante Faktoren berücksichtigt werden. **Entwicklung wird danach als offenes System aufgefasst, das durch die sich ständig gegenseitig beeinflussenden Faktoren bestimmt und verändert wird.** Sichtbar wird die kindliche Entwicklung dabei in Wachstum, Reifung und Differenzierung.

FRAGE 22.2
Warum werden Jungen im Allgemeinen größer als Mädchen?

Antwort Zu Beginn der Pubertät kommt es durch das **Zusammenwirken von Wachstums- und Sexualhormonen** zu einem **pubertären Wachstumsschub.** Dieser Schub dauert so lange, wie ausreichend Wachstumshormone ausgeschüttet werden, was in der Regel bis Ende der Pubertät der Fall ist. Dabei bilden sich auf der zur Epiphyse zeigenden Grenzfläche der **Wachstumsfuge** neue Knorpelzellen, die auf der zur Diaphyse zeigenden Grenzfläche durch Knochenzellen ersetzt werden. Die Produktion von Wachstumshormonen wird allerdings bereits mit Beginn der Pubertät nach und nach eingestellt. Diese **Phase dauert bei Jungen im Allgemeinen länger als bei Mädchen,** da die Geschlechtshormone den Epiphysenschluss unterschiedlich beeinflussen.

Mit dem Erreichen der endgültigen Körpergröße sind jedoch die Wachstumsvorgänge insgesamt noch nicht abgeschlossen, da das Knochengewebe ständigen Auf- und Abbauprozessen unterliegt.

FRAGE 22.3
Charakterisieren Sie kurz die Eigenschaften der Basissinne.

Antwort Die Basissinne werden von dem **taktilen, dem propriozeptiven und dem vestibulären Sinnessystem** gebildet. Die Koordination dieser Systeme führt zur Grundordnung des zentralen Nervensystems. Eine **ganzheitliche Körperwahrnehmung** wird erst durch das Zusammenspiel der taktilen, propriozeptiven und vestibulären Sinneswahrnehmung ermöglicht. Sie sind **Bausteine der emotionalen Stabilität** und spielen insbesondere für die **motorische Entwicklung,** aber auch für die **Therapie von bewegungs- und wahrnehmungsgestörten Kindern** eine erhebliche Rolle.

Die **Sinnesorgane des taktilen Systems** befinden sich überwiegend in der **Haut** und erfassen neben Berührungsreizen auch mechanische und thermische Reize. Das taktile System vermittelt Tastinformationen und ermöglicht die Diskriminierungsfähigkeit von unterschiedlichen Hautreizen, etwa bei unterschiedlichen Qualitäten oder auch Intensitäten. Auch Schmerz wird über die taktile Wahrnehmung registriert, die Zuordnung ist Kindern allerdings erst ab dem zweiten bis dritten Lebensjahr möglich. Als **Sinnesorgane für das propriozeptive System** dienen **spezielle Nervenzellen in Muskeln, Sehnen, Bändern, Gelenkkapseln und Knochen.** Das propriozeptive System vermittelt unter anderem Informationen über die Stellung der Gelenke und die Lageveränderung des Körpers im Raum sowie von Körperteilen zueinander, ohne dass dabei eine optische Kontrolle stattfinden muss. Die **Sinnesorgane des vestibulären Systems** befinden sich – ebenso wie die des akustischen Systems – **im Innenohr.** Neben Erfahrungen der Schwerkraft auf den Körper vermittelt das vestibuläre System auch Informationen über Drehbeschleunigungen. Sie ermöglichen unter anderem, die eigenen Körperbewegungen von denen des Raumes zu unterscheiden. Ferner sind sie essenziell für die Entwicklung und die Erhaltung des kinästhetischen Sinns, des Gleichgewichtssinns und für die Bewegungskontrolle.

FRAGE 22.4

Warum gibt es enge Verbindungen zwischen dem vestibulären und dem akustischen Wahrnehmungssystem?

Antwort Die Rezeptoren des vestibulären Systems befinden sich ebenso wie die des akustischen Systems im **Innenohr.** Beide Organe haben zwar unterschiedliche Funktionen, die Informationen aus beiden Organen werden jedoch über einen gemeinsamen Leitungsstrang, den **Nervus vestibulocochlearis (VIII. Hirnnerv),** an das zentrale Nervensystem übermittelt. Gemeinsam mit den Blutgefäßen, die das Ohr versorgen, verläuft dieser Nerv vom Innenohr durch den inneren Gehörgang in das Schädelinnere.

FRAGE 22.5

Nennen Sie Bewegungsfunktionen, die durch das vestibuläre System beeinflusst werden.

Antwort Das vestibuläre System ist unter anderem für die Entwicklung und Erhaltung des **Gleichgewichts** zuständig und damit an sehr vielen Bewegungsfunktionen beteiligt. Der Gleichgewichtssinn dient zusammen mit den anderen Sinnesorganen der **Orientierung im Raum** sowie der **Aufrechterhaltung von Kopf- und Körperhaltung in Ruhe und bei Bewegung.** Die gemeinsame Verarbeitung von Informationen aus der vestibulären und der propriozeptiven Wahrnehmung ermöglicht es beispielsweise, einen Gegenstand mit den Augen zu verfolgen und/oder den Körper auf einer labilen Unterlage auszubalancieren.

FRAGE 22.6

Was geschieht, wenn die Waltezeit eines Reflexes zu lange dauert?

Antwort Unter dem Begriff Waltezeit versteht man den **Zeitraum, in dem ein frühkindlicher Reflex physiologisch vorkommt** und dementsprechend auch ausführbar sein sollte. Zeigt sich ein Reflex über seine Waltezeit hinaus, ist er pathologisch, denn er **verhindert die weitere physiologische Entwicklung des Kindes.**

Zum Beispiel werden Motorik und Körperhaltung eines sechs bis acht Wochen alten Kindes normalerweise durch die sogenannte Fechterstellung geprägt, die als Folge des asymmetrisch tonischen Nackenreflexes auftritt. Damit das Kind allerdings im Laufe seiner Entwicklung den Hand-Mund-Kontakt und später den Hand-Hand-Kontakt entwickeln kann, muss diese Reaktion bis zum dritten Monat in höhere Motorik integriert sein.

Nicht zu verwechseln sind diese primären Reflexe und Reaktionen mit den physiologischen Reflexen und Reaktionen. **Physiologische Reflexe** entwickeln sich beginnend mit dem ersten Lebensjahr und bleiben das ganze Leben lang bestehen. Ein Beispiel dafür ist der optikofaziale Schutzreflex, durch den die Augen reflektorisch verschlossen werden, wenn sich ihnen ein Fremdkörper nähert.

FRAGE 22.7

Welche Funktionen haben die Stellreaktionen?

Antwort Stellreaktionen sind automatische, unbewusste, **vom Mittelhirn gesteuerte Schutzreaktionen.** Sie werden mit der Reifung kortikaler Zentren in die Motorik, insbesondere in die Gleichgewichtsreaktionen, integriert. Stellreaktionen **ermöglichen eine ständige Korrektur der Körperhaltung und gewährleisten so die Koordination der Bewegungen.**

Stellreaktionen dienen dazu, **den Kopf, den Rumpf und die Körperteile bei einer Lageveränderung im Raum einzustellen,** d. h., durch Stellreaktionen wird der Kopf an der Körperlängsachse ausgerichtet, der Körper im Raum eingestellt und Körperteile zueinander ausgerichtet. Die Stellreaktionen umfassen demnach die **Halsstellreaktion,** die **Labyrinthstellreaktion,** die **Körperstellreaktion** auf den Kopf und die **optische Stellreaktion.**

FRAGE 22.8

Welcher Reflex wird in der Fechterstellung sichtbar?

Antwort In der Fechterstellung wird der **asymmetrisch tonische Nackenreflex, kurz ATNR,** sichtbar. Bei einer Seitwärtsdrehung des Kopfes streckt das **sechs bis acht Wochen alte Kind** auf der Gesichtsseite den Arm und das Bein bei gleichzeitiger Innenrotation und locker gefausteter Hand bzw. Plantarflexion des Fußes. Auf der Hinterhauptsseite findet währenddessen sowohl am Arm als auch am Bein eine maximale Flexion in allen Gelenken statt. Der ATNR ist mit Ausnahme der sechsten bis achten Woche immer pathologisch, wenn er konstant und in voller Ausprägung auftritt.

FRAGE 22.9

Nennen Sie mögliche Folgen von Sauerstoffmangel vor, während und kurz nach der Geburt eines Kindes.

Antwort Sauerstoffmangel, auch als **Hypoxie** bezeichnet, ist vor, während und kurz nach der Entbindung ein erhebliches Gesundheitsrisiko für das Kind, da er zu **Hirnblutungen** führen kann. In diesem Fall sind Störungen bei der Entwicklung des Kindes zu befürchten, wobei das Spektrum in Abhängigkeit von Ausmaß und Lokalisation der Blutung von geringen Beeinträchtigungen bis hin zu massiven körperlichen und geistigen Behinderungen reicht.

Die **infantile Zerebralparese** ist Folge einer frühkindlichen Hirnschädigung, welche überwiegend durch Sauerstoffmangel ausgelöst wird. Es handelt sich dabei um eine bleibende, aber nicht zwangsläufig unveränderbare sensomotorische Störung der kindlichen Entwicklung. Betroffene Kinder entwickeln häufig pathologische Haltungs- und Bewegungsmuster. Ein gestörter Muskeltonus und eine pathologische Reflexaktivität führen zu unterschiedlich ausgeprägten geistigen und körperlichen Behinderungen.

FRAGE 22.10

Was versteht man unter der KISS-Symptomatik? Welche Probleme treten dabei auf?

Antwort Die Abkürzung „KISS“ steht für **Kopfgelenk-induzierte Symmetrie-Störung.** Unter dem Begriff KISS-Symptomatik werden **neben orthopädischen Problemen der Asymmetrie auch Verhaltensauffälligkeiten, beispielsweise unverhältnismäßiges Schreien des Säuglings, sowie vegetative Störungen,** z. B. in Form von übermäßigem Schwitzen, verstanden. Fehlstellungen der oberen Kopfgelenke können insbesondere durch Zug- und Drehbewegungen am kindlichen Kopf, die während der Geburt die Austreibung unterstützen sollen, verursacht werden. Man geht davon aus, dass eine im Säuglingsalter unbehandelte KISS-Symptomatik im Vorschul- und Schulalter Entwicklungsstörungen, insbesondere Wahrnehmungsstörungen, nach sich ziehen kann. Diese Störungen werden unter dem Begriff **„Kopfgelenk-induzierte Dysgnosie-Dyspraxie“, kurz KIDD,** zusammengefasst.

FRAGE 22.11

Was ist das APGAR-Schema und welche Funktionen werden damit beurteilt?

Antwort Das APGAR-Schema ist ein **Punkte-Schema zur Zustandsbeurteilung von Neugeborenen unmittelbar nach der Geburt.** Jeder Buchstabe des Nachnamens der Erstbeschreiberin, Dr. Virginia Apgar, steht dabei für folgende Beurteilungskriterien: **Atembewegung, Puls, Grundtonus, Aussehen und Reflexerregbarkeit**. Bewertet wird dabei pro Kriterium zwischen 0 und 2 Punkten, wobei eine hohe Punktzahl Unauffälligkeit und eine niedrige Punktzahl eine akut ausgeprägte Gefährdung kennzeichnen. Die Summe der Punkte pro Beurteilungskriterium wird in einer Gesamtpunktzahl zusammengefasst und ebenfalls beurteilt. Dementsprechend erhält das Kind die beste Gesundheitsprognose, wenn es insgesamt 10 Punkte erhält.

Das standardisierte Schema erlaubt Aussagen darüber, wie gut die körperliche Adaptation des Neugeborenen an das postpartale Leben gelingt. Zum Beispiel kann relativ zuverlässig festgestellt werden, ob eine intensivmedizinische Versorgung des Kindes erforderlich ist.

FRAGE 22.12

Warum kann ein Neugeborenes Bewegungen nicht mehr ausführen, die es im Mutterleib bereits beherrschte?

Antwort Auf das Kind wirken nach der Geburt zahlreiche neue Sinneseindrücke ein, die zu einer regelrechten Reizüberflutung führen. Nach **Vojta** führt das zu dem Phänomen, dass **niedrige Hirnzentren zum Schutz vor der Reizüberflutung die intrauterin bereits aktiven höheren Zentren vorübergehend überlagern.** Daher kann das Neugeborene Bewegungen, die es im Mutterleib bereits beherrschte, nach der Geburt vorübergehend nicht mehr ausführen.

Hinzu kommt, dass sich das Neugeborene **mit der Schwerkraft auseinandersetzen muss.** Seine Spontanmotorik ist daher zunächst eher durch Massenbewegungen gekennzeichnet.

FRAGE 22.13

Welche Ursachen gibt es für Frühgeburt? Nennen Sie Beispiele.

Antwort Die Ursachen einer Frühgeburt sind vielfältig. Bei den Risikofaktoren für eine Frühgeburt kann zwischen den drei Gruppen **mütterliche Faktoren, kindliche Faktoren und soziale Faktoren** unterschieden werden. **Bestimmte Infektionen während der Schwangerschaft** zählen beispielsweise zu den mütterlichen Risikofaktoren. **Fehlbildungen,** also Embryo- oder Fetopathien, zählen zu den kindlichen Faktoren, während insbesondere **Alkohol- und Medikamentenabusus** als soziale Faktoren für eine verfrühte Geburt eines Kindes verantwortlich sein können.

FRAGE 22.14

Wann ist der Säugling in der Lage, sich aus der Rückenlage in die Bauchlage zu drehen?

Antwort Das erste Lebensjahr eines Kindes wird in vier **Abschnitte von je drei Monaten** eingeteilt, die man als **Trimenon** bezeichnet. Im zweiten Trimenon, also vom **vierten bis zum sechsten Monat,** entdeckt der Säugling seinen Körper mit den Händen und den Augen. Indem er **in der Rückenlage mit einer Hand über die Körpermitte greift,** leitet er die Drehung zur Seite und auf den Bauch ein. Das koordinierte Drehen wird im fünften Monat vorbereitet und nach einer erneuten kurzen Phase der Symmetrie im sechsten

Monat bewerkstelligt. Ungefähr ab dem siebten Monat beginnt das Kind mit dem Rollen, also einer Folge dynamischer Bewegungsübergänge zwischen Rückenlage, Seitlage und Bauchlage.

FRAGE 22.15

Beschreiben Sie die Bewegungsabläufe, die für das „Greifen über die Körpermittellinie" von Bedeutung sind.

Antwort Indem der Säugling mit ungefähr viereinhalb Monaten beginnt, aus der Rückenlage über die Körpermitte zu greifen, leitet er eine Drehung zur Seite ein. Gezielt über die Mitte hinweg zu greifen, lernt er im fünften Monat. Dabei kommt es zur **Gewichtsverlagerung,** zur **Schrägstellung des Beckens in der Frontalebene** – wobei sich die kurze Seite auf der Hinterhauptsseite befindet – und zur **Drehung zur Gesichtsseite.**

Das Kind kann so den ganzen Körper mit seinen Händen erkunden und vor allem **über den Hand-Hand-Kontakt, den Hand-Genital-Kontakt sowie den Hand-Knie-Kontakt ein Körperschema aufbauen.** Am Ende des sechsten Monats greift der Säugling Gegenstände in der Körpermitte, d.h., dass die Split-brain-Phase nicht mehr aktiv ist, sondern die beiden Gehirnhälften aufeinander abgestimmt arbeiten.

FRAGE 22.16

Welche Handlungsmöglichkeiten eröffnen der „Gartenzwerg" und der „schräge Sitz"?

Antwort Den **„Gartenzwerg"**, eine **stabile Position in der Seitenlage,** erreicht das Kind **im dritten Trimenon.** Es kann dadurch die **Dreidimensionalität des Raumes erobern,** indem es aus dieser Position heraus nach oben greift. Dabei verlagert es das Körpergewicht in der Seitlage nach ventral-kaudal und stützt sich seitlich auf den Ellenbogen.

Verlagert das Kind im Laufe der Bemühungen, noch höher greifen zu wollen, sein Gewicht weiter in Richtung des unten liegenden Oberschenkels nach kaudal-ventral und stützt sich seitlich auf die Hand ab, befindet es sich im **„schrägen Sitz".** Aus dieser Position heraus kann das Kind **Gegenstände, etwa Spielzeug, mit nur einer Hand erkunden.**

FRAGE 22.17

Welche Fortbewegungsart wird durch das Rocking vorbereitet?

Antwort Beim Rocking befindet sich das Kind **im Vierfüßlerstand und schaukelt auf den Händen und den Knien vor und zurück.** Dabei lernt es, den Schwerpunkt symmetrisch zu verlagern und bereitet dadurch das **Robben** vor.

Beim Robben setzt das Kind aus dem symmetrischen Ellenbogenstütz einen Ellenbogen vor der Schulter auf, stützt und zieht den Rumpf vorwärts bis zu diesem Punkt oder sogar ein Stück darüber hinaus. Der Körperschwerpunkt wird dabei nach kranial-lateral zum stützenden Ellenbogen verlagert. Die Bewegungen werden alternierend durchgeführt. Die Beine haben dabei keine Fortbewegungsfunktion, sondern werden locker hinterhergezogen.

FRAGE 22.18

Nennen Sie Vor- und Nachteile von standardisierten Entwicklungstests.

Antwort Mit standardisiertem Material und Anweisungen ist es möglich, die **Testdurchführung jederzeit und unabhängig von der Person wiederholen** zu können. Es besteht allerdings die Gefahr, dass die **individuelle Entwicklung des Kindes zu wenig Berücksichtigung findet,** da es ausschließlich nach seinem Alter beurteilt wird. Qualitative Beobachtungskriterien, die der Frage nachgehen, wie das Kind die Bewegung ausführt, bleiben hierbei unberücksichtigt.

KAPITEL

23 Leistungsphysiologie und Trainingslehre

23.1 Fragenübersicht

Frage 23.1

Wie können die Komponenten einer Übung so dosiert werden, dass der Akzent dieser Übung einmal auf Kraft, einmal auf Ausdauer und einmal auf Schnelligkeit liegt?

Frage 23.2

Was versteht man unter dem Begriff Repetitionsmaximum?

Frage 23.3

Welche Steigerungsprinzipien können bei einer Kraftübung beim Patienten benutzt werden, ohne die Übung wesentlich zu verändern?

Frage 23.4

Auf welchem biologischen Prinzip beruht das Phänomen Trainingsreiz?

Frage 23.5

Welche Faktoren bestimmen, ob ein bestimmter Reiz eine Überbelastung für eine bestimmte Person darstellt?

Frage 23.6

Was ist der biologische Reiz zur Steigerung der muskulären Maximalkraft? Durch welche Reaktion im Muskelgewebe kommt dieser Kraftanstieg zustande?

Frage 23.7

Welche Erscheinungsformen von Kraft und Muskelanspannung gibt es?

Frage 23.8

Beschreiben Sie verschiedene medizinische Fitnessgeräte und unterscheiden Sie nach dem Wirkungsprinzip.

Frage 23.9

Nennen Sie unterschiedliche Einflussgrößen auf die Ausbildung von Muskelkraft.

Frage 23.10

Ein Patient trainiert unter physiotherapeutischer Anleitung bereits zwei Wochen. Hierdurch ist zwar eine Kraftverbesserung eingetreten, aber kein sichtbarer Muskelzuwachs. Der Patient versteht dieses Phänomen nicht. Wie würden Sie es ihm erklären?

Frage 23.11

Welche Zusammenhänge bestehen zwischen den Begriffen „Steady state", „maximale Sauerstoffaufnahmekapazität" und „periphere Sauerstoffutilisation"?

Frage 23.12

Welchen Einfluss haben Ausdauertraining und Immobilisation auf das Verhältnis der Muskelfasertypen?

Frage 23.13

Wieso wird der Austausch von Sauerstoff im Gewebe durch Dauertraining verbessert?

Frage 23.14

Welchen Einfluss hat Training auf die Kapillarisation und die Endothelfunktion?

Frage 23.15

Was ist eine lohnende Pause?

Frage 23.16

Welchen Anteil haben die Energieträger Fett und Kohlehydrate für die Energiebereitstellung während körperlicher Leistung?

Frage 23.17

Inwieweit wird das Training von Typ-III-Muskelfasern in der Physiotherapie angewendet und wie wird es praktisch ausgeführt?

Frage 23.18

Warum kann man während des Erlernens bisher unbekannter Bewegungen kaum ein Gespräch führen, während dies beim Trainieren bereits bekannter Bewegungen viel einfacher ist?

Frage 23.19

Welche Mittel kann ein Physiotherapeut anwenden, um beim Koordinationstraining einen optimalen Lerneffekt zu erreichen?

Frage 23.20

Durch einen Schmerzzustand sind bei einem Patienten bestimmte Muskeln immobil geworden. Erklären Sie, was im Muskelgewebe passiert, wenn die Muskeln nach fünf Tagen, nach fünf Wochen oder nach fünf Monaten gedehnt werden.

Frage 23.21

Warum ist die Beibehaltung der vollen Mobilität eines Gelenkes auch für die Begleitstrukturen wie Gelenkkapsel, Bänder, Gelenkknorpel und Synovia wichtig?

Frage 23.22

Wie wird die Ausdauerleistungsfähigkeit beim Fahrradergometertest oder beim Laufbandtest festgestellt?

Frage 23.23

Definieren Sie die Begriffe „aerobe“ und „anaerobe Schwelle“.

Frage 23.24

Was misst man mit der Berg-Balance-Skala und was mit der Borg-Skala?

Frage 23.25

Welche biologischen Vorgänge führen bei einer maximalen Anstrengung nach 10 Sekunden, 50 Sekunden oder einer Stunde zur muskulären Ermüdung? Welche jeweiligen Erholungszeiten müssen eingehalten werden?

Frage 23.26

Wovon hängen die Erholungszeiten nach erschöpfender Belastung ab?

Frage 23.27

Wozu dienen Trainings- und Rehabilitationsschemata?

23.2 Fragen und Antworten

FRAGE 23.1
Wie können die Komponenten einer Übung so dosiert werden, dass der Akzent dieser Übung einmal auf Kraft, einmal auf Ausdauer und einmal auf Schnelligkeit liegt?

Antwort Bei Übungen gegen einen gesetzten Widerstand, zum Beispiel das Gewicht in einem Zugturm, stehen die drei **Komponenten Bewegungsgeschwindigkeit, Reizintensität und Reizdauer** in einem bestimmten Verhältnis zueinander. Dieses **Verhältnis bestimmt, ob der Akzent des Trainings auf Kraft, Ausdauer oder Schnelligkeit liegt.** Soll also beispielsweise der **Akzent auf der Kraft** liegen, müssen die gesetzten **Widerstände durch schwerere Gewichte höher dosiert** werden. Dabei ist allerdings zu berücksichtigen, dass der Mensch nur ein begrenztes Maß an Energie verbrauchen kann. Physikalisch gesehen ist die aufgewendete Energie, die beim Training „verbraucht" wird, ein Produkt aus den Faktoren Intensität, Dauer und Geschwindigkeit. Das bedeutet für die Übung mit dem Akzent auf der Kraft, dass **mit einer Erhöhung der Kraftkomponente zumindest eine der drei anderen Komponenten, zum Beispiel die Reizdauer, kleiner wird.**

Zielgerichtete Trainings- und Therapiereize lassen sich bei der Dosierung insgesamt noch in **weitere Komponenten** zerlegen. Um optimale Reize setzen zu können, wird die Dosierung der einzelnen Komponenten **Reizqualität, Reizintensität, Reizdauer, Reizdichte, Reizumfang und totale Reizfrequenz** dem jeweiligen Trainingsziel angepasst.

FRAGE 23.2
Was versteht man unter dem Begriff Repetitionsmaximum?

Antwort Der Begriff Repetitionsmaximum bezeichnet die **Zahl von Wiederholungen, bei denen eine Person einen bestimmten Widerstand ohne Ausweichbewegungen und technisch korrekt über einen festgelegten Weg bewegen kann.**

Insbesondere im Kraftsport dient das Repetitionsmaximum der Bestimmung des Widerstandsmaximums. Das Widerstandsmaximum ist der Widerstand, den man in einer festgelegten Bewegungsbahn mit einer bestimmten Geschwindigkeit höchstens einmal überwinden kann – oder den man in einer bestimmten Position für eine gewisse Zeit lang halten kann. Da es dabei schnell zu Überbelastungen der beteiligten Körperstrukturen kommen würde, handelt es sich nicht um einen realistischen Trainingswert. Deshalb wird zur Bestimmung des Widerstandsmaximums das Repetitionsmaximum herangezogen und entsprechend umgerechnet.

FRAGE 23.3
Welche Steigerungsprinzipien können bei einer Kraftübung beim Patienten benutzt werden, ohne die Übung wesentlich zu verändern?

Antwort Ohne die Übung wesentlich zu verändern, können Kraftübungen durch eine **Erhöhung der Reizintensität** gesteigert werden, beispielsweise in Form einer Verlängerung der Bewegungsbahn, einer Steigerung des Widerstands oder einer Vergrößerung des Gegengewichts. Auch ein längerer Lastarm kann beim Patienten benutzt werden, um den Trainingsreiz zu vergrößern, ohne dass dabei die grundsätzliche Übung verändert werden muss. **Variationen in der Bewegungsebene** ermöglichen ebenso eine Steigerung der Intensität, indem Übungen gegen die Schwerkraft ausgeführt werden. Veränderbar ist auch die **Art der Bewegungsausführung:** Wenn zum Beispiel ein Widerstand exzentrisch bewältigt werden kann, heißt das noch lange nicht, dass dies auch konzentrisch möglich ist.

FRAGE 23.4
Auf welchem biologischen Prinzip beruht das Phänomen Trainingsreiz?

Antwort **Reize,** die während des Trainings oder auch während der Therapie gesetzt werden, **stören das biochemische Gleichgewicht des Organismus, also das innere Milieu.** Der Organismus ist wiederum bestrebt, dieses biochemische Gleichgewicht aufrechtzuerhalten, indem er auf die erhöhte Beanspruchung mit **Anpassungsvorgängen** der Organe und Gewebe reagiert. Der Trainings- oder auch Therapiereiz veranlasst den Organismus also, sich anzupassen.

Die Anpassungsvorgänge des Organismus auf einen Reiz sind allerdings nicht immer gleich, sondern hängen von mehreren Faktoren ab. Eine wichtige Rolle spielt dabei das **Verhältnis von der Art der Belastung zu der Belastbarkeit des Organismus.** Belastung wird dabei durch externe Komponenten, wie zum Beispiel die Atmosphäre, bestimmt. Belastbarkeit ist hingegen von der Konstitution, dem momentanen allgemeinen körperlichen und geistigen Zustand sowie dem momentanen lokalen Zustand des Gewebes abhängig.

FRAGE 23.5
Welche Faktoren bestimmen, ob ein bestimmter Reiz eine Überbelastung für eine bestimmte Person darstellt?

Antwort Ob ein Reiz eine Überbelastung für eine bestimmte Person darstellt, wird durch eine Vielzahl von unterschiedlichen Faktoren bestimmt. Die Reaktion des Organismus auf einen Reiz hängt im Wesentlichen vom **Verhältnis der Art der Belastung zur individuellen Belastbarkeit des Organismus** ab. Die **Belastung** wird durch **externe Komponenten wie Temperatur, Atmosphäre, Untergrund und Reizcharakteristik** bestimmt, während die **Belastbarkeit von der Konstitution, dem momentanen allgemeinen körperlichen und geistigen Zustand, der momentanen Reizschwelle und dem momentanen lokalen Zustand des Gewebes** abhängt.

Die individuelle Betrachtung der Faktoren ist insbesondere während der Therapie von großer Wichtigkeit, da diese starken Schwankungen unterliegen, beispielsweise als Folge einer sich verändernden psychosozialen Situation.

FRAGE 23.6

Was ist der biologische Reiz zur Steigerung der muskulären Maximalkraft? Durch welche Reaktion im Muskelgewebe kommt dieser Kraftanstieg zustande?

Antwort Zur Steigerung der Maximalkraft eines Muskels sind als Reiz adäquate **dynamische oder statische Muskelkontraktionen** erforderlich, beispielsweise die Bewältigung eines großen Widerstandes über einen kurzen Zeitraum. Als physiologische Reaktion bewirkt das Maximalkrafttraining **Anpassungserscheinungen an den Aktin- und Myosinfilamenten des Muskels sowie am Nervensystem,** was insgesamt einen Kraftanstieg bedingt. Die Begründung liegt darin, dass die **Maximalkraft eines Muskels durch die Fläche seines Querschnitts, die Anordnung seiner Muskelfasern, die Anzahl der gleichzeitig aktivierten motorischen Einheiten sowie die Aktivierungsfrequenz der motorischen Einheiten bestimmt** wird.

FRAGE 23.7

Welche Erscheinungsformen von Kraft und Muskelanspannung gibt es?

Antwort Bei der **Muskelkraft** lassen sich Maximalkraft, Dauerkraft und Schnellkraft unterscheiden. Die **Maximalkraft** dient der Bewältigung großer Widerstände über einen kurzen Zeitraum, die **Dauerkraft** der Bewältigung relativ geringer Widerstände über einen längeren Zeitraum und die **Schnellkraft** der Bewältigung relativ geringer Widerstände über einen kurzen Zeitraum.

Muskelanspannungen können in ihrer Erscheinungsform in **statische** und **dynamische Muskelkontraktionen** unterteilt werden. Im Gegensatz zur statischen findet nur bei der dynamischen eine sichtbare Gelenkbewegung statt. Intramuskulär laufen allerdings bei beiden Kontraktionsformen Bewegungen ab, die therapeutisches Nutzungspotenzial bieten.

Dynamische Bewegungen können in konzentrische und exzentrische Bewegungen eingeteilt werden. Dabei spricht man von einer **konzentrischen** Bewegung, wenn die **aufgewendete Muskelkraft größer ist als die einwirkende Kraft, sodass sich der Muskel aktiv verkürzt.** Dagegen ist bei einer dynamisch **exzentrischen** Bewegung die **einwirkende Kraft größer als die Muskelkraft,** beispielsweise wenn ein Gewicht den Muskel zum Nachlassen oder Abbremsen zwingt.

FRAGE 23.8

Beschreiben Sie verschiedene medizinische Fitnessgeräte und unterscheiden Sie nach dem Wirkungsprinzip.

Antwort Die häufigsten Geräte in der medizinischen Fitness- und Trainingstherapie sind solche mit **Steckgewichten.** Ein Beispiel dafür stellt der Zugturm dar, bei dem der Widerstand durch einen **Stapel an Gewichten mit einem verstellbaren Pinn** bestimmt und **über einen Hebel- oder Seilzugmechanismus bewältigt** wird. Bei einem konstanten Widerstand variieren die intramuskulären Kräfte durch **konzentrische Kraft bei der Beschleunigung und exzentrische Kraft bei der Verzögerung.**

Im Gegensatz zum Steckgewichtsprinzip wird bei **Luftdruckapparaten** in einem geschlossenen Röhrensystem ein Druck aufgebaut, der als regulierbarer Widerstand für hin- und rückführende Bewegungen dient. Bei **hydraulischen Apparaten** wird ebenfalls mit Druck in einem geschlossenen System gearbeitet, wobei die Widerstandsregulierung über Flüssigkeit erfolgt, die durch kleine Öffnungen gepresst wird. Die Bewegungsgeschwindigkeit ist von der Lichtung dieser Öffnung abhängig, die während der Bewegungsausführung nahezu konstant bleibt. Vergleichbar mit isokinetischen Trainingsapparaten ermöglicht das Drucksystem **doppelt konzentrisches Training,** da der zu bewältigende Widerstand sowohl während der hinführenden als auch während der rückführenden Bewegung anhält. **Isokinetische Apparate** erlauben eine gleichmäßig dynamische **Bewegungsausführung gegen einen sich der Kraft anpassenden Widerstand.** Eine gewählte Bewegungsgeschwindigkeit bleibt konstant, sodass während der gesamten Bewegungsbahn mit maximaler Kraft trainiert werden kann.

FRAGE 23.9

Nennen Sie unterschiedliche Einflussgrößen auf die Ausbildung von Muskelkraft.

Antwort Neben **geschlechtsspezifischen Faktoren** sind vor allem die **Muskellänge,** die **Kontraktionsgeschwindigkeit** sowie der **Gelenkwinkel** bedeutsame Einflussgrößen, die sich auf die Ausbildung der Muskelkraft auswirken können.

Das Maß der absoluten Kraft ist bei Männern im Vergleich zu Frauen durch eine im Durchschnitt größere Körperlänge und Muskelmasse begünstigt. Unabhängig vom Geschlecht hat ein Muskel während seiner **Ruhelage** eine optimale Kraftentwicklungsmöglichkeit, da die **Aktin- und Myosinfilamente in der Position optimal gegenüberliegen.** Findet eine **schnelle Vordehnung** der Muskeln und Sehnen statt, hat das einen **positiven Einfluss auf die anschließende Kontraktion.** Die **Kontraktionsgeschwindigkeit** wird von der **Zusammensetzung der Muskelfasertypen** eines Muskels bestimmt, wobei Typ-III-Muskelfasern die größte Kraft und Kontraktionsschnelligkeit entwickeln. Liegt der Muskel insgesamt **quer zur Längsrichtung des zu bewegenden Knochens,** hat er **biomechanisch seine beste Kraftentwicklung.** Ein optimaler Kraftwinkel entsteht während eines Bewegungsablaufs allerdings häufig nur für kurze Zeit, da die Muskeln durch die Gelenkbewegungen unterschiedliche Positionen einnehmen.

FRAGE 23.10

Ein Patient trainiert unter physiotherapeutischer Anleitung bereits zwei Wochen. Hierdurch ist zwar eine Kraftverbesserung eingetreten, aber kein sichtbarer Muskelzuwachs. Der Patient versteht dieses Phänomen nicht. Wie würden Sie es ihm erklären?

Antwort Die Wirkung von Krafttraining verläuft in Stadien: Im ersten Stadium, also ungefähr **in den ersten acht Wochen,** nimmt die Kraft vor allem dadurch zu, dass sich die **inter- und intramuskuläre Koordination verbessert.** Das bedeutet, dass bei einer maximalen Anspannung mehr Muskelfasern aktiviert und koordiniert werden können. Erst danach, also **im zweiten Stadium,** kommt es zu einem **sichtbaren Muskelzuwachs,** da sowohl die Anzahl als auch der Querschnitt der Myofibrillen zunehmen.

Zu unterscheiden sind in diesem Zusammenhang Muskelfibrillen und Muskelfasern: Die **Anzahl der Muskelfasern bleibt beim Muskelzuwachs konstant,** nur **ihre Querschnittsgröße ändert sich durch eine größere Anzahl und einen größeren Querschnitt der Myofibrillen.**

FRAGE 23.11

Welche Zusammenhänge bestehen zwischen den Begriffen „Steady state", „maximale Sauerstoffaufnahmekapazität" und „periphere Sauerstoffutilisation"?

Antwort Bei **aeroben Ausdauerleistungen** wird die notwendige Energie für die körperliche Arbeit über den **Sauerstoffverbrauch** gewonnen, wobei die **Energiebereitstellung über den Zitrat-Zyklus in den Mitochondrien** erfolgt. Besteht dabei **zwischen der Energiebereitstellung und dem Energieverbrauch ein Gleichgewicht,** spricht man von einem **Fließgleichgewicht oder Steady state.** Unter Dauerbelastung ist die **maximale Sauerstoffaufnahmekapazität** ein direkter Einflussfaktor, der die Fähigkeit des Körpers bestimmt, die Ausdauerleistung durchzuhalten. Die Sauerstoffaufnahmekapazität ist identisch mit der Sauerstofftransportfähigkeit des Herz-Kreislauf-Systems und der peripheren Sauerstoffutilisation, also der Ausnutzung des Sauerstoffs zur Energiebereitstellung.

Im Gegensatz zu aeroben Leistungen **übersteigt der Energiebedarf bei anaeroben Leistungen die für die Energiebereitstellung notwendige Sauerstoffzufuhr,** sodass die Muskulatur **zusätzlich energiereiche Phosphate** nutzt, um unter Bildung von Laktat Energie freizusetzen.

FRAGE 23.12

Welchen Einfluss haben Ausdauertraining und Immobilisation auf das Verhältnis der Muskelfasertypen?

Antwort Studien konnten belegen, dass intensives **Ausdauertraining** die prozentuale **Zusammensetzung der verschiedenen Muskelfasertypen im Muskel zugunsten von langsam kontrahierenden Muskelfasern** verändert. Schnelle Typ-III-Fasern werden dabei zunehmend durch langsame Typ-I-Fasern ersetzt. Demgegenüber kann man bei einer **Immobilisation** über einen längeren Zeitraum, beispielsweise durch einen Gipsverband, eine deutliche **Abnahme der langsamen Typ-I-Fasern der Muskulatur** beobachten. Diese Tatsache ist besonders für die physiotherapeutische Behandlung nach einer längeren Immobilisation wichtig. Da die Typ-III-Fasern schnell ermüden und so die Stabilität nach anhaltender Belastung nicht mehr gewährleisten können, sollte die **Behandlung zunächst mit ruhigen und langsamen Belastungen beginnen,** wodurch die Muskelausdauer erhöht wird.

FRAGE 23.13

Wieso wird der Austausch von Sauerstoff im Gewebe durch Dauertraining verbessert?

Antwort Neben unmittelbar auftretenden Anpassungsreaktionen wie Kapillarerweiterung, Steigerung der Herzarbeit und Erhöhung des Blutdrucks, hat Ausdauertraining **langfristig einen blutdrucksenkenden Effekt, steigert das Schlagvolumen** und führt zu einer **peripheren Kapillarisation sowie Vasodilatation.** Insbesondere durch die periphere Kapillarisation wird die **Sauerstoffversorgung des Gewebes verbessert.** Da die gleiche Menge an Gewebe von einem vergrößerten Kapillarnetz versorgt wird, verkürzen sich die Diffusionswege zu den Zielzellen. Zusammen mit einer **verbesserten Endothelfunktion** bewirkt das vergrößerte Gefäßnetz zudem eine absinkende Fließgeschwindigkeit des Blutes. Dadurch steht insgesamt mehr Zeit für den Stoffaustausch zur Verfügung.

FRAGE 23.14

Welchen Einfluss hat Training auf die Kapillarisation und die Endothelfunktion?

Antwort Training, insbesondere Ausdauertraining, hat einen positiven Einfluss auf die Kapillarisation und die Endothelfunktion. Vor allem durch eine **verbesserte periphere Kapillarisation** wird die **Sauerstoffversorgung des Gewebes ökonomisiert.** Da die gleiche Menge an Gewebe von einem vergrößerten Kapillarnetz versorgt wird, **verkürzen sich die Diffusionswege** zu den Zielzellen. Die Blutverteilung, vor allem in der Skelettmuskulatur, die zum größeren Anteil aus Typ-I-Fasern besteht, wird gleichmäßiger. Zudem kann sogar die **Kapillarisation des Herzens durch das Training gesteigert** werden.

Zusammen mit einer **verbesserten Endothelfunktion** bewirkt das vergrößerte Gefäßnetz auch eine **absinkende Fließgeschwindigkeit des Blutes,** wodurch mehr Zeit für den Stoffaustausch im Gewebe zur Verfügung steht.

FRAGE 23.15

Was ist eine lohnende Pause?

Antwort Das Training mit **Intervallmethoden** zeichnet sich im Gegensatz zum Training mit Dauermethoden dadurch aus, dass es unterbrochen wird. In dieser Phase der Erholung sollte sich leicht aktiv bewegt werden. **Die größte Erholung findet dabei im ersten Drittel der vollständigen Erholung** bis auf das Ausgangsniveau statt. Beim **Intervalltraining** wird dieser Pausenteil mit unvollständiger Erholung benutzt und anschließend wird sofort die nächste Belastungsphase begonnen. Diese Vorgehensweise liegt sehr nahe, da Belastungen beim Sport oder bei der Arbeit häufig in Intervallen stattfinden. Die Trainingsmethode wird so der alltäglichen Situation angepasst.

FRAGE 23.16

Welchen Anteil haben die Energieträger Fett und Kohlehydrate für die Energiebereitstellung während körperlicher Leistung?

Antwort Allgemein werden **bei leichter bis mittelschwerer körperlicher Arbeit sowohl Kohlehydrate als auch Fette** anteilig für die notwendige Energiebereitstellung oxidiert. Eiweiße werden hingegen nur dann zum Teil oxidiert, wenn die Energiebereitstellung durch die Kohlehydrate und Fette nicht ausreicht.

Genauer: Der jeweilige **Anteil der Energieträger für die Energiebereitstellung wird durch die drei Faktoren Leistungsintensität, Trainingszustand und Ernährungszustand bestimmt.** Beispielsweise ist eine trainierte Person im Vergleich zu einer untrainierten besser imstande, Fette zur Energiebereitstellung zu verbrennen, da sie über mehr und größere Mitochondrien verfügt. Damit während des Trainings die erhöhte Beteiligung der Fette am Energiestoffwechsel aktiviert wird, müssen die Belastungen im individuellen aeroben Intensitätsbereich durchgeführt werden.

Fett ist die effizienteste Art von Energielagerung. Allerdings ist die Menge an Energie, die pro Zeiteinheit freigesetzt werden kann, bei der Oxidation von Glykogen, der Speicherform von Kohlehydraten, größer als bei der Oxidation von Fett. Wenn die **Anstrengungsintensität auf über 70 % des maximalen Leistungsvermögens** gesteigert wird, **verringert sich die anteilige Fettoxidation.** Die Muskulatur schaltet auf den Verbrauch ihrer endogenen Glykogenvorräte um. Die totale Energiemenge aus den endogenen Kohlehydraten ist allerdings viel kleiner als die aus dem Fettvorrat und würde theoretisch nur die Energie für 60 bis 90 Minuten Anstrengung liefern.

FRAGE 23.17

Inwieweit wird das Training von Typ-III-Muskelfasern in der Physiotherapie angewendet und wie wird es praktisch ausgeführt?

Antwort Typ-III-Muskelfasern entwickeln große Kraft und auch hohe Kontraktionsgeschwindigkeit. Soll die **Schnellkraft gegen hohe Widerstände** trainiert werden, ist das **Training der Maximalkraft eine wesentliche Voraussetzung.** Das Krafttraining verbessert die Explosivkraft und Schnelligkeit bei hohen Widerständen. Physiotherapeutische Relevanz findet das Training von Typ-III-Muskelfasern beim **phasischen Schnellkrafttraining zur Stabilisierung von Gelenken.** Um Überbelastungen der Gelenke in Situationen mit unerwarteter Krafteinwirkung zu vermeiden, muss das neuromuskulär-arthrogene System in der Lage sein, sehr plötzlich und kräftig zu reagieren. Bei Patienten, die beispielsweise aufgrund einer Kreuzbandverletzung eine verminderte Gelenkstabilität aufweisen, wird ein therapeutisches Stabilitätstraining durchgeführt, um erneuten Verletzungen vorzubeugen. Gemäß dem phasischen Schnellkrafttraining gelten dann die Prinzipien: kurze Übungen, explosive Entwicklung von etwa 80–100 % der statischen Kraft und plötzlicher Start nach vorheriger Entspannung.

FRAGE 23.18

Warum kann man während des Erlernens bisher unbekannter Bewegungen kaum ein Gespräch führen, während dies beim Trainieren bereits bekannter Bewegungen viel einfacher ist?

Antwort **Beim Erlernen bisher unbekannter Bewegungen erfolgt die motorische Steuerung hauptsächlich kortikal** und wird sehr bewusst ausgeführt. Die Bewegungen sind nicht automatisiert und werden häufig von unnötigen Nebenbewegungen begleitet, sodass das Bewusstsein voll und ganz darauf ausgerichtet ist, die Bewegungsabläufe zu koordinieren. Für ein Gespräch bleiben dementsprechend kaum Bewusstseinskapazitäten übrig. Das ist erst der Fall, wenn die Bewegungen bereits bekannter sind. Im Kortex wird dann ein motorisches Programm festgelegt, die Bewegungsabläufe werden zunehmend ökonomischer und für ein Gespräch während des Trainings stehen nun Bewusstseinskapazitäten zur Verfügung.

Laufen die Bewegungen später automatisiert, also ohne Beteiligung des Bewusstseins ab, greift der Kortex nur noch modifizierend in das Bewegungsprogramm ein und sorgt für einen angepassten Bewegungsablauf.

FRAGE 23.19

Welche Mittel kann ein Physiotherapeut anwenden, um beim Koordinationstraining einen optimalen Lerneffekt zu erreichen?

Antwort In der Physiotherapie werden häufig Führungswiderstände zur Verbesserung des Bewegungsgefühls, Approximationen zur Verbesserung des Haltungsgefühls, Anweisungen zur Rhythmik für einen flüssigen Bewegungsablauf sowie verbale Rückmeldungen zur Motivation und zur Unterstützung in der Bewegungsanalyse verwendet. Es handelt sich dabei um **Feedback-Systeme. Für einen optimalen Lerneffekt beim Koordinationstraining benötigt der Organismus ständig Informationen über den Ablauf der Bewegung** zur funktionellen Abstimmung der unterschiedlichen motorischen Zentren des ZNS. Viele dieser Informationen laufen dabei über Feedback-Systeme. Das betrifft sogar den Teil des zentralen Nervensystems, der dem Bewusstsein zugänglich und am Zustandekommen der Bewegung beteiligt ist. Zu Beginn einer Bewegung erfolgt demnach eine **Bewegungsvorstellung,** die sozusagen ein Bild aller motorischen Komponenten ermöglicht. Während der Bewegungsausführung wird der **Bewegungsablauf dann mit der Bewegungsvorstellung verglichen,** um anschließend **in einer Bewegungsanalyse bewertet** zu werden.

FRAGE 23.20

Durch einen Schmerzzustand sind bei einem Patienten bestimmte Muskeln immobil geworden. Erklären Sie, was im Muskelgewebe passiert, wenn die Muskeln nach fünf Tagen, nach fünf Wochen oder nach fünf Monaten gedehnt werden.

Antwort **Muskulatur verkürzt sich,** wenn sie einige Wochen lang nicht über ihre volle Länge kontrahiert wird. Dieser Verkürzungsvorgang hat einen typisch phasenhaften Verlauf: Eine beginnende Muskelverkürzung ist durch die **Tonussteigerung der kontraktilen Elemente** gekennzeichnet. Hypothetisch geht man dabei zusätzlich von der Möglichkeit aus, dass eine Tonussteigerung auch im nicht-kontraktilen Bindegewebe stattfindet. In der zweiten Phase kommt es **dann zu morphologischen Veränderungen der Muskulatur sowie des Bindegewebes.**

Nach fünf Tagen sind in der Regel noch keine Muskelverkürzungen zu erwarten. Abgesehen von einer **reflektorischen Schutzspannung durch den**

Schmerzzustand, reagiert sowohl das Muskel- als auch das Bindegewebe physiologisch auf eine Dehnung. **Nach fünf Wochen** ist allerdings eine **Tonussteigerung,** dem phasenhaften Verlauf der Muskelverkürzung entsprechend, sehr wahrscheinlich. Mit unterschiedlichen Dehntechniken können die **durch die Immobilität entstandenen Verbindungen zwischen Aktin und Myosin** gelöst und so der Muskeltonus gesenkt werden. **Nach fünf Monaten** ist bei einer Dehnung mit einer Muskelverkürzung, vor allem aufgrund einer **Abnahme der in Serie geschalteten Sarkomere,** zu rechnen. Durch diese Abnahme müssen die Muskelfilamente Aktin und Myosin weit auseinandergezogen werden, sodass ein Reiz zur Produktion neuer Sarkomere gesetzt wird. Die Sarkomere kehren nach der Beendigung des Dehnzustandes jedoch in ihre Ausgangsposition zurück. Eine Verlängerung der Muskelfasern ist dann nur durch regelmäßige Sarkomerverlängerung möglich, am besten durch Muskelgebrauch im Rahmen von Alltagsbewegungen. Die alleinige Anwendung von Dehntechniken während der Therapie wird hingegen kaum Nutzen aufweisen können.

FRAGE 23.21

Warum ist die Beibehaltung der vollen Mobilität eines Gelenkes auch für die Begleitstrukturen wie Gelenkkapsel, Bänder, Gelenkknorpel und Synovia wichtig?

Antwort Bei einem Gelenk handelt es sich um eine **Funktionseinheit** aus mehreren Strukturen, etwa dem Kapsel-Band-Apparat, dem Knorpel und der Gelenkflüssigkeit, der Synovia.

Ist ein Gelenk **für längere Zeit immobilisiert, nimmt die Verformbarkeit der Gelenkkapsel ab.** Die Gelenke versteifen, die Bewegungen werden dadurch eingeschränkt und es kommt zu einer Kontraktur. Parallel dazu werden die stabilisierenden **Ligamente in Ermangelung adäquater Belastungsreize geschwächt** – eine Instabilität der Gelenke ist die Folge. Die Ruhigstellung von Gelenken verändert auch den **Wasserhaushalt des Gelenkknorpels.** Die Gelenkbewegungen sind für die Chondrozyten ein notwendiger Stimulus zur Produktion von Matrixmolekülen. Ohne diesen Reiz verliert der Knorpel einen Teil seiner wasserbindenden Kapazität und wird damit bei Belastungen stark deformiert. Die unter dem Knorpel gelegenen **subchondralen Knochenschichten reagieren auf die Immobilisation des Gelenks mit einer Erosion der Knochenbälkchen** und mit allgemeiner Atrophie. Zusätzlich verändert sich die **chemische Zusammensetzung der Synovia.** Sie wir dünnflüssiger und verliert damit ihre Fähigkeit, die Gelenkflächen optimal zu schmieren.

FRAGE 23.22

Wie wird die Ausdauerleistungsfähigkeit beim Fahrradergometertest oder beim Laufbandtest festgestellt?

Antwort Während der Aktivität auf dem Laufband oder auf dem Fahrrad wird die **Intensität der Leistung in mehreren Stufen durch Erhöhung des Widerstandes gesteigert.** Gleichzeitig wird ein **EKG abgeleitet** und bei der Spiroergometrie auch der **Sauerstoffverbrauch gemessen.** Die maximale

Sauerstoffaufnahme ist erreicht, wenn der Sauerstoffverbrauch trotz ansteigender Belastung gleich bleibt. Der durchschnittliche, auf dem Fahrradergometer gemessene Wert der **Sauerstoffaufnahmekapazität (VO_2max.-Wert) liegt für Männer von etwa 20 Jahren zwischen 3–3,5 Liter pro Minute** und bei gleichaltrigen **Frauen zwischen 2–2,5 Liter pro Minute.**

Insgesamt wird bei beiden Tests die **maximale Sauerstoffaufnahmekapazität als Ausdruck der aeroben Ausdauerleistungsfähigkeit** verwendet, da die von den Mitochondrien aufgenommene Menge an Sauerstoff in direktem Zusammenhang mit der freigesetzten Energie steht. Grundsätzlich ist die Sauerstoffaufnahmekapazität dabei von der allgemeinen Kondition, dem Geschlecht, dem Alter und dem Körperbau abhängig.

FRAGE 23.23
Definieren Sie die Begriffe „aerobe" und „anaerobe Schwelle".

Antwort Die Begriffe „aerobe" und „anaerobe Schwelle" beziehen sich auf unterschiedliche energetische Beanspruchungsniveaus. Die **aerobe Schwelle ist das maximale Leistungsniveau, das ausschließlich über aerobe Energiebereitstellung, also über Sauerstoffverbrauch, möglich ist.** Die Schwelle kennzeichnet die Belastung, bei der erstmalig eine Erhöhung der Laktatkonzentration über dem Ruhewert feststellbar ist. Im Bereich bis zur anaeroben Schwelle herrscht dann ein Gleichgewicht zwischen Laktatbildung und -abbau.

Die **anaerobe Schwelle ist das maximale Leistungsniveau, bei dem gleichwertig ein aerober und anaerober Stoffwechsel zustande kommt.** Sie stellt die maximale Belastung mit ausgeglichener Bilanz zwischen Laktatbildung, Laktatverarbeitung und Laktatabbau dar. Wird die anaerobe Schwelle überschritten, steigt die Laktatkonzentration an und führt allmählich zu einer lähmenden **Übersäuerung.**

FRAGE 23.24
Was misst man mit der Berg-Balance-Skala und was mit der Borg-Skala?

Antwort Die **Berg-Balance-Skala** dient der Messung des **funktionellen Gleichgewichts.** Dazu werden insgesamt 14 Aktivitäten auf einer Skala beurteilt, wobei die Beurteilung von 0 (unmöglich) bis 4 (vollständig selbstständig ausgeführt) reicht.

Die **Borg-Skala** dient der Einschätzung der **subjektiven Anstrengung einer Belastung.** Die Skala ermöglicht über Patientenbefragung eine Quantifizierung der subjektiven Belastungsintensität zu bestimmten Zeitpunkten. Das subjektiv empfundene Maß der Anstrengung kann in der neuen Borg-Skala über 17 Einheiten von 0 (nicht ermüdend) bis 12 (maximal anstrengend) eingeteilt werden.

FRAGE 23.25
Welche biologischen Vorgänge führen bei einer maximalen Anstrengung nach 10 Sekunden, 50 Sekunden oder einer Stunde zur muskulären Ermüdung? Welche jeweiligen Erholungszeiten müssen eingehalten werden?

Antwort Bei einer kurz andauernden, maximalen Anstrengung, etwa im Bereich von **10 Sekunden** intensiver Belastung, entsteht eine muskuläre Ermüdung aufgrund einer **abnehmenden Verfügbarkeit von Kreatinphosphat und Adenosintriphosphat.** In der Regel sind die Phosphatspeicher **nach drei bis fünf Minuten wieder vollständig aufgefüllt.** Als Faustregel für das **Belastungs-Erholungs-Verhältnis** gilt die Formel **1:3.** Dauert die Belastungsphase allerdings **länger als 12 Sekunden** an, tritt eine **Sauerstoffschuld mit Produktion von Milchsäure** als Ursache der muskulären Ermüdung in den Vordergrund. Die anfallende Milchsäure ist **erst nach etwa einer Stunde abgebaut** und das **Belastungs-Erholungs-Verhältnis** liegt nun **zwischen 1:3 und 1:2.** Ermüdungserscheinungen nach lange anhaltenden Belastungen, etwa im Bereich von **einer Stunde,** sind hingegen vor allem auf **erschöpfte Kohlehydrat- und Muskelglykogenvorräte** zurückzuführen. Die **Wiederauffüllung dieser Energievorräte ist erst nach ungefähr 48 Stunden** vollständig abgeschlossen.

FRAGE 23.26

Wovon hängen die Erholungszeiten nach erschöpfender Belastung ab?

Antwort In Abhängigkeit von den beanspruchten Energievorräten sind nach einer erschöpfenden Belastung unterschiedliche Erholungszeiten notwendig. Dabei bestimmen Art und Dauer der Belastung die Ausschöpfung des jeweiligen Energievorrats. Beispielsweise liegt die **Erholungszeit für Muskelphosphatspeicher je nach Ausschöpfung zwischen minimal zwei bis maximal fünf Minuten, die Erholungszeit für Muskelglykogen kann hingegen von minimal zehn bis maximal 48 Stunden dauern.**

Neben der **energetischen Erschöpfung** gibt es auch eine **muskuläre** und eine **neuronale Erschöpfung.** Bei sehr intensiven und lange andauernden Belastungen sind alle Gewebe einer Erschöpfung ausgesetzt und benötigen eine Regenerationszeit. Katabole Vorgänge während des Trainings, zum Beispiel der Abbau von Muskelproteinen, müssen durch Neusynthese von Muskelproteinen kompensiert werden.

FRAGE 23.27

Wozu dienen Trainings- und Rehabilitationsschemata?

Antwort In Trainings- und Rehabilitationsschemata finden die Basisprinzipien der Trainingslehre und die Theorien der Leistungsphysiologie ihre praktische Anwendung. Der **schematische Aufbau eines Trainingsschemas berücksichtigt die Prinzipien der Heilungsphasen und Pathologien.** Zu Beginn eines solchen Trainings wird mit hohen Wiederholungszahlen und niedrigem Gewicht gearbeitet und der **Trainingsakzent liegt auf der Ausdauer und der Koordination.** Im weiteren Verlauf wird das Gewicht immer weiter gesteigert und die Wiederholungszahl gesenkt, bis im Bereich von acht bis zwölf Wiederholungen trainiert wird und der **Kraftzuwachs im Vordergrund** steht.

Anhang

Hinweise zu vertiefenden Inhalten

Alle Nutzerinnen und Nutzer dieses Buches können sich anhand der zahlreichen Fragen und Antworten optimal auf ihre Prüfungen vorbereiten.

Weitere, umfangreiche Informationen zu allen hier genannten Themen gibt das Lehrbuch „C. Zalpour, Für die Physiotherapie. Anatomie Physiologie, 5. Aufl., München, Urban & Fischer 2010, ISBN 978-3-437-45305-2"

In den folgenden Tabellen ist aufgelistet, **wo zu den jeweiligen Fragen die vertiefenden Inhalte in „C. Zalpour, Für die Physiotherapie. Anatomie Physiologie, 3. Aufl." zu finden sind.**

Kapitel 1
Organisation des menschlichen Körpers

Frage	Zur inhaltlichen Vertiefung siehe
1.1	Einführung
1.2	Kap. 1.1, Tab. 1.1
1.3	Kap. 1.1, Tab. 1.1
1.4	Kap. 1.1
1.5	Kap. 1.2, Abb. 1.3
1.6	Kap. 1.3, Abb. 1.4, Abb. 1.6
1.7	Kap. 1.3, Abb. 1.7, Abb. 1.8
1.8	Kap. 1.4, Abb. 1.9
1.9	Kap. 1.5

Kapitel 2
Chemie

Frage	Zur inhaltlichen Vertiefung siehe
2.1	Kap. 2.1
2.2	Kap. 2.2, Abb. 2.2
2.3	Kap. 2.1, Tab. 2.1
2.4	Kap. 2.3.1
2.5	Kap. 2.4.1, Abb. 2.6, Kap. 2.4.2, Abb. 2.9
2.6	Kap. 2.5
2.7	Kap. 2.6, Kap. 2.7, Kap. 2.8
2.8	Kap. 2.7.2, Kap. 2.7.4
2.9	Kap. 2.8.1
2.10	Kap. 2.8.2, Abb. 2.21
2.11	Kap. 2.8.2
2.12	Kap. 2.8.3, Abb. 2.26
2.13	Kap. 2.8.3, Abb. 2.27, Abb. 2.29
2.14	Kap. 2.8.4, Abb. 2.31
2.15	Kap. 2.8.5
2.16	Kap. 2.9.1
2.17	Kap. 2.9.2, Abb. 2.35, Abb. 2.36
2.18	Kap. 2.10.2, Abb. 2.37
2.19	Kap. 2.10.2, Abb. 2.38
2.20	Kap. 2.10.2
2.21	Kap. 2.11

Kapitel 3
Von der Zelle zum Organismus

Frage	Zur inhaltlichen Vertiefung siehe
3.1	Kap. 3.2, Abb. 3.2
3.2	Kap. 3.2.2
3.3	Kap. 3.3, Abb. 3.3
3.4	Kap. 3.3.1, Abb. 3.4
3.5	Kap. 3.3.1, Abb. 3.6
3.6	Kap. 3.3.6, Abb. 3.11
3.7	Kap. 3.4, Abb. 3.14
3.8	Kap. 3.5, Abb. 3.15
3.9	Kap. 3.5, Abb. 3.16, Abb. 3.17
3.10	Kap. 3.5.4, Kap. 3.5.5
3.11	Kap. 3.5.5, Abb. 3.17
3.12	Kap. 3.5.7, Kap. 16.1.6, Abb. 16.10, Abb. 16.11
3.13	Kap. 3.6
3.14	Kap. 3.6
3.15	Kap. 3.6, Kap. 3.81
3.16	Kap. 3.7.1, Abb. 3.27
3.17	Kap. 3.7.2, Abb. 3.26
3.18	Kap. 3.7.3, Abb. 3.30, Abb. 3.31
3.19	Kap. 3.8.1
3.20	Kap. 3.8.1
3.21	Kap. 3.8.2
3.22	Kap. 3.8.2
3.23	Kap. 3.8.3, Abb. 3.33
3.24	Kap. 3.8.4, Abb. 3.37
3.25	Kap. 3.8.4
3.26	Kap. 3.8.5, Abb. 3.39

Kapitel 4
Die Gewebe des Körpers

Frage	Zur inhaltlichen Vertiefung siehe
4.1	Kap. 4.1
4.2	Kap. 4.1, Tab. 4.1
4.3	Kap. 4.1, Tab. 4.1
4.4	Kap. 4.1, Tab. 4.1
4.5	Kap. 4.2.2, Tab. 4.2
4.6	Kap. 4.2.2, Tab. 4.2
4.7	Kap. 4.2.1, Abb. 4.2, Kap. 4.3, Abb. 4.5
4.8	Kap. 4.3
4.9	Kap. 4.3
4.10	Kap. 4.4.1
4.11	Kap. 4.4.1, Kap. 23.2.1
4.12	Kap. 4.4.1, Abb. 4.14
4.13	Kap. 4.4.1, Kap. 4.5.1
4.14	Kap. 4.4.1
4.15	Kap. 4.4.1
4.16	Kap. 4.4.1, Kap. 4.5.3, Abb. 4.24
4.17	Kap. 4.5
4.18	Kap. 4.5.6, Abb. 4.49
4.19	Kap. 4.5.5
4.20	Kap. 4.5.1
4.21	Kap. 4.5.3, Abb. 4.28
4.22	Kap. 4.6.1
4.23	Kap.4.6.2
4.24	Kap. 4.6.3

Kapitel 5
Gesundheit und Krankheit

Frage	Zur inhaltlichen Vertiefung siehe
5.1	Kap. 5.1.2–5.1.4
5.2	Kap. 5.1.5
5.3	Kap. 5.1.6
5.4	Kap. 5.1.9
5.5	Kap. 5.2, Abb. 5.5
5.6	Kap. 5.2.2
5.7	Kap. 5.3.4, Abb. 5.10
5.8	Kap. 5.3.5
5.9	Kap. 5.3.6
5.10	Kap. 5.4.2
5.11	Kap. 5.5.1, Abb. 5.12
5.12	Kap. 5.5.3
5.13	Kap. 5.5.4
5.14	Kap. 5.5.5
5.15	Kap. 5.5.6
5.16	Kap. 5.6.1, Abb. 5.15
5.17	Kap. 5.7.3
5.18	Kap. 5.7.5
5.19	Kap. 5.7.7
5.20	Kap. 5.7.8, Abb. 5.19
5.21	Kap. 5.8.1
5.22	Kap. 5.8.9, Abb. 5.25
5.23	Kap. 5.9.2
5.24	Kap. 5.9.2
5.25	Kap. 5.9.3, Abb. 5.28

Kapitel 6
Blut und Lymphe

Frage	Zur inhaltlichen Vertiefung siehe
6.1	Kap. 6.1.1
6.2	Kap. 6.1.2, Abb. 6.1
6.3	Kap. 6.1.3, Abb. 6.4
6.4	Kap. 6.1.4
6.5	Kap. 6.2.2
6.6	Kap. 6.2.5, Abb. 6.8
6.7	Kap. 6.2.6
6.8	Kap. 6.2.7, Tab. 6.1
6.9	Kap. 6.2.8
6.10	Kap. 6.2.9
6.11	Kap. 6.3
6.12	Kap. 6.3.1
6.13	Kap. 6.3.1
6.14	Kap. 6.3.3
6.15	Kap. 6.3.6
6.16	Kap. 6.4
6.17	Kap. 6.4.1, Abb. 6.15
6.18	Kap. 6.4.4
6.19	Kap. 6.4.2
6.20	Kap. 6.5.3
6.21	Kap. 6.5.4, Abb. 6.24

6.22	Kap. 6.5.4
6.23	Kap. 6.5.4, Abb. 6.25
6.24	Kap. 6.5.5
6.25	Kap. 6.5.6
6.26	Kap. 6.5.7, Abb. 6.27

Kapitel 7
Das Immunsystem

Frage	Zur inhaltlichen Vertiefung siehe
7.1	Kap. 7.1.1
7.2	Kap. 7.1.3, Abb. 7.1
7.3	Kap. 7.2, Abb. 7.2
7.4	Kap. 7.2.3
7.5	Kap. 7.2.3
7.6	Kap. 7.2.5
7.7	Kap. 7.2.5
7.8	Kap. 7.3
7.9	Kap. 7.4.1
7.10	Kap. 7.4.1, Kap. 7.4.2
7.11	Kap. 7.4.1, Abb. 7.7
7.12	Kap. 7.4.2
7.13	Kap. 7.4.3, Abb. 7.8
7.14	Kap. 7.4.5
7.15	Kap. 7.5.1, Kap. 7.5.2
7.16	Kap. 7.5
7.17	Kap. 7.5.3
7.18	Kap. 7.6.1
7.19	Kap. 7.6.2
7.20	Kap. 7.6.2
7.21	Kap. 7.6.2
7.22	Kap. 7.7, Tab. 7.3
7.23	Kap. 7.7.4
7.24	Kap. 7.7.4, Kap. 7.7.5, Kap. 7.7.7
7.25	Kap. 7.8.2

Kapitel 8
Das Hormonsystem

Frage	Zur inhaltlichen Vertiefung siehe
8.1	Kap. 8.1
8.2	Kap. 8.1.2, Tab. 8.1, Abb. 8.1
8.3	Kap. 8.1.2
8.4	Kap. 8.1.4
8.5	Kap. 8.2.1, Abb. 8.3, Abb. 8.6
8.6	Kap. 8.2
8.7	Kap. 8.2.1
8.8	Kap. 8.2.2
8.9	Kap. 8.2.3, Abb. 8.5
8.10	Kap. 8.2.4
8.11	Kap. 8.4, Abb. 8.9
8.12	Kap. 8.5, Abb. 8.14
8.13	Kap. 8.6
8.14	Kap. 8.6.2, Abb. 8.16
8.15	Kap. 8.6.2, Abb. 8.17
8.16	Kap. 8.6.6
8.17	Kap. 8.7.3, Abb. 8.19

Kapitel 9
Neurophysiologie und -anatomie

Frage	Zur inhaltlichen Vertiefung siehe
9.1	Kap. 9.1, Abb. 9.1
9.2	Kap. 9.1.1
9.3	Kap. 9.1.2
9.4	Kap. 9.2.4, Abb. 9.4
9.5	Kap. 9.2.6
9.6	Kap. 9.3.3
9.7	Kap. 9.4.1
9.8	Kap. 9.5
9.9	Kap. 9.6, Abb. 9.11
9.10	Kap. 9.6, Abb. 9.13, Abb. 9.14
9.11	Kap. 9.7, Abb. 9.15
9.12	Kap. 9.8.1, Kap. 9.8.2, Abb. 9.17, Abb. 9.18
9.13	Kap. 9.8.3, Kap. 9.8.4, Abb. 9.17, Abb. 9.18
9.14	Kap. 9.8.6
9.15	Kap. 9.8.7
9.16	Kap. 9.8.7
9.17	Kap. 9.8.7
9.18	Kap. 9.9, Abb. 9.19
9.19	Kap. 9.10.1, Abb. 9.20
9.20	Kap. 9.10.2
9.21	Kap. 9.10.2
9.22	Kap. 9.11.3
9.23	Kap. 9.12, Abb. 9.23, Abb. 9.24

9.24	Kap. 9.13
9.25	Kap. 9.14.2, Abb. 9.27, Abb. 9.28
9.26	Kap. 9.14.3
9.27	Kap. 9.14.4, Abb. 9.31, Abb. 9.32
9.28	Kap. 9.15.1
9.29	Kap. 9.15.3, Abb. 9.38
9.30	Kap. 9.16.5, Abb. 9.44
9.31	Kap. 9.16.6
9.32	Kap. 9.17.4
9.33	Kap. 9.17.4
9.34	Kap. 9.17.4
9.35	Kap. 9.17.4
9.36	Kap. 9.18.2
9.37	Kap. 9.18.2, Abb. 9.53, Abb. 9.54
9.38	Kap. 9.18.2
9.39	Kap. 9.18.2
9.40	Kap. 9.18.2
9.41	Kap. 9.18.2, Abb. 9.53, Abb. 9.54
9.42	Kap. 9.18.2, Abb. 9.53, Abb. 9.54
9.43	Kap. 9.18.2
9.44	Kap. 9.18.4, Tab. 9.9
9.45	Kap. 9.19.2
9.46	Kap. 9.20.5
9.47	Kap. 9.21.2
9.48	Kap. 9.20.2
9.49	Kap. 9.21.2
9.50	Kap. 9.21.2
9.51	Kap. 9.21.2

Kapitel 10 Haut und Sinnesorgane

Frage	Zur inhaltlichen Vertiefung siehe
10.1	Kap. 10.1
10.2	Kap. 10.1, Abb. 10.1
10.3	Kap. 10.1.1
10.4	Kap. 10.1.1
10.5	Kap. 10.1.2, Abb. 10.14
10.6	Kap. 10.1.3
10.7	Kap. 10.1.3, Abb. 10.5, Abb. 10.6
10.8	Kap. 10.1.3
10.9	Kap. 10.1.4
10.10	Kap. 10.1.4, Abb. 10.7
10.11	Kap. 10.1.5, Abb. 10.10
10.12	Kap. 10.1.5, Tab. 10.1
10.13	Kap. 10.1.5
10.14	Kap. 10.2.1
10.15	Kap. 10.2.1
10.16	Kap. 10.2.1
10.17	Kap. 10.2.2, Abb. 10.15
10.18	Kap. 10.2.3
10.19	Kap. 10.2.4, Abb. 10.19
10.20	Kap. 10.2.4, Abb. 10.21
10.21	Kap. 10.2.4, Abb. 10.26
10.22	Kap. 10.2.4
10.23	Kap. 10.2.4
10.24	Kap. 10.2.5, Abb. 10.28
10.25	Kap. 10.2.5, Abb. 10.28
10.26	Kap. 10.2.5
10.27	Kap. 10.2.5, Abb. 10.34, Abb. 10.35
10.28	Kap. 10.2.5

Kapitel 11 Biomechanik

Frage	Zur inhaltlichen Vertiefung siehe
11.1	Kap. 11.1.1
11.2	Kap. 11.1.2
11.3	Kap. 11.1.2
11.4	Kap. 11.1.2
11.5	Kap. 11.1.3
11.6	Kap. 11.2.1, Kap. 11.2.2
11.7	Kap. 11.2.5, Abb. 11.18
11.8	Kap. 11.2.5, Abb. 11.20
11.9	Kap. 11.2.6
11.10	Kap. 11.2.7
11.11	Kap. 11.2.8, Abb. 11.32
11.12	Kap. 11.2.9
11.13	Kap. 11.2.9
11.14	Kap. 11.3.1
11.15	Kap. 11.3.2
11.16	Kap. 11.3.2
11.17	Kap. 11.3.3
11.18	Kap. 11.3.5

11.19	Kap. 11.3.5
11.20	Kap. 11.3.5
11.21	Kap. 11.3.7, Abb. 11.59
11.22	Kap. 11.3.7
11.23	Kap. 11.4.1, Kap. 11.4.2
11.24	Kap. 11.4.2, Abb. 11.60
11.25	Kap. 11.4.2, Abb. 11.63
11.26	Kap. 11.4.3
11.27	Kap. 11.5
11.28	Kap. 11.5.1, Abb. 11.65
11.29	Kap. 11.5.2, Abb. 11.73

Kapitel 12
Kopf, Wirbelsäule und Thorax

Frage	Zur inhaltlichen Vertiefung siehe
12.1	Kap. 12.1.1, Abb. 12.2
12.2	Kap. 12.1.2
12.3	Kap. 12.1.2, Abb. 12.5
12.4	Kap. 12.1.3, Abb. 12.7, Abb. 12.8
12.5	Kap. 12.1.3, Abb. 12.7, Abb. 12.8
12.6	Kap. 12.2.1, Abb. 12.11
12.7	Kap. 12.2.2
12.8	Kap. 12.2.2, Abb. 12.13
12.9	Kap. 12.3.2
12.10	Kap. 12.3.3, Abb. 12.18
12.11	Kap. 12.3.3, Kap. 12.3.4, Abb. 12.18
12.12	Kap. 12.4.1
12.13	Kap. 12.4.2, Abb. 12.28, Abb. 12.29
12.14	Kap. 12.4.2, Abb. 12.27
12.15	Kap. 12.4.3
12.16	Kap. 12.5.2, Abb. 12.33
12.17	Kap. 12.5.3, Abb. 12.34, Abb. 12.36
12.18	Kap. 12.6.1
12.19	Kap. 12.6.2, Abb. 12.38, Abb. 12.39
12.20	Kap. 12.6.3
12.21	Kap. 12.7.1, Abb. 12.45, Abb. 12.46
12.22	Kap. 12.7.2, Abb. 12.51
12.23	Kap. 12.7.3

Kapitel 13
Die obere Extremität

Frage	Zur inhaltlichen Vertiefung siehe
13.1	Kap. 13.1, Abb. 13.1
13.2	Kap. 13.2.2, Abb. 13.13, Abb. 13.14, Tab. 13.4, Tab. 13.5
13.3	Kap. 13.2.2, Abb. 13.14, Tab. 13.6
13.4	Kap. 13.2.3, Abb. 13.7
13.5	Kap. 13.2.3, Abb. 13.16, Abb. 13.10
13.6	Kap. 13.2.3, Tab. 13.3
13.7	Kap. 13.2.3
13.8	Kap. 13.2.3
13.9	Kap. 13.2.3
13.10	Kap. 13.2.4
13.11	Kap. 13.2.5
13.12	Kap. 13.3.1, Abb. 13.25, Abb. 13.26
13.13	Kap. 13.3.2, Tab. 13.12
13.14	Kap. 13.3.2, Tab. 13.12
13.15	Kap. 13.3.1
13.16	Kap. 13.3.1
13.17	Kap. 13.3.1
13.18	Kap. 13.3.1
13.19	Kap. 13.3.1, Abb. 13.26
13.20	Kap. 13.3.1
13.21	Kap. 13.3.4, Abb. 13.28
13.22	Kap. 13.3.5
13.23	Kap. 13.4.1, Abb. 13.34
13.24	Kap. 13.4.2, Tab. 13.24
13.25	Kap. 13.4.2, Tab. 13.26
13.26	Kap. 13.4.2
13.27	Kap. 13.4.2
13.28	Kap. 13.4.2
13.29	Kap. 13.4.2, Kap. 13.4.3
13.30	Kap. 13.4.2
13.31	Kap. 13.4.3, Abb. 13.38
13.32	Kap. 13.4.3
13.33	Kap. 13.4.5, Abb. 13.45

Kapitel 14
Die untere Extremität

Frage	Zur inhaltlichen Vertiefung siehe
14.1	Kap. 14.1.1
14.2	Kap. 14.1.1
14.3	Kap. 14.1.3, Abb. 14.5
14.4	Kap. 14.1.4, Abb. 14.7
14.5	Kap. 14.2.1, Abb. 14.12, Abb. 14.13
14.6	Kap. 14.2.1
14.7	Kap. 14.2.2, Tab. 14.4
14.8	Kap. 14.2.3
14.9	Kap. 14.2.3
14.10	Kap. 14.2.3
14.11	Kap. 14.2.4, Abb. 14.21
14.12	Kap. 14.2.5, Abb. 14.24
14.13	Kap. 14.3.1
14.14	Kap. 14.3.1
14.15	Kap. 14.3.1, Abb. 14.25
14.16	Kap. 14.3.1, Tab. 14.8, Abb. 14.27
14.17	Kap. 14.3.1
14.18	Kap. 14.3.1, Abb. 14.29, Abb. 14.30
14.19	Kap. 14.3.2, Tab. 14.12
14.20	Kap. 14.3.1, Kap. 14.3.3
14.21	Kap. 14.3.4, Abb. 14.40
14.22	Kap. 14.3.5
14.23	Kap. 14.4.1, Abb. 14.47
14.24	Kap. 14.4.1
14.25	Kap. 14.4.1
14.26	Kap. 14.4.1, Abb. 14.46, Abb. 14.47
14.27	Kap. 14.4.1, Abb. 14.49
14.28	Kap. 14.4.2, Tab. 14.30, Tab. 14.31
14.29	Kap. 14.4.3
14.30	Kap. 14.4.3, Abb. 14.59
14.31	Kap. 14.4.4, Abb. 14.60
14.32	Kap. 14.4.5, Abb. 14.61

Kapitel 15
Das Herz

Frage	Zur inhaltlichen Vertiefung siehe
15.1	Kap. 15.1
15.2	Kap. 15.2.3
15.3	Kap. 15.2.4, Abb. 15.8
15.4	Kap. 15.3
15.5	Kap. 15.3.2, Abb. 15.11
15.6	Kap. 15.3.3, Abb. 15.12
15.7	Kap. 15.4, Abb. 15.15
15.8	Kap. 15.4.2
15.9	Kap. 15.4.4
15.10	Kap. 15.5.1
15.11	Kap. 15.5.2, Abb. 15.17, Abb. 15.19
15.12	Kap. 15.5.3
15.13	Kap. 15.5.4, Abb. 15.20
15.14	Kap. 15.5.5
15.15	Kap. 15.5.6
15.16	Kap. 15.5.7
15.17	Kap. 15.5.8
15.18	Kap. 15.5.8
15.19	Kap. 15.6.1
15.20	Kap. 15.6.2
15.21	Kap. 15.6.3
15.22	Kap. 15.6.3
15.23	Kap. 15.6.4, Abb. 15.23, Abb. 15.24
15.24	Kap. 15.7.1, Abb. 15.26
15.25	Kap. 15.7.2, Abb. 15.27

Kapitel 16
Das Kreislauf- und Gefäßsystem

Frage	Zur inhaltlichen Vertiefung siehe
16.1	Kap. 16.1.1
16.2	Kap. 16.1.2, Abb. 16.1
16.3	Kap. 16.1.3
16.4	Kap. 16.1.3, Abb. 16.2
16.5	Kap. 16.1.3
16.6	Kap. 16.1.3
16.7	Kap. 16.1.3, Abb. 16.6
16.8	Kap. 16.1.4, Abb. 16.8

16.9	Kap. 16.1.4
16.10	Kap. 16.1.5, Abb. 16.6
16.11	Kap. 16.1.6, Abb. 16.11
16.12	Kap. 16.2.1, Abb. 16.12
16.13	Kap. 16.2.1, Abb. 16.14
16.14	Kap. 16.2.2, Abb. 16.13, Abb. 16.16
16.15	Kap. 16.3.1, Abb. 16.17
16.16	Kap. 16.3.2
16.17	Kap. 16.3.3
16.18	Kap. 16.3.4
16.19	Kap. 16.3.4
16.20	Kap. 16.3.5
16.21	Kap. 16.3.5, Abb. 16.21
16.22	Kap. 16.3.6
16.23	Kap. 16.3.8, Abb. 16.22
16.24	Kap. 16.3.8

Kapitel 17
Das Atmungssystem

Frage	Zur inhaltlichen Vertiefung siehe
17.1	Kap. 17, Einführung
17.2	Kap. 17.1.2
17.3	Kap. 17.1.3, Abb. 17.3
17.4	Kap. 17.2, Abb. 17.4
17.5	Kap. 17.3, Abb. 17.5
17.6	Kap. 17.3.2
17.7	Kap. 17.4, Kap. 17.5
17.8	Kap. 17.5.5
17.9	Kap. 17.5.5, Abb. 17.14
17.10	Kap. 17.6.1, Abb. 17.16
17.11	Kap. 17.6.1
17.12	Kap. 17.6.4
17.13	Kap. 17.7.1, Abb. 17.18
17.14	Kap. 17.8.2, Abb. 17.19
17.15	Kap. 17.8.6
17.16	Kap. 17.8.7
17.17	Kap. 17.8.8, Abb. 17.22
17.18	Kap. 17.8.8, Abb. 17.23, Abb. 17.24
17.19	Kap. 17.8.9
17.20	Kap. 17.9, Abb. 17.25
17.21	Kap. 17.9.2, Kap. 17.9.3, Abb. 17.28
17.22	Kap. 17.9.4, Abb. 17.24
17.23	Kap. 17.9.4, Abb. 17.30
17.24	Kap. 17.10, Abb. 17.31
17.25	Kap. 17.10.3, Abb. 17.33
17.26	Kap. 17.10.4

Kapitel 18
Die Verdauung

Frage	Zur inhaltlichen Vertiefung siehe
18.1	Kap. 18.1.3, Abb. 18.2, Abb. 18.3
18.2	Kap. 18.1.4, Abb. 18.5
18.3	Kap. 18.1.4, Abb. 18.7
18.4	Kap. 18.1.4
18.5	Kap. 18.1.5, Abb. 18.8
18.6	Kap. 18.1.6, Abb. 18.10
18.7	Kap. 18.1.6, Kap. 18.9.4, Abb. 18.11
18.8	Kap. 18.2.2, Abb. 18.13
18.9	Kap. 18.2.3
18.10	Kap. 18.2.4, Abb. 18.16
18.11	Kap. 18.3.1, Abb. 18.18
18.12	Kap. 18.4.1, Abb. 18.20
18.13	Kap. 18.4.4, Abb. 18.22
18.14	Kap. 18.5.1, Abb. 18.24
18.15	Kap. 18.5.3, Abb. 18.25, Abb. 18.26, Abb. 18.27
18.16	Kap. 18.6.3
18.17	Kap. 18.6.3
18.18	Kap. 18.7.1
18.19	Kap. 18.7.1, Abb. 18.31
18.20	Kap. 18.8.3
18.21	Kap. 18.9, Abb. 18.34
18.22	Kap. 18.9, Abb. 18.34
18.23	Kap. 18.9.7
18.24	Kap. 18.10
18.25	Kap. 18.10.1
18.26	Kap. 18.10.2, Abb. 18.38
18.27	Kap. 18.10.3
18.28	Kap. 18.10.4
18.29	Kap. 18.10.6

Kapitel 19
Stoffwechsel und Ernährung

Frage	Zur inhaltlichen Vertiefung siehe
19.1	Kap. 19.1
19.2	Kap. 19.2.1
19.3	Kap. 19.2.1
19.4	Kap. 19.2.1, Abb. 19.3
19.5	Kap. 19.2.1, Tab. 19.2
19.6	Kap. 19.2.2
19.7	Kap. 19.3.2
19.8	Kap. 19.3.3
19.9	Kap. 19.3.4
19.10	Kap. 19.3.6
19.11	Kap. 19.4.3
19.12	Kap. 19.4.4, Abb. 19.13
19.13	Kap. 19.5
19.14	Kap. 19.6.1
19.15	Kap. 19.6.4
19.16	Kap. 19.6.6
19.17	Kap. 19.6.10
19.18	Kap. 19.6.15
19.19	Kap. 19.7.1, Tab. 19.5, Kap. 19.7.2, Tab. 19.6
19.20	Kap. 19.7.1
19.21	Kap. 19.7.1, Abb. 19.21
19.22	Kap. 19.7.3
19.23	Kap. 19.7.4
19.24	Kap. 19.8, Abb. 19.23

Kapitel 20
Das Urogenitalsystem

Frage	Zur inhaltlichen Vertiefung siehe
20.1	Kap. 20, Einführung
20.2	Kap. 20.1.2, Abb. 20.3
20.3	Kap. 20.1.4
20.4	Kap. 20.2.1
20.5	Kap. 20.2.2
20.6	Kap. 20.2.3, Abb. 20.9
20.7	Kap. 20.3, Abb. 20.10
20.8	Kap. 20.4, Abb. 20.11
20.9	Kap. 20.5, Abb. 20.12
20.10	Kap. 20.5.4
20.11	Kap. 20.5.4
20.12	Kap. 20.6
20.13	Kap. 20.6, Abb. 20.13
20.14	Kap. 20.6
20.15	Kap. 20.7, Tab. 20.1
20.16	Kap. 20.8, Abb. 20.17
20.17	Kap. 20.8.5
20.18	Kap. 20.9
20.19	Kap. 20.10.1, Abb. 20.19
20.20	Kap. 20.10.3
20.21	Kap. 20.10.5, Abb. 20.20
20.22	Kap. 20.10.7, Abb. 20.24
20.23	Kap. 20.11.2
20.24	Kap. 20.11.4
20.25	Kap. 20.11.5, Abb. 20.29
20.26	Kap. 20.11.5, Abb. 20.29
20.27	Kap. 20.11.6, Abb. 20.31
20.28	Kap. 20.11.6
20.29	Kap. 20.11.8, Abb. 20.32
20.30	Kap. 20.11.9, Abb. 20.36

Kapitel 21
Schwangerschaft und Geburt

Frage	Zur inhaltlichen Vertiefung siehe
21.1	Kap. 21.1, Abb. 21.1
21.2	Kap. 21.1, Abb. 21.2
21.3	Kap. 21.2.1, Abb. 21.3
21.4	Kap. 21.2.2
21.5	Kap. 21.2.2, Abb. 21.5
21.6	Kap. 21.3, Abb. 21.7
21.7	Kap. 21.4, Tab. 21.1
21.8	Kap. 21.5, Tab. 21.2
21.9	Kap. 21.6.1, Abb. 21.13, Abb. 21.14, Abb. 21.15
21.10	Kap. 21.6.3
21.11	Kap. 21.6.3

Kapitel 22
Die sensomotorische Entwicklung des Kindes

Frage	Zur inhaltlichen Vertiefung siehe
22.1	Kap. 22.1.1, Tab. 22.1
22.2	Kap. 22.2.1, Abb. 22.41
22.3	Kap. 22.3.2, Tab. 22.4
22.4	Kap. 22.3.5, Abb. 10.29
22.5	Kap. 22.3.5
22.6	Kap. 22.4.1
22.7	Kap. 22.4.1
22.8	Kap. 22.4.2, Tab. 22.6
22.9	Kap. 22.5.2
22.10	Kap. 22.5.2
22.11	Kap. 22.5.3, Tab. 22.7
22.12	Kap. 22.5.4
22.13	Kap. 22.6.1
22.14	Kap. 22.7.2, Abb. 22.21
22.15	Kap. 22.7.2, Abb. 22.28
22.16	Kap. 22.7.3, Abb. 22.33
22.17	Kap. 22.7.3, Abb. 22.35
22.18	Kap. 22.9

Kapitel 23
Leistungsphysiologie und Trainingslehre

Frage	Zur inhaltlichen Vertiefung siehe
23.1	Kap. 23.1.2, Abb. 23.2
23.2	Kap. 23.1
23.3	Kap. 23.1.2, Abb. 23.4, Abb. 23.5
23.4	Kap. 23.1.3
23.5	Kap. 23.1.3
23.6	Kap. 23.2
23.7	Kap. 23.2.1, Abb. 23.8
23.8	Kap. 23.2.1
23.9	Kap. 23.2.1
23.10	Kap. 23.2.3
23.11	Kap. 23.3.1
23.12	Kap. 23.3.2
23.13	Kap. 23.3.3, Abb. 23.20
23.14	Kap. 23.3.3
23.15	Kap. 23.3.3
23.16	Kap. 23.3.4
23.17	Kap. 23.4.2
23.18	Kap. 23.5.2
23.19	Kap. 23.5.2
23.20	Kap. 23.6.2
23.21	Kap. 23.6.3
23.22	Kap. 23.7.4
23.23	Kap. 23.7.5
23.24	Kap. 23.7.7
23.25	Kap. 23.8.1
23.26	Kap. 23.8.7, Tab. 23.7
23.27	Kap. 23.9.1